医療技術の経済評価と公共政策

海外の事例と日本の針路

監修　鎌江伊三夫
東京大学公共政策大学院 特任教授
キヤノングローバル戦略研究所 研究主幹

林良造
明治大学国際総合研究所 所長
東京大学公共政策大学院 客員教授

城山英明
東京大学大学院法学政治学研究科 教授
東京大学公共政策大学院 副院長
東京大学政策ビジョン研究センター センター長

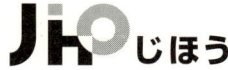

執筆者一覧

五十嵐　中	東京大学大学院薬学系研究科医薬政策学 特任助教
大西　昭郎	東京大学公共政策大学院 特任教授
鎌江伊三夫	東京大学公共政策大学院 特任教授 キヤノングローバル戦略研究所 研究主幹
岸本　充生	独立行政法人産業技術総合研究所安全科学研究部門 研究グループ長 東京大学公共政策大学院 客員教授
小林　慎	クレコンリサーチ＆コンサルティング株式会社 取締役 兼 医療アセスメント研究部 部長
佐藤　智晶	東京大学公共政策大学院 政策ビジョン研究センター併任 特任講師
白岩　健	国立保健医療科学院研究情報支援研究センター 研究員
城山　英明	東京大学大学院法学政治学研究科 教授 東京大学公共政策大学院 副院長 東京大学政策ビジョン研究センター センター長
竹之下泰志	シオノギ リミテッド（欧州塩野義）CEO
土井　脩	一般財団法人医薬品医療機器レギュラトリーサイエンス財団 理事長
長瀬　敏雄	MSD 株式会社 執行役員 医薬政策部門統括
西村　智子	株式会社損害保険ジャパン企業商品業務部 担当課長 東京大学公共政策大学院 客員研究員
畑中　綾子	東京大学政策ビジョン研究センター 特任研究員
林　良造	明治大学国際総合研究所 所長 東京大学公共政策大学院 客員教授
福田　敬	国立保健医療科学院研究情報支援研究センター 上席主任研究官
三村まり子	ノバルティスホールディングジャパン株式会社 取締役 法務知的財産統括部長
森田　朗	学習院大学法学部 教授 東京大学 名誉教授・東京大学政策ビジョン研究センター 客員教授 中央社会保険医療協議会 会長
柳澤振一郎	姫路獨協大学薬学部医療薬学科医療経済学研究室 教授
Eldon Spackman	York 大学医療経済センター リサーチフェロー

（五十音順）

監修者から

　本書は，医療技術評価のなかでも特に経済評価に焦点を当てた標準的な入門書である。近年，世界で急拡大する「医療技術評価」の重要性を受けて，東京大学公共政策大学院をはじめ，大学・大学院レベルの講義テキストとしても役立つことを企図している。

　東京大学公共政策大学院は，2004年に法学政治学研究科と経済学研究科により創設され，公務員をはじめとする政策の立案，実施，評価の専門家を養成する修士課程（専門職学位課程）から構成される専門職大学院である。政策立案，実施，評価能力の基礎となる法律学，政治学，経済学についてのバランスのとれた教育を行い，広く公共政策に関わる政策プロフェッショナルを養成することを目指している。実務家教員による講義も含め，本書に示されるような国内外の事例研究による実践的教育も重視されている。

　そのような実学的，学際的環境のもと，2011年4月から「医療分野におけるイノベーションの社会・経済評価研究会」が毎月開催され，今回の出版のもととなった。すなわち，林，城山をはじめ学内外の行政学，財政学，経済学，医学・医療の研究者および関連する実務家がコアメンバーとなり，研究会での1年間の討議を経て，2012年4月に東京大学に着任した鎌江も加わり，3人を共同監修者とする出版が企画されるに至った。折しも，本大学院の元院長である森田朗教授が中央社会保険医療協議会会長に就任されたため，今回の企画に対して，時宜を得た「おわりに」を執筆いただける次第となった。

　本書の編集にあたっては，「医療の経済評価」の基礎となる論点を重視した。政策の優先順位を決定する際に応用される経済評価の手法や，テクノロジーアセスメントについて解説し，それらの手法についても海外事情を幅広く，できるだけ最新の状況を盛り込むよう努めた。また，執筆陣も，行政出身者から，法学，経済学，政治学，薬学，公衆衛生学研究者，実務家と幅広い分野からバランスよく選ぶことを心がけた。

　読者は本書一冊で，これまで日本が歩んできたテクノロジーアセスメントの

歴史を展望し，医療政策に経済評価を導入する概念と意義を認識することができる．専門家による座談会を通して，日本が抱える課題と今後の選択肢を検討することもできる構成ともなっている．したがって本書により，公衆衛生，医学，薬学など医療を専門とする学生や，公共政策大学院の学生が政策提言の基本を学べるだけでなく，一般国民を含めた医療に関わるさまざまな立場の方に幅広く読まれて，医療の経済評価への国民的理解が深まることを期待する．

なお本書の編集にあたっては，東京大学の大西昭郎特任教授，ノバルティスホールディングジャパン株式会社の三村まり子取締役・弁護士，東京大学の畑中綾子特任研究員，西村智子客員研究員から貴重なご協力をいただいた．ここにあらためて謝意を表したい．また，「医療分野におけるイノベーションの社会・経済評価研究会」開催をご支援いただいた株式会社損害保険ジャパン，編集作業に多大なご尽力をいただいた株式会社じほう出版局の南友美子氏，その他本書の出版に携わったすべての関係者に，この紙面を借りて感謝申し上げる．

医療の技術評価についてはすでに世界各国で制度化が進行中である．今後，本書が経済評価導入による日本の医療制度改革に役立つことを祈念したい．

2013年春

監修者　記

目　次

はじめに　　　　　　　　　　　　　　　　　　　　　　　　　城山 英明
　——テクノロジーアセスメントの動向と医療分野での活用 ……………… 2

I　医療問題への「価値に基づく」アプローチ

1. 医療問題への「価値に基づく」アプローチ　　　　　　鎌江 伊三夫
　1　はじめに …………………………………………………………… 12
　2　根拠に基づく医療の興隆 ………………………………………… 12
　3　価値に基づく医療への進展 ……………………………………… 14
　4　公共政策への経済評価の導入 …………………………………… 18
　5　HTAの定義と関連した諸概念 …………………………………… 22
　6　おわりに …………………………………………………………… 28

II　医療の技術評価——従来の日本のアプローチ

1. 日本における「HTA（医療技術評価）」の歩み　　　畑中 綾子
　1　はじめに …………………………………………………………… 32
　2　HTA（医療技術評価）の勃興 …………………………………… 33
　3　日本における医療のテクノロジーアセスメントの展開 ……… 35
　4　HTAの制度化の試み ……………………………………………… 38
　5　日本の部分的な医療技術評価 …………………………………… 40
　6　おわりに …………………………………………………………… 42

2. 厚生労働省における医療技術評価の位置づけ　　　　土井　脩
　1　はじめに …………………………………………………………… 45
　2　90年代の厚生省による医療技術評価の試み …………………… 45
　3　医療保険分野における医療技術評価の最近の動き …………… 48
　4　新薬承認時および市販後における医療技術評価の課題 ……… 50
　5　新薬承認審査と医療技術評価の連携の重要性 ………………… 51
　6　おわりに …………………………………………………………… 53

3. 日本の薬価基準制度　　　　　　　　　　　　　　　　三村 まり子
　　1　日本における医薬品規制 ……………………………………………55
　　2　薬価制度と薬価基準 …………………………………………………60
　　3　薬価の算定 ……………………………………………………………66
　　4　特許と薬事承認 ………………………………………………………74
　　5　再審査期間 ……………………………………………………………77
　　6　おわりに ………………………………………………………………79

III　経済評価の可能性と限界

1. 医療アウトカムの定量化と金銭価値化　　　　　　　岸本 充生
　　1　はじめに ………………………………………………………………84
　　2　アウトカムの定量化 …………………………………………………84
　　3　アウトカムの金銭価値化 ……………………………………………92
　　4　おわりに ………………………………………………………………94

2. 医薬経済評価の手法　　　　　　　　　　　　　　　福田　敬
　　1　医薬経済評価の要件 …………………………………………………96
　　2　増分費用対効果比 ……………………………………………………97
　　3　分析の立場と費用 ……………………………………………………99
　　4　アウトカム評価と分析手法 …………………………………………99
　　5　結果の統合と感度分析 ………………………………………………103

3. モデル分析の基本と実例　　　　　　　　　　　　　小林　慎
　　1　モデルとシミュレーション …………………………………………107
　　2　臨床試験とモデル分析 ………………………………………………108
　　3　モデルの種類 …………………………………………………………109
　　4　モデルの注意点 ………………………………………………………115
　　5　感度分析 ………………………………………………………………119
　　6　分析事例 ………………………………………………………………122

4. 経済評価ガイドライン　　　　　　　　　　　　　　鎌江 伊三夫
　　1　はじめに ………………………………………………………………127
　　2　厚労省班研究によるPEG案作成までの経緯 ……………………128
　　3　エキスパート・コンセンサス案 ……………………………………129
　　4　PEガイドライン案の活用と今後の課題 …………………………130
　　5　おわりに ………………………………………………………………135

IV 欧州の取り組み事例

1. スウェーデンにおける医療技術評価の導入と発展の系譜　　畑中 綾子
1　はじめに …………………………………………………………………… 140
2　スウェーデンの医療制度 ………………………………………………… 141
3　医療政策の決定と組織 …………………………………………………… 142
4　スウェーデン HTA の導入の歴史 ……………………………………… 143
5　SBU の活動 ………………………………………………………………… 145
6　医薬品の薬価決定 ………………………………………………………… 147
7　おわりに …………………………………………………………………… 149

2. 英国における医療技術評価導入　　竹之下 泰志
1　はじめに …………………………………………………………………… 151
2　英国の医療制度の社会，歴史的背景 …………………………………… 151
3　労働党ブレア政権の医療政策 …………………………………………… 152
4　NICE の誕生とその役割 ………………………………………………… 154
5　NICE の活動 ……………………………………………………………… 155
6　HTA 活用の実態 …………………………………………………………… 156
7　NICE 導入の成果と課題 ………………………………………………… 157
8　おわりに …………………………………………………………………… 160

3. NICE の意義と国際的影響力　　Eldon Spackman（訳：西村 智子）
1　はじめに …………………………………………………………………… 162
2　NICE の概要 ……………………………………………………………… 162
3　NICE がもたらした医療技術評価の進展 ……………………………… 165
4　価値に基づく価格設定（value-based pricing） ……………………… 166
5　他のリスク分担協定 ……………………………………………………… 168
6　国内および国際価格に対する NICE の影響 …………………………… 170
7　NICE インターナショナル ……………………………………………… 171
8　NICE の次のステップ …………………………………………………… 172
9　おわりに …………………………………………………………………… 174

4. ドイツ医療制度の市場性と効率的フロンティア　　西村 智子
1　はじめに …………………………………………………………………… 177
2　ドイツの医療制度と競争政策 …………………………………………… 178
3　ドイツ国内の医療技術評価 ……………………………………………… 184
4　ドイツにおける医療経済評価手法 ……………………………………… 186

5　2011年1月以降のドイツにおける医療経済評価の利用································192
　　　6　おわりに··200

5. フランスにおける医療技術評価の政策利用と HAS　　　　西村 智子
　　　1　はじめに··204
　　　2　フランスの医療制度··205
　　　3　フランスにおける医療技術評価と HAS··207
　　　4　HAS における技術評価··215
　　　5　リスク・ベネフィット比較評価···218
　　　6　国際連携··221
　　　7　おわりに··221

6. オランダ医療制度の管理競争と医療技術評価　　　　西村 智子
　　　1　はじめに··225
　　　2　オランダの医療制度···225
　　　3　薬価制度の概要··230
　　　4　オランダにおける医療経済評価···234
　　　5　その他の医療技術評価··238
　　　6　おわりに··241

V　その他の外国での取り組み事例

1. アジアにおける医療技術評価の萌芽　　　　五十嵐 中
　　　1　はじめに··246
　　　2　韓国の公的医療制度と薬剤経済評価··246
　　　3　タイの公的医療制度と医療経済評価··250
　　　4　おわりに··254

2. オーストラリアにおける医療技術評価　　　　五十嵐 中
　　　1　はじめに··255
　　　2　Medicare システムの概要と MBS··256
　　　3　PBS の概要と PBAC の役割···256
　　　4　MBS と MSAC··262
　　　5　おわりに··266

3. カナダにおける医療技術評価 と医療経済評価の活用　　　　白岩　健
　　　1　カナダの公的医療制度··267

iv

  2　HTA 機関 ··· 269
  3　CADTH による医療経済評価ガイドライン ·················· 274
  4　おわりに ··· 276

4. **米国の民間保険会社による医療技術評価の運用**　　　　佐藤 智晶
  1　はじめに ··· 277
  2　民間部門における医療技術評価 ································ 278
  3　取り巻く状況の急速な変化 ······································· 290
  4　おわりに ··· 292

5. **ラテンアメリカ諸国での技術評価の勃興**　　　　　　鎌江 伊三夫
  1　はじめに ··· 295
  2　背景となる経済発展と皆保険指向 ····························· 295
  3　HTA 組織の創設とガイドライン制定 ························ 296
  4　ブラジルとメキシコの新政策 ···································· 300
  5　アルゼンチンの HTA 研究機構 ·································· 302
  6　おわりに ··· 304

VI　経済評価導入への針路と課題

1. **産業の革新性と日本の針路**　　　　　　　　　　　　　林　良造
  1　はじめに ··· 308
  2　グローバリゼーション下のイノベーション競争 ········· 309
  3　技術革新からみた諸制度の問題点 ····························· 310
  4　診療報酬と技術革新 ·· 312
  5　おわりに ··· 313

2. **大学・学会の役割と国際ネットワーク**　　　　　　　栁澤 振一郎
  1　はじめに ··· 315
  2　大学の役割 ·· 317
  3　学会の役割と国際ネットワーク ································ 322
  4　おわりに ··· 325

3. **製薬企業の立場とグローバル戦略**　　　　　　　　　　長瀬 敏雄
  1　医療技術評価（HTA）に対する主要製薬団体の考え方 ········ 326
  2　グローバル戦略からみた日本における医療技術評価を
  　　議論するための現状理解 ·· 330

3　医療技術評価に対するグローバル企業の戦略　332
　　4　おわりに　335

4．技術革新と技術評価：欧米の動向から　　　　　　大西 昭郎
　　1　はじめに　337
　　2　医療分野での技術革新　338
　　3　医療分野での「技術評価」のダイナミズム　339
　　4　欧米との医療技術ギャップ解決に向けての期待　350
　　5　おわりに　353

5．経済評価導入に際しての諸問題　　　　　　　　　鎌江 伊三夫
　　1　はじめに　355
　　2　福田班レポートの意味するもの　356
　　3　日本型の準ＶＢＰの利点と限界　357
　　4　あらためて問われるもの　359
　　5　ドイツ流アプローチの潜在的可能性　365
　　6　おわりに　371

VII　座談会

「現在の日本における医療技術評価の制度化に向けた課題と選択肢」
　鎌江 伊三夫，森田 朗，林 良造，土井 脩，大西 昭郎，長瀬 敏雄，福田 敬，城山 英明
　　374

おわりに　　　　　　　　　　　　　　　　　　　　森田　朗
　――日本における医療技術評価の検討と今後　406

付録（IV-3原文）　　　　　　　　　　　　　　　Eldon Spackman
　　The significance and international influence of NICE　414

索引　427

はじめに
──テクノロジーアセスメントの動向と医療分野での活用

はじめに
——テクノロジーアセスメントの動向と医療分野での活用

城山 英明

　科学技術の急速な進展や社会環境の変化に対して，政策的対応や社会的イノベーションが追いついていない，という指摘がしばしば行われる。確かに，医療の分野で先端技術に関する法的・倫理的・社会的・経済的検討については議論が不十分であり，特に省庁横断的な議論となるとさらに困難になる。その結果，個別の技術導入や制度改革とたとえば医療の在り方に関する社会的コンセンサス形成とのすり合わせを欠いている面がある。これは，医療技術の分野に限ったことではなく，エネルギー技術等を含めて，幅広い科学技術に当てはまる。そのようななかで，たとえば，2011年8月に決定された「第4期科学技術基本計画」では，「国は，テクノロジーアセスメントの在り方について検討するとともに，生命倫理等の問題に関わる先端的な科学技術等について，具体的な取組を推進する。また，政策等の意思決定に際し，テクノロジーアセスメントの結果を国民と共有し，幅広い合意形成を図るための取組を進める」と規定されている。

　テクノロジーアセスメントとは，従来の研究開発・イノベーションシステムや法制度に準拠することが困難な先進技術に対し，その技術発展の比較的早い段階で将来のさまざまな社会的影響を予期し，社会的対応案を提示することで，技術や社会の在り方についての問題提起や意思決定を支援する制度や活動である。技術自体の評価であるというよりは，技術の社会影響評価であると位置づけることができる。また，必ずしも新技術だけが対象ではなく，旧来から

の技術が新たな文脈のもとで再評価されることもある。欧米における実践では，幅広い関係者や国民一般を巻き込み，それぞれにとっての便益や，安全やリスクに対する考え方の違いを認識し，対話を図りながら，透明性のもとに科学技術の発展や社会との関係の方向性の舵取りを行ってきた。こうした活動は日本においても断片的に行われてきたが，問題の俯瞰的な把握，不確実性や価値の多様性の考慮といった点で，政策決定者のニーズや社会からの信頼に十分に応えているとは言いがたい。

　テクノロジーアセスメントにおける一つのポイントは，さまざまなリスクや便益を対象にできることである。テクノロジーアセスメントの初期における議論では，環境上のリスクの側面が強調されてきたが，むしろ，近年は，環境アセスメント等も制度化されるなかで，当該技術のイノベーションにより，どのような社会的便益が予測されるのか，どのような制度的・倫理的課題があるのかといった点の特定に重点が置かれるようになった。また，社会的リスクの一つとして，コスト要因，財政的インパクトが強調されることもある。逆に言えば，テクノロジーアセスメントの制度設計を行う際には，対象とするリスク（コストも含む）や便益の範囲の切り取りが重要な考慮事項となる。

　また，テクノロジーアセスメントの運用において注意すべきことに，アセスメントという活動と，当該アセスメントを用いて行う意思決定の関係をどうするのかという問題がある。こうしたテクノロジーアセスメント機関や活動は，技術利用に向けた戦略形成や意思決定それ自体からは一定の「適切な距離」をもつが，個別技術と社会の在り方をつなぐことで戦略形成・意思決定に寄与することができる。アセスメントで多次元的事項が考慮されているといっても，その範囲は自ら限定されており，また，多次元的考慮事項相互の重みづけもアセスメント自体で必ずしも行えるわけではないので，戦略形成・意思決定はアセスメントを基礎としつつも，他の事項も考慮して行われることとなる。なお，この「適切な距離」がどのようなものかについては，具体的な文脈に即した検討が必要である。近くなくてはテクノロジーアセスメントの結果が政策決定に反映されることはないが，近すぎると斬新かつ柔軟なテクノロジーアセスメントを行うことが難しくなる。

また，このような制度の組織化は，分野ごとの特質を踏まえてなされるべきであろう。たとえば，原子力エネルギーや宇宙といった集権的にシステム化された技術と異なり，研究開発の分権性が高い生命科学・医療や情報技術分野においては，ボトムアップな形で埋め込む必要があろう。さらに，テクノロジーアセスメントを実施するタイムスパンにも，年次予算へのフィードバック，中期的計画へのフィードバック，新たな先進技術へのアドホックな対応等さまざまな幅がある。

　テクノロジーアセスメントの制度化を考えるに際しては，欧米での経験が参考になる。1972年に設立され，1995年まで存続していたアメリカの連邦議会技術評価局（Office of Technology Assessment：OTA）は代表的なテクノロジーアセスメント機関として広く知られているが，これは200名弱のスタッフと2,500万ドル程度の予算をもつ比較的大規模なものであった。これに対し，1980年代以降に欧州各国で設立された議会テクノロジーアセスメント機関をみると，OTAよりもはるかに小規模な体制であり，組織間の連携・協働も積極的に行っている。近年では，アメリカ内においても研究所や大学等のネットワークによってテクノロジーアセスメントの制度化を模索する動きがある。こうした欧米の流れにみられるように，テクノロジーアセスメントの実践を担う主体が複数共存し，それらがネットワークを構築しつつ連携するという方策がありうる。その主体の一つがネットワークのコアを担い，責任をもって，テクノロジーアセスメントの対象課題や社会的・政治的状況にあわせ他の主体との連携の在り方を柔軟に変えていくことが，多様な観点からのテクノロジーアセスメントが必要とされる新しいテクノロジーアセスメントの在り方として望ましいともいえる。

　日本においては，これまでテクノロジーアセスメントの実験は1970年代からなされてきたが，制度化は行われてこなかった。テクノロジーアセスメントを日本において制度化するとするならば第1の選択肢は，政府レベルでのテクノロジーアセスメント機関の制度化である。国の機関として設置する場合，設置場所は，国会内か行政機関内かに大きく分けられる。欧米において議会に設置される場合に注目すべき点として，多くの場合，運営のための理事会は超党

派的に構成され，運用されているという点がある。日本でも科学技術基本法や研究開発力強化法の策定は超党派的に進められてきた。科学技術政策に関する調査能力の強化に関しても，超党派的に進めることは，一つの選択肢ではないかと思われる。国レベルで行政機関内に置くのであれば，内閣府あるいは内閣官房が適していると考えられる。高い制度的自律性を目指すのであれば，内閣府の所轄の「特別の機関」として設置されている日本学術会議を活用するという選択肢もある。また，個別分野に関するテクノロジーアセスメントであれば，所管する各省に設置するのが適切な場合もある。第2の選択肢は，テクノロジーアセスメント活動のための資金枠の政府による設定である。多様な視角を確保するためのテクノロジーアセスメント活動のための資金を政府が内閣レベルで自由度のある枠として確保しておき，実施は他の機関に委ねるということになる。第3の選択肢は，個別研究開発機関や民間組織のイニシアティブによる制度化である。この場合，国からの直接のテクノロジーアセスメントのための資金には必ずしも頼らない形でテクノロジーアセスメントが実施される。海外でも一定の行政機関の関与のもと，大手化学メーカーのデュポン社と環境NGO団体のエンバイロメンタルディフェンスが協働してナノ物質のライフサイクルアセスメントの枠組みを作る等，興味深い事例がみられる。日本でもたとえば食品分野では，技術を応用した製品を消費者に提供する際に，直接の接点となる小売業や流通業，外食産業等の観点からは，リスク・ベネフィットの両方を考慮した社会的影響を把握するテクノロジーアセスメントを実践するインセンティブが，潜在的にはあると考えられる。

　このようなテクノロジーアセスメントを医療分野において導入しようとする分野別の試みとして，本書が対象としているHTA（医療技術評価）がある。この試みの歴史は比較的長い。厚生省では1990年の白書において，MTA（メディカルテクノロジーアセスメント）という概念を用いて，「今後の医療分野の科学技術研究の課題としては，日進月歩の医療技術の臨床への適用の在り方を科学的に評価する医療技術評価（メディカルテクノロジーアセスメント）の確立等がある」とし，さらに医療技術評価（メディカルテクノロジーアセスメント）を「医療技術や機器についてその有効性，安全性のみならず経済性や倫

理などの面も含めて包括して評価するもの」と定義した。また，1996年に厚生省に医療技術評価推進検討委員会が設置され，1997年に報告書が出されたほか，同年の白書でも「医療技術評価（ヘルステクノロジーアセスメント）」に言及し，「技術の適用に伴う技術的・経済的・社会的結果を検討する包括的な政策研究」を医療に適用したものであり，医療技術の臨床的有効性と経済的効率を総合的に評価することを目的としているとした。しかし，1990年代には，最終的には医療技術評価は具体的な制度化にいたることはなく，また財政的な支援も受けるにはいたらなかった。

その後，最近になって，2012年5月に中央社会保険医療協議会（中医協）のもとに新たに費用対効果評価専門部会が設置され，医療技術の高度化と医療財政の逼迫という新たな環境条件のもとで，再度，HTAが議論されることとなった。この最近の議論のなかで何が論点であるのか，これらの論点を国際的動向のなかでどのようにとらえたらいいのかについては，本書のなかの各章を参照していただきたい。

ここでは，HTAを制度化する場合の，この分野特有の論点について，若干触れておきたい。

第1に，HTA導入の大きな目的は，医療技術評価のプロセスに透明性を確保することであると思われる。これまで日本では，透明性は必ずしも十分ではないが，意思決定に必要なコストを最小化した効率的な意思決定を行ってきたともいえるが，今後は，一定の透明性を確保しないと，社会的信頼性を得て，より踏み込んだ意思決定を行えなくなってきているのではないかと思われる。透明性を確保することにより，医療に関わる企業にとっても，評価の透明性が高まることにより，一定の予測可能性をもってイノベーションへの投資を行えるようになる。また，研究開発者にとっては，HTAは現実的な技術開発・技術利用のタイムテーブルを提示することにより，医療技術開発への短期的な過剰な期待を抑制し，長期的な投資や社会的支持を確保するという目的もある。

第2に，HTAを導入する際には，HTAで考慮される，リスク（コストを含む），便益等のスコーピング（範囲設定）をどのように行うのかという課題がある。医療技術の有効性という便益，コストという点での社会的リスクは重

要な対象ではあるが，それだけには限られない。医療技術の倫理的法的社会的側面，イノベーション誘発効果（当該技術の開発・導入が，どのような技術開発・導入に寄与するのか），疾病の予防効果（将来の医療費削減効果），社会的経済的波及効果（自国産業への産業政策的効果も含む）等も対象になりうる。どの範囲を対象にするのかは，各項目に対して評価方法がどれだけ成熟しているのかの問題であるとともに，評価項目の社会的選択の問題である。

　第3に，HTAの対象選択の問題がある。対象を医薬品に限定するのか，医療機器も対象にするのか，医療に関わる手技も対象にするのか，また，新規製品等のみを対象にするのか，既存製品等も対象にするのかという選択である。最終的には，包括的に対象とすることが望ましいとしても，評価技術的実行可能性，政治的実行可能性をどのように考えて，移行のための戦略を考えるのかという課題が存在する。

　最後に，テクノロジーアセスメント一般にしろ，医療分野におけるHTAの場合にしろ，忘れてはならない点として，制度化が行われたとしても，その制度が機能するためには，適切な組織・運営体制や人材が確保されることが不可欠であるという点がある。テクノロジーアセスメントは単なる制度改革だけではなく，運営改革のための手段である。テクノロジーアセスメントが実効的に活動として機能するためには，手法だけを整備するのではなく組織体制の整備や人材確保が必要であるという観点から以下のような点への配慮が必要であろう。

　第1に，スタッフや予算といった組織体制の確立が重要である。特に，テクノロジーアセスメントのための安定的財源の確保は重要である。日本では，1960年代末から1970年代末にかけて，民間機関によるテクノロジーアセスメントやシンクタンク機能の確保が構想され，一部実現されたが，運営を開始してみると，最終的には資金調達に窮して，テーマ設定が限定されることになった。また，テクノロジーアセスメントは日常的活動であり，必ずしも革新的な研究開発や発見を常に伴うものではない。このようなルーティンをどのように制度化するのかが重要な問題であろう。これに対する一つの方向性としては，継続的な公的資金を中心としつつも，民間を含めた多様な主体からの複数の財

源を組み合わせることが考えられるが，独立性，信頼性の確保の点で課題も残りうる。

　第2に，運営体制の確立も重要である。テクノロジーアセスメント担当機関とその成果を利用して意思決定を行う機関の関係を明確にする必要がある。HTAに即して言えば，アセスメントとアプレーザルの関係設定であり，HTA実施機関と中医協の関係設定ということになる。そのうえで，テクノロジーアセスメントの実践にあたっては，どのような制度化であれ，テーマ設定や実施方針等を定める運営委員会が必要である。運営委員会は，テクノロジーアセスメント機関のマネジメント担当者および外部者から構成される。その際，一定の幅広い関係者や専門家が運営委員として関与するという方向も重要であろう。また，場合によっては運営委員に一般市民が含まれてもよい。また，テクノロジーアセスメントをネットワーク型の組織で行う場合においても，コアとなってマネジメントする存在が不可欠である。特に，ネットワーク型の場合は，分散的に多様な個人や組織が関与することから，テクノロジーアセスメントを実践する責任の所在を明確にしておくことが肝要である。

　第3に，テクノロジーアセスメントの運営にあたって，多様なステークホルダーの参画を促すことも，技術の社会影響に関する多様な観点を社会的意思決定に導入するために重要になる。そして，ステークホルダーの中でも，組織化されているわけではない市民の観点を可視化する工夫が重要になる。日本においても実践されてきた，「素人」を参画させることで「思わぬ気づき」を促すコンセンサス会議の試みは，そのような市民の観点を可視化する試みであった。しかし，HTAを考える場合，市民として「患者」を考えるのか，あるいは，公的医療保険制度を支援する「納税者」を考えるのかによってさまざまなバリエーションがありえ，その選択は一様ではない。また，ステークホルダー参画や市民参画を効果的効率的に実施するうえで，ITを活用する余地も大きい。

　第4に，テクノロジーアセスメントの実務にかかる人材には，多分野にわたる学際的な素養が求められる。HTAの場合であれば，医療技術とともに経済評価やその他の社会的制度的次元のアセスメントの能力が求められる。また，長期的な学問的成果が求められる大学等における調査研究とも，断片的かつ短

期的な対処が求められる行政機関における通常の実務とも異なり，分野やセクターを横断的につなぐ高いコミュニケーション能力が求められる。そのためには，本来，複数のセクターでの一定の社会経験と豊富な人的ネットワークがあることが望ましい。こうした人材育成は制度設計と並行して積極的に行っていくことが求められる。他方，このような人材はテクノロジーアセスメントのみならず社会課題に対応したイノベーションを実施していくための橋渡し人材としても有用である。

医療問題への「価値に基づく」アプローチ

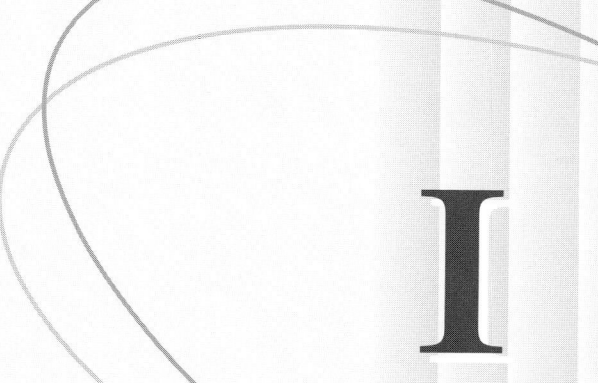

I

I. 医療問題への「価値に基づく」アプローチ

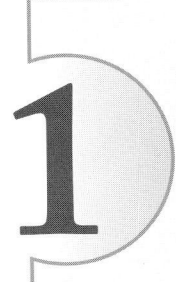

医療問題への「価値に基づく」アプローチ*

鎌江 伊三夫

1 はじめに

　近年，世界各国で医療技術を客観的に評価し，その結果を公共政策に反映させる政府レベルでの取り組みが進展している。特に，欧州各国は医療技術の経済評価に焦点を当て，自国における医療技術の償還問題に費用対効果の考え方を応用するようになっている。その底流には，医療における意思決定へのアプローチの歴史的な変遷が存在する。すなわち，20世紀末までの「経験に基づく医療」，20世紀末より急速に確立された「根拠に基づく医療」，さらに21世紀に入り国際的に認知の進む「価値に基づく医療」である。これら医療のパラダイムシフトについて知ることは，医療技術の経済評価を語る前提として，まず重要である。

2 根拠に基づく医療の興隆

　古代ギリシャのヒポクラテス以来20世紀に至るまで，医療における検査や

＊本稿は，「鎌江伊三夫：医薬経済学的手法による医療技術評価を考える〈2〉EBM，VBM，HTA：概念を整理する．医薬品医療機器レギュラトリーサイエンス，43(4)：319-324，2012」の内容に加筆した内容である。

治療の選択は経験に基づいた判断のもとで決定されることが通例であった。いわゆる経験に基づく医療（experience-based medicine：EBM）である。この人類の歴史の長きにわたり継承されてきた古いEBMは，20世紀の終わりになってようやく，カナダのマクマスター大学のSackettの提唱により新しいEBMに移行した。それがevidence-based medicine（根拠に基づく医療）である[1]。Sackettは新しいEBMの旗のもとで，科学的に検証されたデータに基づいて医学上の診断法や治療法を選択することを目指す考え方を重視し，科学的方法，および，それらの実践的教育を体系化することに尽力した。科学的に検証されたデータとは，主としてランダム化臨床試験により証明される医学的有効性（efficacy：効能）を意味し，EBMと臨床試験の密接な関係が導入された。またSackettは，EBMは臨床家が推進すべきであると唱道し，EBMという用語が臨床における臨床家のための新たな科学主義を象徴する結果となった。その後Sackettは英国オックスフォード大学に移り，オックスフォードEBMセンターを中心としてEBM学派が形成され，1990年代初めから始まった国際学術誌JAMAでのEBMキャンペーンにより，国際的な新EBMの認知が確立される。

このような背景から明らかなように，現在のEBMはevidence-based medicineの略を意味する。このEBMの学問的基盤を提供したのが生物統計学（biostatistics）と臨床疫学（clinical epidemiology）である。しかし，医学的な根拠に基づく意思決定は医師にとっては第1に重要であっても，患者にとっての意思決定や，あるいは社会にとっての医療の選択には，医学的な根拠だけではなく，価値に影響を与える他のさまざまな因子の評価が必要である。そこで，臨床家限定のイメージの強いEBMパラダイムは開始後10年あまりで終わりを告げ，医療の価値を評価して最善の医療を実践しようとする価値に基づく医療（value-based medicine：VBM）が21世紀の新たなパラダイムとして登場した[2]。

I. 医療問題への「価値に基づく」アプローチ

3 価値に基づく医療への進展

　VBM でいう「価値」とは，EBM での根拠の実体が臨床試験で証明される効能（efficacy）であるのとは異なり，臨床的には効能よりももっと広範な概念である有効性（effectiveness）（たとえば，治療により得られる延命年数）であると見なされるのが一般的である[2]。しかし，「価値」という用語はさらに広い意味をもって議論される場合も多い。すなわち，患者の QOL や倫理的因子，さらには経済的因子も含めて（あるいは関連させて）解釈されることも多く，その意味合いは議論の文脈によりさまざまに異なる可能性がある点に注意が必要である。

　VBM の学問的基盤としては，従来の生物統計学，臨床疫学に医薬経済学（Pharmacoeconomics）が新たに加わることとなった。特に国際学会 ISPOR（International Society for Pharmacoeconomics and Outcomes Research）では，value-based は費用対効果の観点からの価値づけを意味するというコンセンサスが形成されている。わが国は，そうした国際的な EBM パラダイムの開始に出遅れ，VBM への移行に対しても認知が十分確立されてはいないために，EBM から VBM へのパラダイムシフトの国際的潮流から孤立する結果を招いている。

　これら歴史的発展のプロセスから興隆した医薬経済学の本質は，医療技術がもたらす費用に対する価値（value）の定量化にあり，いわゆる金銭に見合う価値（value for money）を精査するサイエンスとしての役割を果たしている。そのため医薬経済学は，病院の効率的経営や財政マネジメントを説く従来の実学とは異なるアプローチを行うとともに，経済・経営の立場から医療の制度やシステムを論じる伝統的な医療経済学とも異なる視点に立つ。もちろん，医薬経済学の分析によって得られた価値データは，医療現場の財政マネジメントを改善するために活用でき，その点は医薬経済学の実践応用として重要となる。

　歴史的な EBM から VBM への変化に伴い，医学的効果と費用に対するアプローチは，2つの方向に分化してきた（図1）。すなわち，従来の EBM の自然

1. 医療問題への「価値に基づく」アプローチ

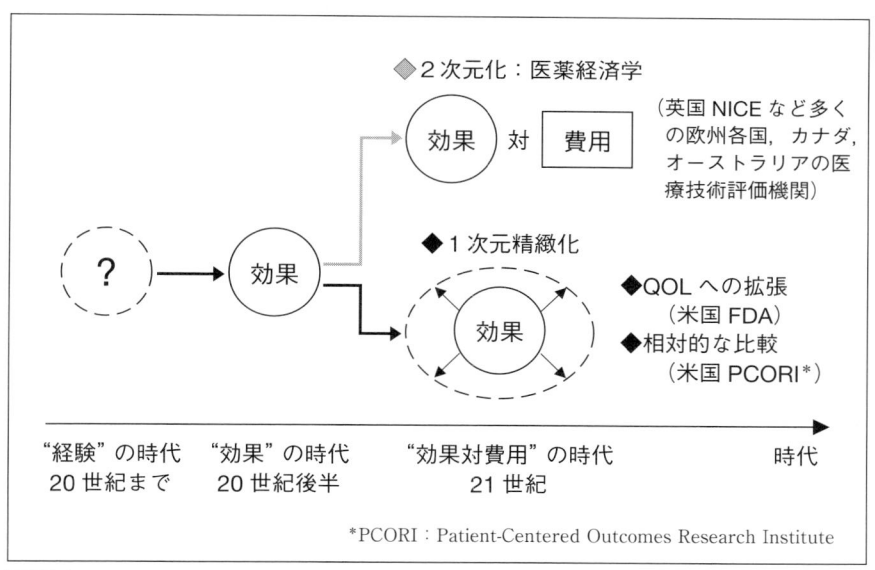

図1 効果と費用へのアプローチの変遷

な延長として効果自体の精緻化を目指す方向と,一方,VBMの核心となる費用対効果の評価を重視する方向である。もちろん,精緻化された効果データは,費用対効果の評価に応用される。いずれにせよ両者が連関しながら,この10年で急速な方法論上の進歩がみられた。以下にその代表的な項目を略述する。

1) 方法論の高度化 (I):効果
①後向きデータベース分析

米国の効果比較研究 (comparative effectiveness research:CER) の進展に合わせて,データベースを利用して大量の後向きデータ分析を行う疫学統計手法が開発されてきた。代表的手法としてプロペンシティ・スコア (propensity score) 法[3],操作変数 (instrumental variable) 法[4]がある。これらの方法を用いた日本での応用研究はまだ十分に積み重ねられていないが,今後の臨床開発等での標準手法となることが期待される。

Ⅰ. 医療問題への「価値に基づく」アプローチ

②患者報告アウトカム（patient reported outcome：PRO）

　　臨床試験における有効性のエンドポイントの一つとして米国FDAが採用し，その使用に関するFDAガイダンスが出された[5]。従来FDAは，新薬申請時の医学的効果のデータとして患者QOLを使用することを認めていなかったが，この新ガイダンスの制定により，患者QOLデータ利用への道が開けた。今後，電子的手段でPROデータの収集や分析が可能となる電子PRO（e-PRO）が普及するものと予測される。

2）方法論の高度化（Ⅱ）：費用対効果

①時間依存マルコフモデル[6]

　　費用対効果を分析する場合の分析モデルとして最も単純なのは決定樹（decision tree）である。この決定樹は，枝分かれ論理を表現するには適しているが，医療で通常観察される患者の状態変化をとらえる分析モデルとしては不十分であった。そこで導入されたのがマルコフモデルである。マルコフモデルは，患者の複数の臨床状態とそれら状態間の遷移を確率的に表現することができる。そのため，近年の医薬経済分析においては，標準手法としてマルコフモデルが使われてきた。しかし，マルコフモデルには，状態遷移のパラメータ，たとえば，年間死亡率は常に一定として設定しなければならず，年単位での変化を反映することができないという問題点があった。そこで，生存分析で得られた時間依存性をマルコフモデルに組み込む理論と手法が開発された。

②確率的感度分析[6]

　　分析データに不確実性を伴うことは避けることができないため，古典的な医薬経済分析では，その不確実なリスクに十分応えうる解答をもちあわせなかった。しかし，コンピュータによる解析ソフトの普及に伴って，コンピュータ・シミュレーションによる不確実性分析が可能となった。たとえば，臨床試験に基づいて対象患者の医学的効果と費用の一対のデータが得られれば，これらのデータの再サンプリングを数千回行うモンテカルロ・シミュレーションの手法を適用し，費用と効果の2次元平面上の相関を示す散布図を描

1. 医療問題への「価値に基づく」アプローチ

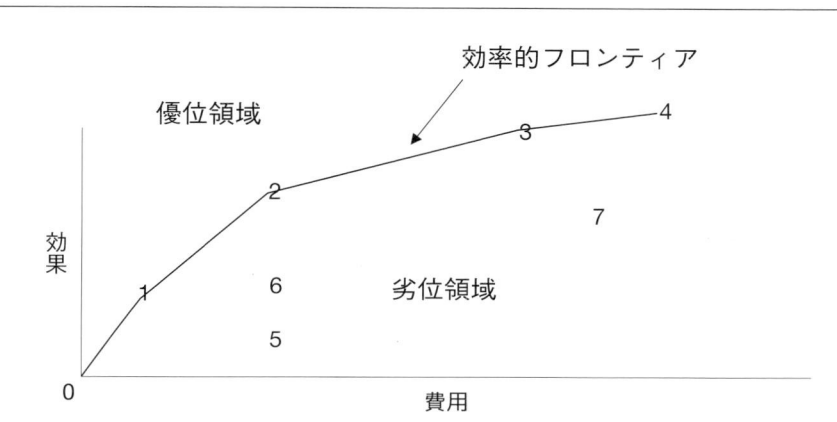

費用と効果の2次元平面上に点描された7つの治療法の中で、治療法1, 2, 3および4は、一定の費用に対して最大効果をもつ。
したがって、それらを結ぶ折れ線は優れた費用対効果の辺縁（フロンティア）を形成する。これを効率的フロンティアと呼ぶ。この曲線は、平面の第1象限を優位と劣位の2つの領域に分断する。

図2 効率的フロンティア曲線

くことができる。また、これをもとに、推定された費用対効果が何%の確率で達成できるかを示す費用対効果受容曲線（cost-effectiveness acceptability curve：CEAC）を明示するのも医薬経済分析の標準手法として確立された。

3) 効率的フロンティア[7,8]

ドイツの医療技術評価機構であるIQWiG（Institute for Quality and Efficiency in Health Care）により導入された分析手法である。複数の医療技術に関する費用対効果を2次元表示することにより（**図2**）、技術選択の優先度を提供する効率的フロンティア曲線が得られる。たとえば、治療法2, 5, および6のように、ほぼ同じ費用であれば、最上に位置する治療法2が最も優れた効果をもつことがわかる。逆に、治療法1と6のように、ほぼ同じ効果であれば、左に位置する治療法1のほうが6より費用の点で好ましいことになる。すなわち、なるべく左に位置し、かつ、なるべく上方に位置する医療技術の優先度が高い

と考えられ，それらを結ぶ辺縁（フロンティア）曲線を求めることができる。これが効率的フロンティア曲線である。この曲線上に位置する医療技術は，費用の支払い可能性に応じて優先すべき技術を示す。

4　公共政策への経済評価の導入

　医学的効果を費用と対比して定量的に分析する学問としての医薬経済学の成立は，その科学的方法論や，実際の応用分析においてめざましく発展し，英国の医療技術評価機構（National Institute for Health and Clinical Excellence：NICE）をはじめ西欧各国の国策としての医療技術評価（health technology assessment：HTA）の導入に大きく貢献した[9,10]。

　そもそもの発端は，1990年代初頭，カナダ，オーストラリア両国による医薬品償還プロセスにおける経済評価の必須化にあった。この両国によるHTAは，当時の欧米の医薬品行政に衝撃を与え，HTAへの賛否両論を巻き起こした。その後，産業界からの反発により政府レベルでの取り組みに遅れが起こるが，1999年英国NICEの設立を契機にHTA導入は欧州各国でも加速されることになる。このNICEは，「ナイスは困りもの（NICE is "not nice".）」というフレーズを生み，欧州でのHTA概念と基本手法を確立する大きな牽引役となった。また，各国の医療技術評価機構は，医薬品の経済評価に焦点を当てたため，HTAという言葉が医療技術の経済評価に限定されるニュアンスももつようになった。

　これまでのところ，世界各国の医療技術評価の法制化への動きは次のような3極でとらえることができる。

1）NICEを見習う欧州諸国

　過去10年間にわたり，英国NICEは費用対効果の指標として，1 QALY（quality-adjusted life year：質調整生存年）あたりの費用を医療技術評価の基準として用いてきた。NICEはその評価対象とした医療技術の償還可否を決定する判断基準として，1 QALYあたりの何ポンドが閾値となるかを公開していないが，

1QALYあたり2～3万ポンドが目安とされる。このHTAに対するNICE方式は，ヨーロッパ各国から受け入れられ，現在，多くの国でNICEガイダンスに類似した医薬経済評価ガイドラインが導入，法制化されている。しかしドイツは，先に述べたような独自の効率的フロンティアによる評価方式を提唱し，英国NICEのQALY方式に異論を唱えた。このドイツの新たな試みが国際社会にどのような影響をもたらすのか，いまだ定かではない。一方，英国NICE自体もそのPPRS改革のなかで，がん治療のような高額医療の評価の際の1QALYあたりのポンド基準を弾力的に見直す等，方法論の手直しが行われている。さらに英国では2014年度より新たに価値に基づく価格決定（value-based pricing：VBP）の導入が予定されている[11]。このVBPが従来の医薬経済学のどのような手法を用いて構成されるのか詳細は明らかではないが，新たな英国流のVBPの提起は世界が注目するところである。

2） わが道を行く米国

米国における近年の医薬経済学の動向は，欧州と似て非なるものである。1970年頃よりの米国における医薬経済学の研究，教育体制の充実ぶりは世界に群を抜いている。2000年のAMCPガイドラインの出版にみられるように，学会レベルでの医薬経済学研究への対応は，英国NICEの動向とほぼ並行して行われてきた。QALYを用いた費用対効果研究の世界最多の製造国はもちろん米国である。しかし自由主義の色彩の濃い米国では，英国NICEの動向を十分認知しながらも，NICE方式の費用対効果データを公的な行政レベルで用いることへの意思決定者側からの強い抵抗を受けてきた[12]。たとえば，米国FDAは，新薬等の薬価や償還決定にはまったく関与しないため費用対効果データをレビューすることはないし，米国の公的医療保険であるメディケア，メディケイドを統括する米国CMS（Centers for Medicare & Medicaid Services）も，その償還決定に基本的に費用対効果データを用いないとしている。ただし，メディケイドでもその償還に費用対効果データが考慮された例は存在する。たとえば，CT画像による大腸癌スクリーニング検査は棄却，HIVスクリーニング検査は採択されたといわれる。最近の話題として特記されるべきは，米国連邦

I. 医療問題への「価値に基づく」アプローチ

政府のもとに2010年9月より設立された患者中心アウトカム研究機関（Patient-Centered Outcomes Research Institute：PCORI）の設立である[13]。これは，ここ数年オバマ政権の医療制度改革の一つの目玉として論議が高まっていた医療技術の比較効果研究（CER）の推進母体として創立されたものである。興味深いことに，このPCORIを設立した法律では，QALYの使用の禁止が謳われた。ただちにニューイングランド医学誌に反対意見が掲載される[14]等，今後，このPCORIの方針が世界のHTAや医薬経済学研究にどのような影響を与えるのかが注目される。

3）アジアやラテンアメリカ諸国への急速な波及

アジアで日本は初めて国民皆保険制度を実現した国であるが，これを良しとして，韓国，台湾，タイの3国は近年，国民皆保険制を導入した。これら3国に共通して注目される動向としてHTAの導入があげられる[15]。3国それぞれに事情の違う点はあるが，表1に示されるように新薬の償還決定にHTAのアプローチを用いる点で共通している。

韓国は健康保険審査評価院（Health Insurance Review and Assessment Service：HIRA）が2005年6月に医薬経済評価ガイドラインを制定し，2008年1月よりHTAの償還への導入が開始された[16]。このHIRAによるHTA導入はアジアでの最初の例である。実際にHTAが始まると，償還申請から承認医薬品リストに収載されるまでの時間を遅くするのではないかという「リスト収載ラグ」への懸念が現実のものとなった。しかし，韓国政府はHTA制度を強化する方向に動いており，2009年3月に新たに国立EBH共同研究庁（National Evidence-based Healthcare Collaborating Agency：NECA）を設立した。HTAの行政機能はHIRAとNECAにより分担されるが，NECAはHTA研究の批判的吟味やエビデンス集積を担い，HIRAで医療技術の償還決定がなされる。

台湾では，まだ国の医薬品リストに収載される条件として費用対効果のデータ提出の必須化の政府方針が打ち出されている。高騰する医療費をコントロールする一環として，2007年2月に医薬品評価センター内にHTA部門が設立さ

表1 アジアの医療技術評価導入の比較

	承認	償還	価格決定	国民皆保険
日本	× (医療経済データの添付可)	×	× (政府ルールによる決定)	○
台湾	×	○ (医療技術評価部門による部分的なレビュー)	× (政府ルールによる交渉)	○
韓国	×	◎ (HIRAによる必須化)	× (価格と販売量による交渉など)	○
タイ	×	○ (HITAPによる必須医薬品リストの改訂)	× (適正上限価格による交渉)	○
中国	×	△ (ガイドライン検討中)	×	△ (拡大中)

れた。その後，医薬経済評価データを審査するHTA専門委員会が組織され，適宜必要に応じて医薬経済評価を実施している。新薬の経済評価研究の実施が薬価決定に有利になるようなルールも設定され，産業界へもHTA対応へのインセンティブを与えている。

　タイは国民皆保険を2001年に導入した。さらに近年の医薬経済学の興隆に着目し，2006年公衆衛生省はその医療サービス部の中にHTA部門を設置し，医療介入技術評価プログラム（Health Intervention and Technology Assessment Program：HITAP）を創設した。そして，2008年には国の必須医薬品リストの改訂に医薬経済評価データが初めて考慮されはじめ，同時に医薬経済評価ガイドラインも制定されている。このHITAPは韓国のHIRAとはやや異なり，将来のタイにおけるHTAの在り方を研究するといった広範なシンクタンク機能まで含んでいる。

　中国でもHTA法制化への関心は高まり，中国医療経済学会や中国ISPOR

部会の研究者グループにより，2011年に医薬品の経済評価ガイドラインが策定された。しかし，中国の医療改革はまだ国民皆保険の樹立に主たる努力が傾けられており，医療技術評価における経済評価の導入にはしばらく時間がかかる情勢である。

さらにアジアだけでなく，ラテンアメリカ諸国においても，政府レベルでのHTA政策導入への取り組みが始まっている。その概要については，第Ⅴ章の第5節で述べる。

5 HTAの定義と関連した諸概念

ここで，あらためてHTAとは何かを考えてみよう。医薬経済学においては，医療技術の社会経済評価（socio-economic evaluation）が中心的な目標となるために，「評価」は医薬経済学とHTAを結ぶキーワードとなる。すなわち，評価の側面から医薬経済学をとらえ，医薬経済学が医療技術評価とほぼ同義語として参照されることがしばしばある。これは文脈によっては必ずしも間違いとはいえない。

しかし，その場合でも第一に留意すべきは，医薬経済学と医療技術評価の実体は類似しているが，前者は費用対効果に焦点をあてた学問であるのに対し，後者は評価の視点に立つ研究分野である点である。しかも，HTAは，医療技術の単に費用対効果だけではなく，さらに広汎な評価をめざす。たとえば，医療技術評価機関国際ネットワーク（International Network of Agencies for Health Technology Assessment：INAHTA）によれば，HTAは「医療技術の開発，普及，および使用により生じる医学的，経済的，社会的，かつ倫理的意義を分析する学際的な政策研究分野である」と定義される[17]。ISPOR用語集でも，この政策研究である点が「簡単な定義」の欄で述べられている。すなわち，「医療技術評価は，医療技術の短期的および長期的な適用の結果を調べる政策研究の一形態である」とされる[18]。しかし，この定義は漠然と広すぎるかもしれない。一方，医療技術評価国際学会（Health Technology Assessment international：HTAi）もHTAが政策研究であるとの同様な見解を示す[19]。す

なわち,「医療技術評価は,医療技術の導入と普及に関して,政策上,あるいは臨床上の意思決定に必要な情報を与える科学研究の一分野である」と規定される。しかし,この定義は,政策研究と同時に臨床の意思決定に関する研究も含むためにEBMとの境界が曖昧となる。

第二に留意すべきは,近年のHTAという用語はINAHTAの例にあるように,HTAを公共政策として実施する各国政府機構の存在とその活動を暗示する点である。実際,欧州の医薬品の許認可組織である欧州医薬品庁(European Medicines Agency:EMA)は,その2015年へ向けたロードマップの中で,「医療費高騰の懸念が高まる中,医薬品の分野では,新薬の市場アクセスに関してHTAの重要性が増している」と記述し,HTAが欧州の公共政策上の重要課題になりつつあるとの認識を示した[20]。

1990年代初頭から,そのEMAロードマップが示された2010年までの約20年間は,欧州の製薬業界にとってHTAへの反発から受容への歴史でもあった。すなわち,1990年代初頭のカナダ,オーストラリア両政府によるHTA導入に始まり,1999年の英国NICE設立に見られるように,欧州のHTAは拡大の一途を辿ったが,製薬業界はHTAの政策導入がもたらすビジネス上の負荷を警戒し,これに反発したのである。しかし,2005年に欧州製薬団体連合会(the European Federation of Pharmaceutical Industries and Associations:EFPIA)は,HTAを"重要な原則(Key Principles)"であると認めた。さらに2007年には,国際製薬団体連合会(the International Federation of Pharmaceutical Manufactures and Associations:IFPMA)もそのPosition statementにおいて,HTAを警戒しつつも受容する方針を確認した。続いてその翌年には欧州の民間でのHTA連携組織EUnetHTA(European Network for Health Technology Assessment)が設立され,さらに2010年のEMAロードマップ2015に至るのである。

HTAによる評価の対象となるのは基本的に医療イノベーションである。このイノベーションをもたらす医療技術とは,狭義には医薬品,医療機器に限定されるが,広義には医療システムも含むとも考えられる。この考えに基づいて,Towseらはミクロとマクロの医療技術評価という分類概念を提唱している[21]。

Ⅰ. 医療問題への「価値に基づく」アプローチ

すなわち，HTAの2つの適用対象として，
  ①ミクロ技術：新薬，機器，手技等，医療システムへの追加（marginal or incremental）とみなされるもの：臨床ガイドラインを含む
  ②マクロ技術：システムを成り立たたせている構造，あるいは枠組みを構成する要素（病院数やタイプ，医師数等）

をあげている。INAHTA，ISPOR，HTAi，あるいはTowseらも，HTAが公共政策上の問題であるとの認識を共有している点は興味深い。その点は，今後，わが国でのHTA政策導入時にも認識の共有が必要であろう。Towseらの定義で留意すべきは，HTAと医薬経済学の守備範囲の違いである。Towseらが規定するマクロ技術は，医薬経済学による評価の対象を越えており，むしろ，それは伝統的に狭義の医療経済学による評価の対象範囲に入るとも考えられる。したがって，Towseらの定義によるHTAの観点からすれば，HTAと医薬経済学の範囲は必ずしも同じではない。

HTAをめぐる用語の問題に拍車をかけているのが，米国側から使われるようになった用語，効果比較研究（CER）である。この言葉は，米国のオバマ政権による医療政策重視の流れのなかで登場した。その意図を受けた米国国立アカデミー医学研究所（Institute of Medicine：IOM）は，CERを次のように定義している[22]。すなわち，「CERとは，疾病の状態を予防，診断，治療あるいは監視する，あるいは医療の提供を改善する種々の方法の利害を比較するエビデンスを生成し，合成することである。CERの目的は，消費者，臨床家，購入者，および政策立案者への情報提供による意思決定（informed decisions）を支援し，それにより個人と集団のいずれにおけるヘルスケアも改善することにある。」

このIOMの定義は曖昧さを含むため，米国内では，CERは伝統的な臨床試験による医学的エビデンスの比較と合成に関する重点研究を意味し，費用対効果エビデンスは含まれないとする解釈が一般的ではあるが，ACP（American College of Physicians）はそれを含むとの見解を示す等混乱がある[23]。逆に，ヨーロッパからは，CERは費用対効果エビデンスの比較研究も含むものとの受け取り方が一般的である。実際，英国NICEの国際部長Chalkidouらは，ヨー

ロッパの代表的な4国のHTA組織を比較し，CERとしてとらえている[24]。これらHTA組織の中心課題は費用対効果の分析にあり，ヨーロッパ流のCERに経済評価エビデンス研究が含まれるのは明らかである。したがって，医療制度がどちらかといえばヨーロッパ型に近いわが国では，CERに関する議論に関して，この米国とヨーロッパの差異を認識しておくほうがよい。

　これらEBM，HTA，およびCER等の用語にみられる混乱について，Luce BRらは，3×3マトリックスを用いて整理を試みている[25]。すなわち，3つの列因子
　①効能（Efficacy）：臨床効果は証明されているか（"Can it work?"）
　②効果（Effectiveness）：現実に臨床効果はあるか（"Does it work?"）
　③価値（Value）：しかるべき価値があるか（"Is it worth it?"）
および，3つの行因子
　①エビデンスの生成
　②エビデンスの合成
　③意思決定
により構成される9つのセル上で，EBM，HTA，およびCERがどのように配置されるかを示した（**図3**）。しかしLuceらは，この**図3**による表現も必ずしも十分ではないとしてさらに詳細な各用語間の連関モデル図を提示しているが，結局，各語を文章表現で次のように定義した。

〈EBM〉：
　患者と（または）医師の意思決定に援用されるエビデンスの合成，および意思決定のプロセスである。EBMでは介入の効果（effectiveness）や患者にとっての価値（Value）もエビデンスとして考慮され，主たる関心は個別の患者の意思決定にある。しかし，EBMは個別の患者に関連する臨床ガイドラインの開発にも役立つ。

〈CER〉：
　エビデンスの生成と合成の両者を含む概念と手法。その関心は，日常の実践現場での介入を比較し評価することにある。CERの活動から生み出される情

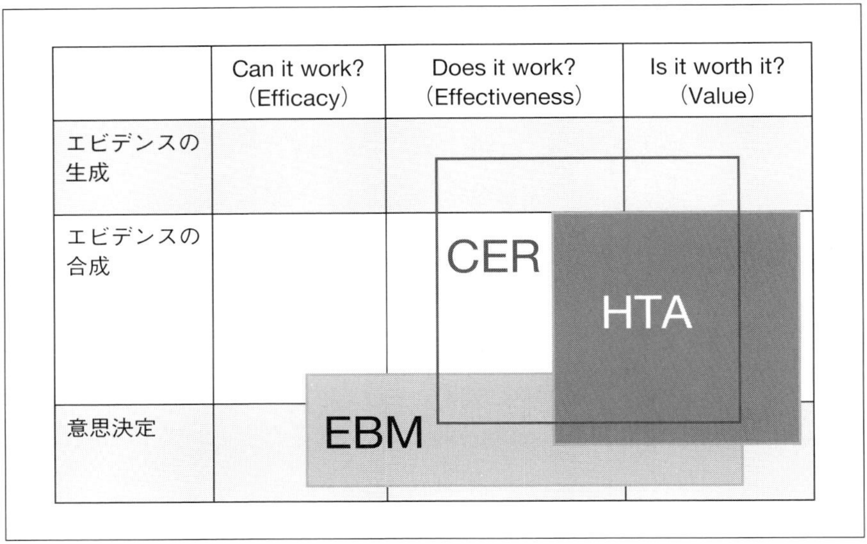

Ⅰ. 医療問題への「価値に基づく」アプローチ

	Can it work? （Efficacy）	Does it work? （Effectiveness）	Is it worth it? （Value）
エビデンスの生成			
エビデンスの合成		CER	HTA
意思決定		EBM	

図3 HTA と関連用語の関係
(Luce BR, et al：EBM, HTA, and CER：Clearing the Confusion. Milbank Q, 88(2)：p260, 2010)

報は，臨床ガイドラインの開発，EBM，そしてさらに広範な医療技術の社会経済評価にとって有益である。

〈HTA〉：

医療技術を用いたときの臨床効果（effectiveness），安全性，費用対効果（cost-effectiveness）のエビデンス，さらに場合によっては，社会的，倫理的，法的側面におけるエビデンスを考慮して，それらの合成を行う方法である。そのような多面的な因子をどのようなバランスで考慮するかは，個別のHTAの目的によって異なる。HTAは主として保険の適用や償還の際に用いられ，効果・副作用の評価と経済評価を含むものである。

これらの定義をみると，Luceらは，医薬経済学派として著名な研究者達であるために，医療技術の社会経済評価を重要視する立場が読み取れる。すなわち，

① CERでは,「さらに広範な医療技術の社会経済評価」と表現することで,米国ACPの意見に賛同し,あいまいなIOMの定義に対する明快な解釈を主張している。
② HTAでは,「保険償還」や「経済評価」のキーワードを用いて,HTAが政策レベルでの医薬経済学の応用分野であることを宣言している。
③ INAHTAやTowseのHTAの定義に比べると,やや狭い定義となっている。すなわち,臨床評価パラメータを「臨床効果(effectiveness),安全性,費用対効果(cost-effectiveness)のエビデンス」とし,「効能」を除外している。
④ EBMでは,「患者にとっての価値」という表現により患者のQOLや質調整生存年(QALY)を包含し,場合によっては経済評価エビデンスも含みうることを暗示している。

そもそも,**図3**に示されるように,Luceらが考えるEBMの範囲は,効能,効果,価値の3つの縦列にまたがるものなので,QALYや費用対効果エビデンスは**図3**での範囲においても含まれると考えるのが自然である。しかしこの考え方は,社会的視点からEBMをとらえるものであり,Sackettが意図した臨床家側からの視点とはやや異なるのではないかとも思われる。Sackett流のEBMは臨床試験重視であり,明らかに「効果」や「価値」ではなく「効能」に主軸を置いていた。したがって,**図3**で示される3×3マトリックスを用いるとすれば,EBMの範囲を「効能」に限定し,エビデンスの生成・合成,および意思決定の3つの行にまたがる**図4**の点線の内部と考えるほうが,先に述べたEBMからVBMへのパラダイムの移行を理解しやすい。この場合,図4に示されるように,VBMの「M」は,ヘルスケア全般も含む広義の意味での医療であると解釈される。また,CERやHTAは価値に基づくアプローチを基本原則とするため,それら2つはVBM概念に内包されるという考え方もありうる。

I. 医療問題への「価値に基づく」アプローチ

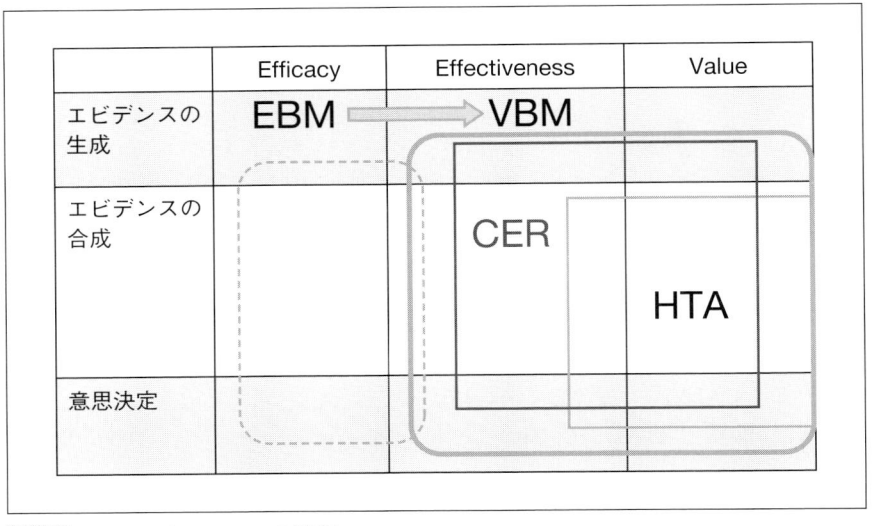

	Efficacy	Effectiveness	Value
エビデンスの生成	EBM →	VBM	
エビデンスの合成		CER	HTA
意思決定			

図4 EBM から VBM への移行

(Luce BR, et al：EBM, HTA, and CER：Clearing the Confusion. Milbank Q, 88(2)：p260, 2010 を参考に著者作成)

6 おわりに

　以上のように，まだ「価値に基づく」医療のコンセプトは未熟な部分も残されている。Luce らの定義が必ずしもそのまま世界の標準というわけではない。しかし，いくつかの疑問や異論があるにせよ，Luce らが関係用語からできるだけ曖昧さを排除し，共通認識を確立しようとする姿勢は評価に値する。彼らの概念規定は，国際的に認識される HTA とは何かの問いかけに対する基本的なコンセンサス部分を提供する点において，歴史的な意義があるものと考えられる。

---

1) Sackett DL, et al: Evidence-Based Medicine: How to Practice and Teach EBM. Churchill

Livingstone, 2000
2) Brown MM, et al: Evidence-based to value-based medicine. AMA Press, 2005
3) Signorovitch JE, et al: Comparative effectiveness without head-to-head trials: A method for matching-adjusted indirect comparisons applied to psoriasis treatment with adalimumab or etanercept. Pharmacoeconomics, 28 (10): 935-945, 2010
4) Crown WH: There's a reason they call them dummy variable. Pharmacoeconomics, 28 (10): 947-955, 2010
5) FDA PRO
6) Briggs A, et al: Decision modelling for health economic evaluation. Oxford University Press, 2006
7) 医薬経済学フロンティア研究会：ドイツIQWiG医療技術評価ガイドライン―その概要と意義―. 社会保険旬報 (2409): 18-25, 2009
8) 鎌江伊三夫：ドイツ医療技術評価機構 (IQWiG) その医療・製薬産業への影響. Drug Magazine, 52 (1): 24-28, 2009
9) Pearson SD, et al: Quality, innovation, and value for money: NICE and the British National Health Service. JAMA, 294 (20): 2618-2622, 2005
10) Rawlins MD: 5 NICE years. Lancet, 365 (9462): 904-908, 2005
11) UK-NICE: VBP
12) Neumann PJ: Why don't Americans use cost-effectiveness analysis?. Am J Manag Care 10: 308-312, 2004
13) The Patient Protection and Affordable Care Act. USA, PL, 111-148, 2010
14) Neumann PJ, et al: Legislating against use of cost-effectiveness information. N Engl J Med, 363 (16): 1495-1497, 2010
15) Kamae I: Value-based approaches to healthcare systems and Pharmacoeconomics requirements in Asia: South Korea, Taiwan, Thailand and Japan. Pharmacoeconomics, 28 (10): 831-838, 2010
16) Bae EY, et al: Pharmacoeconomic guidelines and their implementation in the positive list system in South Korea. Value Health, 12 Suppl. 3: S36-41, 2009
17) INAHTA (International Network of Agencies for Health Technology Assessment): HTA Resources, 2009 (http://www.inahta.org/HTA [最新アクセス2012年2月5日])
18) 鎌江伊三夫監訳：ヘルスケアサイエンスのための医薬経済学用語集（臨床経済学研究会・ISPOR日本部会・ISPOR用語集翻訳委員会編), 医薬出版センター, 2010 (http://www.jpma.or.jp/jpmashop/order/search_list.php [最新アクセス2012年2月5日])
19) HTAi (Health Technology Assessment international): What is HTA? (http://www.htai.org/index.php?id=420 [最新アクセス2013年1月15日])

Ⅰ．医療問題への「価値に基づく」アプローチ

20) EMA (European Medicines Agency): The European Medicines Agency Road Map to 2015: The Agency's Contribution to Science, Medicines, Health. Draft for Public Consultation. EMA/299895/2009, 26 January, 2010
21) Towse A, et al: The Evolution of HTA in Emerging Market Health Crae Systems: Analysis to Support a Policy Response. OHE Consulting Report for PhRMA, Office of Health Economics, 2011
22) IOM (Institute of Medicine): Initial National Priorities for Comparative Effectiveness Research. National Academies Press, 2009 (http://www.iom.ed/Reports/2009/ComparativeEffectivenessResearchPriorities.aspx [最新アクセス 2012年2月5日])
23) ACP (American College of Physicians): Information on Cost-Effectiveness: An Essential Product of a National Comparative Effectiveness Program. Annals of Internal medicine, 148: 956-961, 2008
24) Chalkidou K, et al: Comparative Effectiveness Research and Evidence-Based health Policy: Experience from Four Countries. The Milbank Quarterly, 87(2): 339-367, 2009
25) Luce BR, et al: EBM, HTA, and CER: Clearing the Confusion. The Milbank Quarterly, 88(2): 256-276, 2010

医療の技術評価
―従来の日本のアプローチ

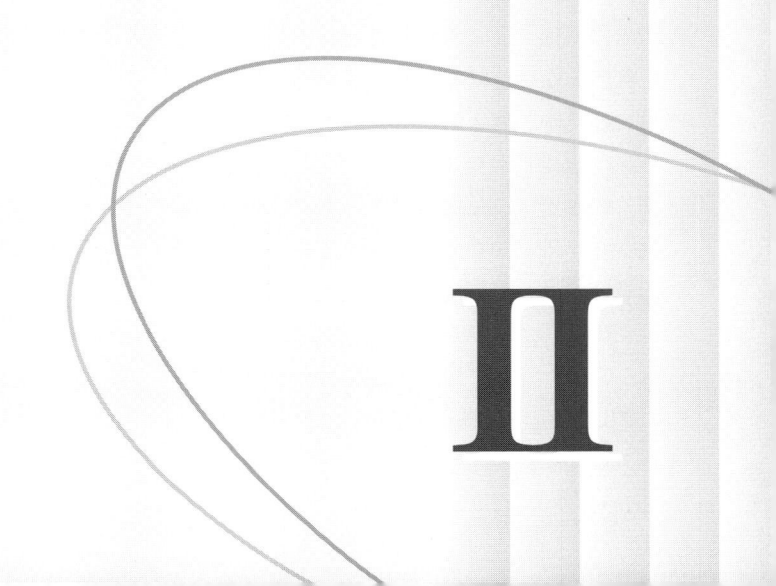

II

Ⅱ. 医療の技術評価—従来の日本のアプローチ

1 日本における「HTA（医療技術評価）」の歩み

畑中 綾子

1 はじめに

　HTA（Health Technology Assessment）は，現在少なくとも29カ国に53関連機関が設置され（INAHTA加盟国による），HTAという言葉自体が世界共通語になっている。日本語では，医療技術評価と訳され，15年ほど前には医療技術評価機関の設置が政策課題として取り上げられたこともあった。しかしながら，現在のところ日本にHTA機関は存在していない。

　HTAが世界で注目されるようになってきた背景には，医療政策側と医療提供者に共通する二つの課題があった。一つが，新しく高度な医療技術の有効性を評価しなければならないということ，もう一つがこれまで提供されてきた医療の多くが，臨床的な有効性の評価が十分なされていないという点である。さらに，近年においては，高齢化社会による医療費負担の増大への対応がある。多くの国では，医療はなんらかの公的な支援がなされており，公的財源の有限性から，効率的な医療提供が必要となる。そこで，医療資源の配分における優先順位づけを目的として，医療技術や医薬品について費用対効果といった医療経済的な価値を評価し，医療制度に生かす仕組みが諸外国でとられるようになった。

　2011年には日本でも薬価算定において，医療経済評価を本格的に導入する

ことが表明され，日本版 HTA の方向性が注目されている。この日本版 HTA と，過去に政策課題として取り上げられた HTA とはどのような関係にあるのか。日本におけるこれまでの HTA の取り組みを概観し，現在注目される日本版 HTA 導入との関係をみるのが本稿の目的である。

2　HTA（医療技術評価）の勃興

1. HTA の歴史

　HTA の歴史は，1972 年に米国連邦議会に科学技術に関するアドバイスを行う専門機関として OTA（Office of Technology Assessment：技術評価局）が設置され，1975 年に医療部門が置かれたことに始まる。1960 年代から米国国内において環境保護や軍事研究等の一般の科学技術分野における技術評価（Technology Assessment：TA）が先行し，後を追う形で導入された [1]。その背景には，1965 年に高齢者を対象とした医療保険のメディケア（Medicare），低所得者や障害者福祉を対象としたメディケイド（Medicaid）が成立し，国民の医療へのアクセスが著しく改善された一方で，医療費の増大が問題となったことがある[1]。当時，部門の実質的なスタッフは 13 名，予算規模は 1985 年時点で 160 万ドルと小規模であった [2]。OTA の医療部門では，新しい医療技術の有効性とコスト効率に関するエビデンスを統合し，医療政策に役立てることを目的とし，1976 年には，CT，ポリオワクチン，放射線乳腺切除術，腎臓透析等 9 つの医療技術を取り上げた報告書が議会に提出された[2]。1978 年には OTA 報告書を受け連邦厚生省に国立医療技術センター（NCHCT）が設置

---

[1] 科学技術一般に対するアドバイス機関としての TA 機関は，米国の OTA 以外にもイギリス連邦議会に設置された POST，デンマークの DBT，フランスの OPECST 等がある。詳細は，城山英明，他：TA（テクノロジーアセスメント）の制度設計における選択肢と実施上の課題：欧米における経験からの抽出．社会技術研究論文集，8：204-218，2011，大磯輝将：諸外国の議会テクノロジーアセスメント：ドイツを中心に．レファレンス，726：49-66，2011 参照．

Ⅱ. 医療の技術評価—従来の日本のアプローチ

され，新規技術および既存技術について，費用対効果の面から分析評価するのに加え，その社会的倫理的問題を検討することが目指された [3]。

　1985年頃から，ヨーロッパで，医療技術に特化した形で，政策決定に向けて評価する機関の必要が認識されるようになった。1985年からオランダでは医療技術評価の開発が国家レベルで始まり，1987年にスウェーデンでHTA機関であるSBU（The Swedish Council on Health Technology Assessment）が設置された。国際レベルでは1985年にISTAHC（International Society of Technology Assessment in Health Care, 2002年にHTAiに移行），1993年にINAHTA（International Network of Agencies for Health Technology Assessment）といった国際連携の学会が設立された。さらに1990年代後半からは，各国HTA機関において，行政だけではなく医療実施者に対しても，より効率的な医療技術の方法を普及，推進させようとの動きがあった[3]。評価の対象も，初期のアセスメントは，高額で広範に普及するCTのような機器を念頭に置いた医療技術を対象にしていたのに対し，評価機関が発展するにつれて，より小さな医療技術やソフトな技術（カウンセリング等）もその対象に含めるようになってきた[4]。

2. コクラン共同計画とEBM

　コクラン共同計画（The Cochrane Collaboration）とは，治療や予防といっ

---

[2] それ以外にも，米国厚生省内に1960年に創設された国立医療統計センター（NCHS）も医療内容の情報収集をする機関であったが，その予算規模は極めて限られていたし，1968年に設立された国立医療サービス研究センター（NCHSR）は医療テクノロジーアセスメントに関する研究の財政援助を行う機関であったが予算規模は極めて少なかった。医学研究のNIHでも1978年に設置された医学研究応用室（OMAR）は医療技術の有効性についての専門家間合意形成を図ることを目的としていたが，発足時のスタッフは5名，予算は200万ドル，1985年でも180万ドルと不十分な規模であった。広井良典：アメリカの医療政策と日本，勁草書房，1992，P104-128参照。

[3] ただし，NCHCTは4年後の1982年に米国医師会の反対とレーガン政権下の行政削減によって廃止され，OTAは1995年に連邦の予算削減のため廃止された。広井良典：遺伝子の技術，遺伝子の思想，中公新書，1996，P120参照。

た医療の有効性について，世界中の臨床試験の結果を中心に，専門家がシステマティック・レビュー（情報の質評価を行い，統計学的に統合する評価手法）を行うもので，医療関係者や医療政策決定者，消費者の合理的な意思決定に貢献することを目的とした国際的な相互レビューである。このレビューが集積したものをコクランライブラリーとよぶ。1992 年にイギリスの NHS（National Health Service）で開始され，国際的に広まっており，日本でも 1994 年にネットワークが設立された。

このコクラン共同計画と同時期に，日本に広まった考え方が EBM である。EBM は evidence-based medicine の略であり，日本語では「根拠に基づく医療」と訳される。EBM という用語は 1991 年の Guyatt 論文[5]にはじまるとされ，それが世界的に用いられるようになったのは，1997 年頃からであった。日本でもこの EBM の概念は，従来の医療の権威主義的な考えや，パターナリズムを見直し，患者本位の医療，客観的な根拠に基づく医療を提供すべき，との医療界の自省と患者の権利運動の動きのなかで広く受け入れられた［4］。そして，EBM の実践がコクラン共同計画としてとらえられ[6]，EBM の概念は広まった。

コクラン共同計画や EBM の活動は，医療政策の意思決定への貢献もその範疇にあるが，基本的に医療者による医療者のための相互レビューという性格をもつといってよいであろう。

3　日本における医療のテクノロジーアセスメントの展開

1. 初期段階における医療分野のテクノロジーアセスメント

初期の段階で医療分野でのテクノロジーアセスメントに触れた公的資料には，1974（昭和 49）年文部省科学技術白書がある。ここでは，「医療情報システムの開発は，1）医療の需給ギャップの解消，2）医療内容の質的向上，3）包

---

［4］ 当時の EBM 概念を整理したものとして，斉尾武郎，他：Evidence-based medicine の現代科学論的考察．臨床評価，29(1)：185-201，2001

II. 医療の技術評価—従来の日本のアプローチ

括医療の実現,4)へき地,救急医療問題の解消等種々のメリットがあげられる反面,1)経済性,2)機械化,自動化による人間疎外の問題,3)プライバシーの侵害,4)医療情報の集中,独占の問題等の出現が考えられる。そのため,医療情報システムのテクノロジー・アセスメントのもとに研究開発が進められる必要がある」と述べられている。この当時,科学技術庁において,科学技術政策におけるテクノロジーアセスメント導入が検討されていた背景から[7],その対象の一つとして医療情報システムがあげられたようである。

医療技術の分野に特化した形では,研究者に端を発した。1970年代から徐々に,臨床経済の研究者を中心に政策決定支援を行うヘルステクノロジーアセスメントの導入を要求する声があがった。それらの研究者は,ハーバードやペンシルベニア大の公衆衛生大学院の留学経験をもつ人が多く,海外でのテクノロジーアセスメントの手法を日本にも取り入れようという関心をもっていた。

1985年にメディカルテクノロジーアセスメント(MTA)研究会が発足し,倫理や科学史等の研究者が参加した。ここでは,集団検診,臓器移植等の事例について調査研究が行われた。1986〜1988年には財団法人医療機器センターに厚生省の委託を受けてHTAに関する調査委員会が発足した。1988年に東京で国際MTAシンポジウムが開催される等,研究者を中心に注目されるようになってきた。

1990年には厚生科学研究として医療技術の評価がテーマとして取り上げられ,医療技術評価の手法に関する研究や特定の医療技術(急性中耳炎治療,新生児の先天性代謝疾患に関するマススクリーニング検査,低侵襲性治療技術等)の評価が行われた[5]。また,東京女子医大・櫻井靖久らによる医療機器のHTAの必要に関する報告や,東北大学医学部・久道茂らのグループでのがん検診の費用対効果分析等,研究としてHTA実施や導入の検討がなされた。

---

[5] たとえば,久繁を中心研究者とし,新規医療技術において経済的評価を行ったものとして,「C型肝硬変のインターフェロン療法の経済的評価(平成10年度)」,「冠動脈疾患予防の経済的評価—コレステロール低下療法(平成10年度)」,「頭部外傷患者に対する脳低体温療法の経済的評価(平成12年度)」等がある。

2. 医療政策における TA の取り組み

　厚生省では1990（平成2）年の白書において，MTA（メディカルテクノロジーアセスメント）という言葉を用いて，「今後の医療分野の科学技術研究の課題としては，日進月歩の医療技術の臨床への適用の在り方を科学的に評価する医療技術評価（メディカルテクノロジーアセスメント）の確立等がある」とし，さらに医療技術評価（メディカルテクノロジーアセスメント（MTA））の用語解説として「医療技術や機器について，その有効性，安全性のみならず経済性や倫理などの面も含めて包括して評価するもの。医療技術の進歩による最新医療機器の導入や患者の大病院志向の結果，医師と患者の対話に基づく診療が希薄になってきている傾向に対して，医療の適切な在り方を探るのが目的。MTAが重視されているのは，医療資源の有効活用の必要性の他に，最近の医療技術の進歩とともに社会的な問題（脳死，告知等）が，学問的な課題として浮上してきたからである」と述べる。ここで「脳死や告知等」の問題をあげた理由は明らかではないが，評価対象となる技術イメージはかなり広い範囲にわたっており，また評価基準も社会的な側面を広く考慮に入れていたことがわかる。

　さらに具体的な政策課題となったのは1996年12月に厚生省に「医療技術評価の在り方に関する検討委員会」が設置されたことによる。6回の検討会ののち，1997年6月に「医療技術評価の在り方に関する検討会報告書」（以下1997年報告書）が出された [6]。1997年報告書には，医療技術評価とは「個人や集団の健康増進，疾病予防，検査，治療，リハビリテーション及び長期療養の改善のための保健医療技術の普及と利用の意思決定支援を目的に行うものであり，当該医療技術を適用した場合の効果・影響について，特に健康結果を中心とした医学的な側面，経済的な側面および社会的な側面から，総合的かつ包括

---

[6] 1997年厚生白書では，『医療技術評価』ヘルス・テクノロジー・アセスメントは，「技術の適用に伴う技術的・経済的・社会的結果を検討する包括的な政策研究」を医療に適用したものであり，医療技術の臨床的有効性と経済的効率を総合的に評価することを目的としている（厚生白書平成9年版，1997）と述べる。

Ⅱ. 医療の技術評価—従来の日本のアプローチ

的に評価する活動」と定義され，幅広い医療技術を扱い，医療政策への意思決定支援を念頭に置いていたことがわかる。

しかし，翌年1998年6月に厚生労働省健康政策局長の私的検討会として「医療技術評価推進委員会検討会」が設置される頃には，少し風向きが変わってきた。当時の政策担当者は，検討会設置の目的を「医療技術評価の成果を臨床現場で利用することのできる「根拠に基づく医療（Evidence Based Medicine）」の検討と普及および推進等，EBM推進の一つの方策である診療ガイドラインの策定について検討をお願いし」[7]たとしている。そして1999年3月に本検討会の報告である「医療技術評価推進検討会報告書」（以下1999年報告書）では，「医療技術評価は，医療現場で用いる医療技術そのものが適正かどうかを判定することであり，その判定された適正な医療技術を医療現場で活用するための基本的な活動がEBMであると言われている」とし，3章以降はEBMの概念を説明する報告書となっている。すなわち，1997年報告書で打ち出されていた医療技術評価における政策決定支援のニュアンスは弱まり，1999年報告書ではその目的が診療ガイドラインの策定にフォーカスされることとなった。

4 HTAの制度化の試み

1. HTA機関の組織化提案

1996～1997年の医療技術評価推進委員会の委員でもあった久繁は，同時期にHTA機関の組織化を試みる提言を行っている[8]。そこでは，「厚生省に付随するHTAプログラムないし機関を設置すべきである」として，政府機関としてのHTA活動機関が提言された。また，厚生省検討会の1997年報告書でも医療政策の決定支援をみすえたHTAの理念が記載された。

---

[7] 検討会の報告書は書籍として出版され，この監修となった当時の医療技術情報推進室長の「監修にあたって」にその設置目的が記載されている（厚生省健康政策局研究開発振興課医療技術情報推進室：わかりやすいEBM講座. 厚生科学研究所，2000）。

1. 日本における「HTA（医療技術評価）」の歩み

しかし，1999年報告書では医療政策の決定支援という理念は弱まり，「科学的根拠，つまり最新かつ最適な情報に基づく治療法等を容易に活用できる」EBMの推進という臨床現場の実践に焦点があてられた。EBMという言葉が，当事者の臨床家の間でなじみのあるキーワードとなっていたことも相まって，HTAの実践はEBMという言葉に置き換えられた。もちろんEBMの実践として，診療情報を収集し，診療ガイドラインの構築につなげるという活動は，診療現場レベルでは十分，意味をもつものであった[8]。しかしながら，診療情報の収集という点でもこの活動は躓いた。医療者の診療情報を収集する拠点を作ることについて，医師の裁量の範囲への介入になるとして日本医師会が警戒感を示したことにあるとされる[9]。

そこで，医師の診療情報を収集する事業は断念し，最終的には妥協案として医療機能評価機構に各学会が作成する診療ガイドラインの情報基盤を作ることで合意した[9]。作成されたガイドラインはインターネット上でも公開され，現在も医療者はもちろん一般の患者も閲覧することができる。これらガイドラインは一定の効果があるとは思われるが，そもそも，ガイドラインの前提となる客観的な診療情報がどの程度あるのかという根本的な課題は残されている[10]。

2. HTAの制度化の失敗

以上のように医療技術評価は当初の目的を達することはできず，また制度化の点でも学会主導の診療ガイドラインの作成とデータベース整備という限定的なものにとどまった。その要因として，医療関係者の抵抗感や，政策決定者に

---

[8] 当時，イギリスの公衆衛生学者ミュア・グレイを中心に，医療者の診療情報や知識を集約し，利用するデータベースの構築を行う世界レベルでのEBMセンター構築の動きがあり，日本でも，このような情報集約の拠点を作るべきであるとの動きもあった。

[9] 現在は，Minds医療情報サービスで診療ガイドラインの検索および利用ができる（http://minds.jcqhc.or.jp/n/top.php［最新アクセス2013年1月10日］）。

[10] 現在検討される医療情報の一元化は，診療情報を包括的かつ客観的に把握する手段として重要なものであり，今後が期待される。

Ⅱ. 医療の技術評価—従来の日本のアプローチ

よる暗黙の意思決定を好む傾向が一部にあったこと，医療機関や専門家サイドに具体的な賛同者を得ることができなかったことが指摘される[9]。さらに，HTA の制度化を支えるべき研究者が各所に点在しており一枚岩になりきれなかったことも背景にあるようである。

現在の日本においてもなお，政策のリーダーシップや官僚制の課題は残されており，医療者や患者，国民にも HTA の理解が進んでいないという状況はある。ただし，当時との違いとしてインターネットの普及による情報の収集，利活用が容易になってきていること，患者や国民の側から医療情報を求める動きが強くなってきたことがある。これら現代の条件を利用して，従来の問題を克服することが期待される。

5　日本の部分的な医療技術評価

1. 部分的な HTA 活動

HTA が医療技術の法的倫理的社会的側面あるいは経済的側面を評価する活動と位置づけると，日本においてこれらの活動がまったくなされてこなかったというわけではない。個別のレベルでは，ある意味「HTA 的」な活動が実施されてきた。個別技術の科学的評価とそれに付随する倫理的評価としては，コクラン共同計画への参加や，PMDA（医薬品医療機器総合機構）の審査承認における臨床試験のエビデンスの評価がある。また，研究機関に向けて発信される研究倫理指針の整備等も，新たな医療技術に対する評価のもとに出されるものである [11]。また，経済評価としては，診療報酬制度における薬価算定における医療経済評価の利用が，かねてから検討されてきている。

---

[11] 2001 年 3 月に三省（文部科学省・厚生労働省・経済産業省）合同の「ヒトゲノム・遺伝子解析研究に関する指針」が，同年 9 月に文部科学省から「ヒト ES 細胞樹立及び使用に関する指針について」が策定された。これら指針では，倫理審査委員会が研究計画に対して科学的および倫理的側面を審査し，さらに研究計画認可後の監視までをもその役割として求めている。

より広いレベルでの，新しい医療技術の倫理的あるいは法的な評価については，総合科学技術会議，各省庁の審議会，国会等でも，個別に検討されてきた。その対象にはヒト胚や生殖補助医療，臓器移植等の技術がある。

つまり，これまでの日本でもいくつかの個別技術については部分的に，経済的評価，あるいは法的，倫理的，社会的評価が行われてきた。しかし，これまでの評価においては，評価対象となる課題の設定プロセスや，評価を行う議論の進行速度でも問題が指摘されてきている[12]。そこで，より包括的な技術評価を行う組織や基盤としてTAの導入検討がなされるべきとの指摘が科学技術政策の観点からなされつつあるのが現状である[13]。

2. 診療報酬における医療経済評価

2011年5月に発表された厚生労働省「社会保障改革の方向性と具体策」において，保険償還価格の設定における医療経済的な観点を盛り込むことが表明され，2012年中央社会保険医療協議会（中医協）で医療経済評価を導入するための議論が開始，2014年には部分的に導入する考えが示された[10]。本格的な導入を前に，中医協の専門部会として「費用対効果評価専門部会」が置かれ検討が開始されたところである。

これまでも，1992年に新薬の薬価算定に際して，医療経済学的評価の結果を参考資料として添付することが認められ，1995年に中医協基本問題小委員会報告書で，費用対効果等の分析の必要に触れられていた。1999年には中医協薬価専門部会において，薬価算定における医薬品の費用対効果等の反映方法の研究に着手することが提言されていた。

---

[12] たとえば，総合科学技術会議には，一つの省では検討が困難な事項について審議することが期待されているのに，設置以来，2年胚のことばかり審議して，遺伝情報，ヒト由来の組織の利用等，他の重要な論点が検討されないと指摘された．菱山　豊：生命倫理ハンドブック—生命科学の倫理的，法的，社会的問題．築地書館，p.13, 2003

[13] 平成22年度科学技術白書では「我が国において国民合意の形成を図りながら政策を進めるに当たっては，テクノロジー・アセスメントの在り方について検討する意義は大きいと考えられる」と述べられる．

しかし，実際に製薬企業が薬剤経済学的評価資料を薬価算定時にどの程度提出しているかを調査したアンケート結果によれば，資料の提出率や提出数ともあまり十分とはいえない[14]。2003年4月～2008年4月までの5年間に至っては，薬価収載された171品目の新医薬品のうち，回答の得られた168品目中8品目，5％程度にしか医療経済評価資料が提出されていなかった[15]。企業側の理由としては，「資料提出のメリットがない」，「当局に評価されない，あるいは提出を求められない」等，経済学的評価資料の提出による薬価への反映がないことが現状の課題であることが示された。

そもそも，医療経済評価の分析結果を薬価へ反映させるルールについて明文化されていないとの点も指摘される[11]。薬価算定のルール作りを進めるにあたって，企業や患者には，経済指標の利用が効率的な医療政策運営に貢献し，さらに世界に向けて医薬品の国際競争力を高める礎となることを示していく必要がある。もちろん，経済評価は一部の患者の必要とする医薬品が保険収載から外れたり，薬価引き下げにより製薬企業の利益率を下げる可能性もある。しかし，導入による影響の正負両面が示され，それらのバランスの問題として国民に理解されることが必要である。

6 おわりに

初期の日本のHTAへの関心は，ヨーロッパに比べてそれほど遅くはない時期に始まっていた。当時の中心研究者らにイメージされたHTAは医療技術全般について，経済評価だけではなく，倫理的社会的な側面も含めた幅広い評価

---

[14] 後掲三ノ宮論文（脚注[15]）のほか，先行研究として，坂巻弘之，他：わが国の新薬薬価算定における薬剤経済学資料の現状と政策利用における課題；1997～2000年に収載された114品目における日本製薬工業協会加盟会社への調査．薬剤疫学，6(2)：83-100，2001 および，池田俊也，他：医薬品の価格算定と薬剤経済学；応用への道筋．医薬産業政策研究所リサーチペーパー・シリーズ19, 2004

[15] 三ノ宮浩三：薬剤経済学的評価利用の潮流と展望．政策研ニュース，26：17-21, 2008。また，本論文では経済評価を行う部署や組織がないこともその課題としてあげられるとする。

1. 日本における「HTA（医療技術評価）」の歩み

と政策提言を行う国家機関の設置であった。しかし，それらの試みは，EBM という言葉に置き換えられると同時に，医療者による診療ガイドラインの整備という医療現場の標準化の議論にとって変わった。その背景は，縦割りの行政組織の中で幅広い評価が扱いづらかったことや，医療者や経済学者等の専門家にとって身近な診療レベルでの標準化のほうが現場の協力が得やすい等もあったのかもしれない。最終的には，同時期の米国 OTA 廃止に伴う TA 議論の衰退とも重なり，HTA 自体が失敗した政策課題ととらえられ，その後の HTA の議論を盛り上げることができなくなってしまったまま，現在に至っているように感じられる。

その一方で，HTA は世界各国において，米国 OTA の科学技術の一分野という枠組みを離れ，独自の分野として確立した。ヨーロッパで 1990 年代から医薬品を中心とする経済評価の機関が設置され，この活動自体が現在，HTA として紹介されている。日本でも中医協を発端とした議論が対象とするのは，薬価算定のプロセスにおける費用対効果分析の導入であり，イギリス NICE 等の経済評価機関の存在を念頭に置いている。このような評価を HTA ととらえること自体は，世界の流れのなかで当然ともいえ，むしろ，医療費をめぐる国内の議論喚起には多いに貢献しているであろう。

しかし，その一方で，医療技術評価は経済評価だけではなく，社会に適した技術とはなにか，という観点からもっと幅広い側面で評価すべきものであることが，より強調されるべきではないかとの疑問も湧く。医療費 40 兆円のうち医薬品の占める割合は 8 兆円である。この点からしても主に医薬品にフォーカスした費用効果分析だけを HTA とよんでよいのか。むしろ，診療報酬本体における診断・治療技術の標準化や，そもそもの医療資源配分の問題を扱うことを目指さなければ，経済評価の効果はすぐに行きづまってしまうようにも思われる。この評価の動きを皮切りに，終末期医療の在り方をめぐる日本人の死生観や，家族介護の在り方等も含む幅広い議論が進められることが今後より，期待されるであろう。

Ⅱ．医療の技術評価—従来の日本のアプローチ

1) 広井良典：アメリカの医療政策と日本，勁草書房，p.96，1992
2) OTA: Development of medical technology; opportunities for assessment. US GPO, Washington DC, 1976
3) Carlsson P, et al: Health Technology Assessment in Sweden. Int J Technol Assess Health Care, 16(2)：560-575, 2000
4) Banta D: The development of health technology assessment. Health Policy, 63: 121-132, 2003
5) Guyatt G: Evidence-based medicine. American College of Physicians' Journal Club. Ann Intern Med, 114(suppl 2)：A-16, 1991
6) 津谷喜一郎：コクラン共同計画とシステマティック・レビュー；EBMにおける位置付け．公衆衛生研究49(4)：313-319, 2000
7) 吉澤　剛：日本におけるテクノロジーアセスメント：概念と歴史の再構築．社会技術研究論文集, 6：42-57, 2009
8) 久繁哲徳研究代表：日本における医療テクノロジーアセスメントの組織化．平成12年度厚生労働科学研報告書．2000
9) Hisashige A: History of healthcare technology assessment in Japan. International Journal of Technology Assessment in Health Care, 25(Suppl 1)：214, 2009
10) 中央社会保険医療協議会：医療技術における費用対効果の導入に関する検討について．2012年4月25日総会資料
11) 池田俊也：経済学的根拠に基づいた薬価算定に向けて；医療経済評価の活用可能性．フィナンシャル・レビュー, 80(1)：74-93, 2006

厚生労働省における医療技術評価の位置づけ

土井 脩

1 はじめに

　近年，わが国においても医療技術の経済評価の導入が現実味を帯びて議論されるようになってきたが，欧米では以前から，政府機関において，あるいは民間保険において，医療技術をいかに評価して，公的保険や民間保険の償還の際の判断に活かすべきかが研究され，実行に移されている。

　医療技術を経済的に評価する考え方はわが国にとっても決して異質のものではなく，現在の医療保険制度の中でもすでに潜在的にはそのような考え方は導入されている。また，欧米が医療技術の経済評価に動き出した90年代前半において，当時の厚生省も製薬企業に対して，開発や承認申請時にはコストベネフィットについても考察するよう要請したほか，薬価収載申請時に医療経済評価（費用対効果評価）結果を提出する路を開いている等，よりよい医療技術（医薬品や医療機器）を効果的に医療の場に提供するための試みを行ってきている。

2 90年代の厚生省による医療技術評価の試み

　90年代初期，わが国は世界の医薬品市場の約25％を占め，世界中の大手製

Ⅱ．医療の技術評価—従来の日本のアプローチ

薬企業がわが国の医薬品市場を目指していた。一方，国内の製薬企業は独自に海外に打って出るにはなお海外の高い壁に阻まれ，新薬を主に海外の製薬企業にライセンスアウトすることにより将来の海外進出への機会をうかがっていた。

　また，医療費も20兆円を超え，年々1兆円程度が増加しているなかで，約30％を占めていた薬剤比率の高さが常に問題となり，新薬の値付けに対して厳しい目が向けられ，いかに新薬を評価して価格を決め，外部の批判に応えるかに厚生省は苦労していた。

　さらに，新薬の開発対象が主に降圧薬や高脂血症薬等の生活習慣病薬に向けられるなかで，薬理作用が類似した新薬が次々と承認されていた。これらの薬は血圧降下作用やコレステロール低下作用等のいわゆるサロゲートエンドポイントを指標として効果が評価され承認されるため，延命等のトゥルーエンドポイントに本当に効果があるのか，類薬とどう違うのか，と専門家から指摘され，薬剤疫学的な医薬品評価が求められていた。

　さらに，脳循環代謝改善薬等に代表されるような，副作用は少ないが効き目も弱いという薬がわが国では汎用され，薬剤費の多くがそのために使われ，医療費の無駄ではないかとの指摘もされ，古い薬をも含めた薬効の再評価が求められていた。

　新薬や新医療機器の開発には膨大な時間と資金が必要であり，それを実施できる国や企業はごく限られているが，当時は日米欧の間には医薬品や医療機器規制の高い壁が立ちはだかっていた。そのため，日米欧の企業は承認を得るために非臨床試験や臨床試験，物理化学的試験等を，各国，各地域の基準に従って何度も繰り返し行うことが要求され，それが，新薬等の医療の場への導入の遅れと，価格の高騰の大きな原因となっていた。

　医薬品に関しては，1990年から日米欧の3極の医薬品規制当局と製薬団体が一緒になり，「より良い薬をより早く世界中の患者さんのもとへ」を目標としてICHがスタートし，各種医薬品規制の調和が進められた。

　当時米国においては，米国で開発された新薬が日欧で先に承認されるという逆ドラッグラグともいえる現象があり，米国議会においてFDAの大改革が行

2. 厚生労働省における医療技術評価の位置づけ

われた。FDA はユーザーフィーを徴収して新薬審査の大胆な見直しを行い，これを契機として，審査期間の大幅短縮のほか，先端的な医療技術開発促進に向けたさまざまな先駆的な試みが始められた。

そのなかの一つが，承認審査段階において新薬のリスクベネフィット評価を強化するとともに，コストベネフィット評価も参考的に行おうというものである。現在は米国でも比較対照薬をおいて有効性等をみる試みも行われているが，1990年代は，日欧が比較対照薬をおいた治験を要求していたのに対し，米国ではプラセボ対照の治験を要求していた。

そのため，わが国の承認審査では既存薬に対して同等以上の有効性・安全性を評価基準としていたが，米国では既存薬に対して新薬がどのような位置づけなのかということは治験データからは評価できなかった。そのようななかにあって，FDA は申請段階での新薬の医療上の位置づけデータを企業に要求しようとの方針を示した。

それを受けて，わが国でも，1992年には新薬承認申請時に従来の有効性・安全性の評価に加えて，医療上の位置づけ，経済的な位置づけについて，企業の考え方を示すことができる路を開いたが具体化はしなかった。

また，1993年2月にまとめられた厚生省の「21世紀の医薬品のあり方に関する懇談会」の中間報告では，「患者の総合的便益を重視した有効性の評価」として，「承認審査段階では短期間で評価できる効果項目について評価し，市販後の再審査において長期連用時の効果を評価するような，承認審査・再審査を有機的に結合した審査体制を構築する。さらに，将来的にはコストベネフィットの評価も考慮すること」と提言されていた。さらに，「薬価算定に当たっては，医療に対する貢献度の高い新薬の開発に対してインセンティブを与える必要がある，その意味で，画期性加算の導入は一定の評価が行われ得るものである」としていた[1]。

さらに1993年には，新薬申請資料の概要を米国の FDA にならって新医薬品承認審査概要（Summary Basis of Approval：SBA）の形で，有効性・安全性評価のもとになったデータや対照薬との比較データの公表が始められた。

医療保険分野においても，1992年8月には，厚生省は新薬の薬価基準収載

Ⅱ. 医療の技術評価—従来の日本のアプローチ

申請時に提出する希望薬価申請資料の様式のなかに,「参考として提出してもよい資料」として,「医療経済的評価の要旨」が正式に追加され,自主的に提出するよう企業に促した[2]。

当初はそれに従う企業も多かったようであるが,近年は医療経済評価を試みる企業は少ないようである。その原因としては,医療経済評価が薬価算定に目に見えるプラス効果を示さなかったと企業側が判断したためではないかとみられている[3,4]。

ちなみに,1993年には厚生省の肝いりで,財団法人医療経済研究機構が設立され,医療経済評価導入の流れはできあがった。また,医薬品業界においても,厚生省の動きを受けて,業界内で医療経済評価に対応するための研究活動等が活発に行われたが,厚生省がその後積極的に,医療経済評価導入の姿勢を示さなかったこともあり,業界側からの大きな動きはその後みられない。

3 医療保険分野における医療技術評価の最近の動き

ここ数年,世界各国とも政府等が関与する医療保険財政は非常に厳しい状況となっている。一方,先端的な医薬品や医療機器が急速に開発されるに従って,有効性は高いが価格も非常に高い製品が次々と承認され,医療の場に導入されている。それに伴い,各国とも医療費削減の手段の一つとして医療技術評価(HTA)導入に向けて大きく動き出している。

さらには,1990年代の生活習慣病のような,疾病を患者集団としてとらえてある程度の有用性は担保できる医薬品に代わって,近年は,がんに対する分子標的薬や患者個人の遺伝的違い等に注目した「個の医療」の時代となり,生活習慣病薬のように大量かつ長期間にわたり販売することができないため,単価も当然高くなり,さらには,バイオ医薬品のように,開発のみならず生産コストが非常に高い医薬品も次々と開発されている。

有用性の高い医薬品や医療機器の開発は患者に大きなベネフィットをもたらすものであり歓迎すべきことである。財源が限られているなかで,わが国においても医療財源をどのように用いるべきかが近年の大きな課題となっており,

医療経済評価導入の必要性が厚生労働省を中心として再び注目されてきている。

中央社会保険医療協議会（中医協）の場においても，専門家等から，海外で実用化されている医療経済評価の手法をわが国でも導入できないかどうかを検討してみてはどうかとの意見が出されている[5]。

中医協第182回総会における議論（平成22年11月10日）
・誤解を招くのは困るが，未承認薬（の保険収載）が拡大するということは，保険の負担が増える可能性がある。どのような形で保険収載を決めるのか，どのように価格を決めるのかが議論のポイントではないか。（森田委員）
・英国NHSのNICEのように，政府の評価機関が医療技術評価を行うということも中医協の役割ではないかということであれば，ぜひ検討させていただきたい。（安達委員）
・今までは費用対効果の評価を明示的には行ってこなかったが，効果や安全性だけではなく，費用対効果の議論が必要という指摘は重要であり，今後議論していきたい。（遠藤会長（当時））

中医協第189回総会における遠藤会長退任挨拶（平成23年4月20日）
・今後の課題の一つとして，医療の費用対効果という議論をする必要があるだろう。
・ここ数年，急速にどの国でも医療費の上昇という問題があり，費用対効果の議論ということを政策の中に関連させていくという動きが先進国の中で見られている。
・一番典型的なのは，イギリスのNHSのNICEだが，あれほどドラスチックなものではないにしても，さまざまな形でヘルス・テクノロジー・アセスメントといったものが入れられてくるので，そういったことを今後の価格づけの中で反映していくことが必要ではないだろうか。
・今後，費用対効果の問題と，特に薬の問題，医療材料の問題等でも議論していくのが，世界の流れからみてもおかしい話ではないだろうと思っており，今後議論されていくと思う。

Ⅱ. 医療の技術評価—従来の日本のアプローチ

　これらの指摘を踏まえて，平成24年度診療報酬改定に係る附帯意見において，「保険適用の評価に際し費用対効果の観点を可能な範囲で導入することについて検討を行うこと」（中医協答申書　平成24年2月10日）とされた[5]。厚生労働省はこれを受けて，中医協に費用対効果評価専門部会を設けて現在検討を進めている。

　厚生労働省が専門部会（平成24年6月27日）に提出した資料によると，現行の医療保険制度における医療技術の評価については，

・現行の医療技術の評価においては，安全性・有効性を中心として総合的な評価を行っている。費用対効果については，保険適用を希望する際に費用対効果に関する資料の提出等を求める等の対応を行っているが，医薬品，医療材料，手術等の手技の3分野で取扱いが異なっている。
・費用対効果の評価結果を明示的な加算の要件とする等の具体的な判断基準が設定されておらず，費用対効果の評価が医療保険上の評価に必ずしも反映されていないとの指摘がある。
・さらに，費用対効果評価に関する資料の提出等を行った場合であっても，保険導入後に提出資料の検証を行う等の対応は行われていない。

と述べている[5]。

　医療技術評価を医療保険に導入すべきか否かに関しては，今後専門部会や中医協総会等の場で議論されることになる。関係者間の利害は必ずしも一致していないが，欧米における経験等を参考にしながら，わが国の医療保険制度に受け入れ可能なものとして，先進技術等の関係者の理解を得やすい部分から導入が試みられるものと思われる。

4　新薬承認時および市販後における医療技術評価の課題

　1990年代前半にはFDAがリスクベネフィット評価に加えて，コストベネフィット的な評価を新薬申請時に提出する路を開いたが，製薬業界が猛反対し

たために，実現していない．業界が反対した理由は，開発時に得られた治験データから想定される新薬の医療における評価と，市販後一定期間後の実際の医療の場（real world）における評価とはまったく相関せず，承認時に新薬の医療における評価を行うことは不可能であるということである．

製薬業界の主張は一面真実であり，開発段階の知見は限られている．そのために一定期間後における再審査の必要性が指摘され，さらには，欧米で先行している新薬等のリスクマネジメントプラン（RMP）等においては，市販後におけるリスクベネフィットバランスの変化を評価して医薬品規制当局に提出することが義務づけられる見込みである．

新薬は，市販後の副作用の発生，実際に使った患者の評価（患者報告アウトカム patient reported outcome：PRO），より有効な類薬の承認，新たな医療技術の導入，効能追加等により，医療の場における評価は時とともに変化していく．したがって，承認時だけではなく，市販後の一定期間ごとに再評価を繰り返すことが必須であり，医療保険制度の中でそのような考え方をいかに取り入れるかも議論すべき課題ではないかと思われる．

5 新薬承認審査と医療技術評価の連携の重要性

医療技術評価と新薬承認審査は完全に切り離されるべきだとの考え方はわかりやすいが，わが国のように国民皆保険であり，かつ，基本的には自由診療を認めていない場合には，医療保険において承認審査と異なる判断が行われた場合には，新薬等の承認を得ても，実際の医療の場には提供されないという事態となりうる．

医療技術評価に対する医療関係者や製薬企業関係者の強い警戒感を生んだ原点ともいえる英国NICE（国立医療技術評価機構：National Institute for Health and Clinical Excellence）におけるQALY（質調整生存年：quality-adjusted life year）を用いた医療技術の費用対効果評価手法により，完全国営である英国の医療制度のなかで，英国MHRA（医薬品医療製品規制庁：Medicines and Healthcare products Regulatory Agency）から承認を得た医薬品であるにも

Ⅱ. 医療の技術評価—従来の日本のアプローチ

かかわらず，NICE が完全に独立した立場で，医療経済的な費用対効果分析を行い，医療の場で使うことを拒否するようなことが多発している。

承認審査と医療技術の評価をまったく別の組織が独立して行うというのが現在のところ世界の趨勢ではあるが，NICE だけではなく他の国の評価機関においても承認審査と関係なく，新たなデータをもとにして医療経済的な評価を行うために，製薬企業が追加のデータを要求されたり，医療保険への採用を拒否されたり，採用されたとしても使用を制限される等の問題が起きている。

このような問題が起きるのは，そもそもの目的が異なる以上避けられないが，製薬企業や医療関係者，患者にとっては極めて不都合なことといえる。自由診療が並列して認められている場合には，たとえ費用対効果が悪いという理由で保険での使用を拒否されたとしても，患者には自費で使用するという路が開かれているが，患者は多額の費用を支払う必要がある。英国のような制度のもとでは，最新の医療を受けられない可能性すら指摘されている。

米国では，公的医療保険制度は，メディケア・メディケイドを除いては現在のところ存在せず，多くは民間の医療保険により支払いを受けている。完全自由価格制とはいえ，民間の保険会社においては，FDA により承認された医薬品の中から，保険会社が選んだ医薬品だけを保険償還の対象としているが，その選定基準等は公表されていない。しかしながら，保険会社が医薬品を選定するにあたっては，FDA のように医薬品のリスクベネフィットバランスから判断するのではなく，類似した他剤とのコスト比較等の医療経済的な評価を行っているようである。

現在は新薬等の承認審査とは一線を画している医療経済評価であるが，評価過程やその結果に対する製薬企業や医療関係者，患者等の不満は多いようである。その原因としては，必ずしも医薬品の有効性や安全性評価の専門家が行っているとは限らず，経済学者が医療を十分理解せず，もっぱら経済的な視点から医療技術を評価しているとみられていることである。さらには，ただでさえ審査に時間がかかりすぎるといわれている医薬品等の審査に加えて医療経済評価に時間がかかり，場合によっては追加のデータまで要求されては，新医療技術の医療への導入がさらに遅くなるということに対する懸念である。

医療技術評価に先行している欧州においても，承認審査における評価と，医療経済的な評価が別々に行われることによる評価結果の乖離や，評価のための時間的な遅れ等を回避するために，承認審査を行う EMA（European Medicines Agency）等の医薬品審査当局と医療経済的な評価を行う各国の政府機関との間で，承認審査段階から情報の交換を行おうとの動きも出てきている。

さらに，米国においても，先端的な医療機器について，承認審査を行う FDA と，医療保険を担う CMS（Centers for Medicare and Medicaid Services）との間で，審査段階から情報の交換の試みが始められている。このような動きは，いずれは新薬についても拡げられるのではないかと思われる。

わが国においても，新薬等の承認審査を行う PMDA や医薬食品局と医療保険を担当する保険局とが密接に連携して，審査段階から情報を交換していくことが極めて重要と思われる。

6 おわりに

欧州で先行した医療技術評価の流れは部分的な修正が加えられることはあっても，国際的に止まることは考えられない。わが国においても，医療財源が限られているという財源的な問題からだけではなく，医療技術をできるだけ科学的かつ定量的に評価して，よりよい技術をより効果的に患者に提供するという観点から進展していくものと思われる。

関係者が懸念する，承認審査段階の評価と医療経済評価が乖離する問題を解決するためには，開発・承認申請段階から医療技術評価の考え方を入れて開発等を行い，承認審査時にも医療経済的な観点からの評価も一部取り入れることが必須である。

医療技術の経済評価はイノベーションを決して阻害するものではなく，むしろ，先端的な技術により，従来の技術に勝る有効性と安全性に加えて，医療経済的なメリットをも患者・社会にもたらすことを示すことにより，先端的な技術の開発を促す効果も期待できる。関係者が問題点を洗い出し，わが国に適したよりよい方向に築き上げていくことが重要と考える。

Ⅱ. 医療の技術評価—従来の日本のアプローチ

---

1) 厚生省：21世紀の医薬品のあり方に関する懇談会—中間報告—．1993年2月
2) 大知久一，他：日本における医薬品の経済的評価の進展状況に関する調査．医療経済研究，2：83-92，1995
3) 坂巻弘之，他：わが国の新薬薬価算定における薬剤経済学資料の現状と政策利用における課題：1997〜2000年に収載された114品目における日本製薬工業協会加盟会社への調査．薬剤疫学，6(2)：83-100，2001
4) 池田俊也，他：医薬品の薬価算定と薬剤経済学；応用への道筋．医薬産業政策研究所リサーチペーパー・シリーズ19，2004
5) 厚生労働省：医療技術の費用対効果評価に係る医療保険制度の課題等について（中医協費用対効果評価専門部会提出資料）．2012年6月27日

3 日本の薬価基準制度

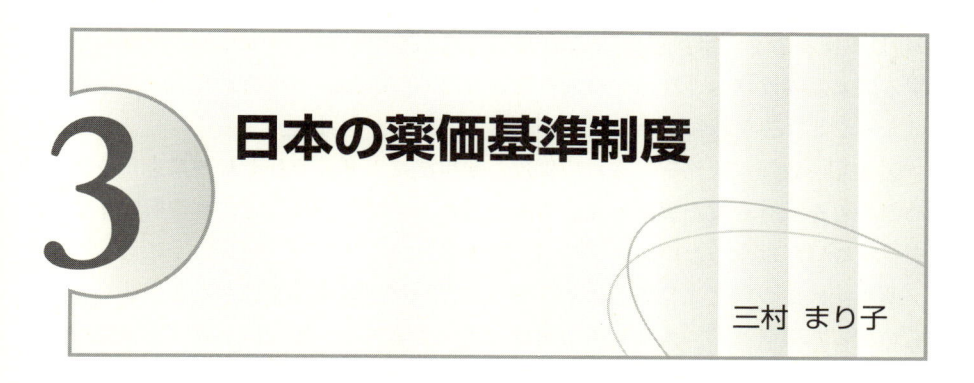

三村 まり子

1 日本における医薬品規制

　日本では，国民の健康と安全を確保するため，医薬品は，二つの観点から規制されている。一つは，開発・製造・流通の観点からの規制であり，主として医薬品メーカーや卸等の流通業者を対象とする規制である。薬事法に基づく薬事制度がこれを担っている。もう一つは，社会保険の適用という観点であり，健康保険法，国民健康保険法に基づく医療保険制度がこれを担っている。

1. 薬事法と薬事規制

　「医薬品」は，薬事法においては，次のように定義されている（第2条第1項）。

1. 日本薬局方に収められている物
2. 人又は動物の疾病の診断，治療又は予防に使用されることが目的とされている物であって，機械器具，歯科材料，医療用品及び衛生用品（以下「機械器具等」という。）でないもの（医薬部外品を除く。）
3. 人又は動物の身体の構造又は機能に影響を及ぼすことが目的とされている物であって，機械器具等でないもの（医薬部外品及び化粧品を除く。）

II. 医療の技術評価—従来の日本のアプローチ

「日本薬局方」とは，薬事法第41条第1項に基づいて，厚生労働大臣が公示する医薬品の性状および品質の適性を図るための医薬品の規格書であり，現在は5年ごとに改正されている。

医薬品の製造や販売を行うためには，薬事法により，それぞれの業を行うための許可を受け，また製造販売する医薬品について，品目ごとに製造販売承認を受けなければならない。

薬事法に基づいて品目ごとの承認を得るために，製薬企業は，新薬の候補物質を探る基礎研究と，候補物質の薬理作用，薬物動態，毒性等を調べる前臨床試験を行った後，長期間かけて治験を行い，承認申請をして，審査を受けなければならない（図1）。治験には，健常人に投与して安全性を確認する第I相試験，限られた人数の患者に使用して有効性，安全性を検討するとともに，適正な用法用量を検討する第II相試験，そして相当数の患者に投与して有効性と安全性を確認する第III相試験がある。抗がん剤等，一部の医薬品を除き，これらすべてのプロセスを経ないと承認を取得することができない。医薬品開発には，10年以上にわたる歳月と，数百億円ともいわれる費用がかかる。また，特定の化合物を見つけてからそれが医薬品として承認を受ける確率は，1万分の1ともいわれているほど，極めて低いものである。

この承認を受け，後述する薬価収載が完了した医薬品が，医療用医薬品，保険医療医薬品，処方箋医薬品等とよばれ，広く国内で流通することが許され，医師や歯科医師が使用，処方するものである。

2. 医療保険制度

日本の医療保険制度の特徴は，国民皆保険，フリーアクセス，現物給付である。すなわち，日本ではすべての国民が職域保険（被用者保険）または地域保険（国民健康保険）に加入しなければならず，保険者が発行する保険証を持参すれば，どの医療機関に行くことも自由に選択でき，そこで，一部負担金を支払うことにより医療サービスの提供を受けることができる。

日本の医療保険制度は，健康保険法が1922年に制定され，1927年に全面施行されたことに始まる。健康保険法は，当時急速に労働者が増大し，労働争議

3. 日本の薬価基準制度

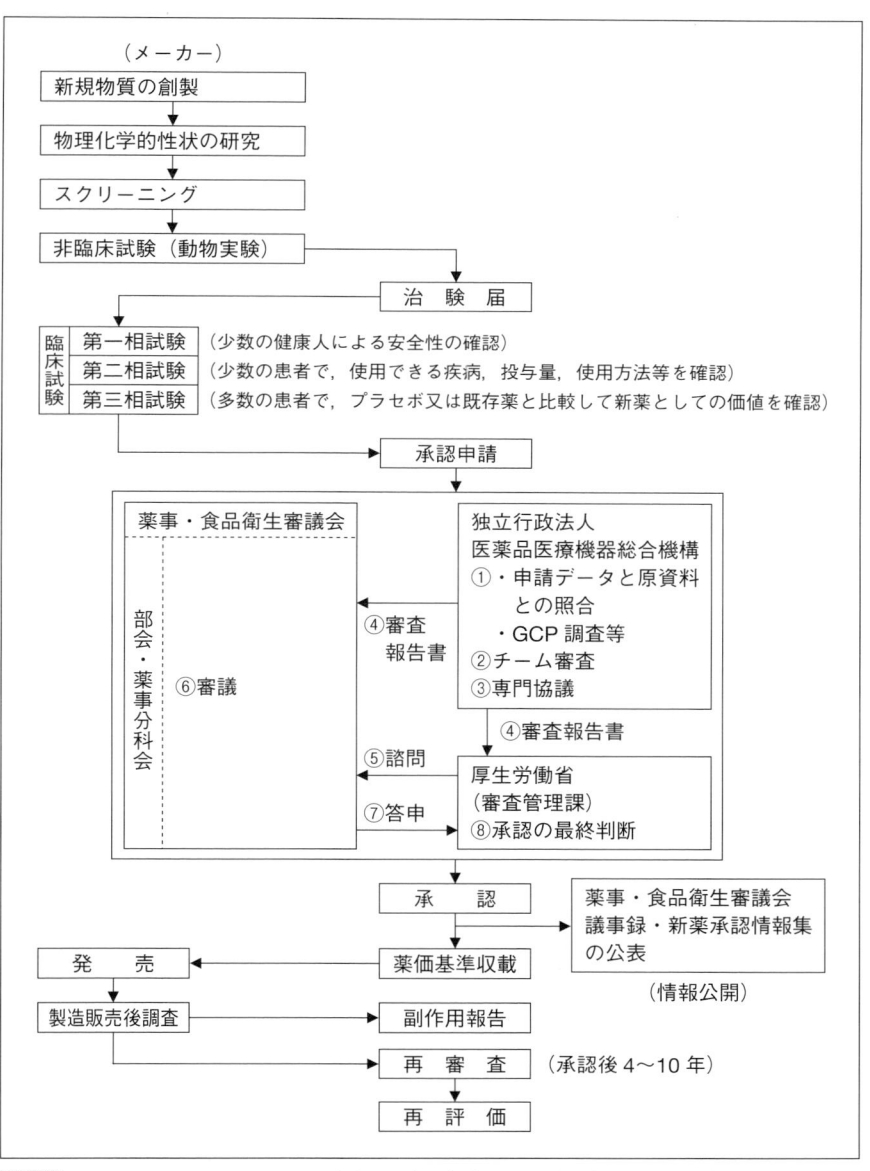

```
                    （メーカー）
                ┌──────────────┐
                │ 新規物質の創製 │
                └──────┬───────┘
                ┌──────┴───────────┐
                │ 物理化学的性状の研究 │
                └──────┬───────────┘
                ┌──────┴───────┐
                │ スクリーニング │
                └──────┬───────┘
                ┌──────┴──────────────┐
                │ 非臨床試験（動物実験） │
                └──────┬──────────────┘
                       │          ┌──────────┐
                       │          │ 治 験 届 │
                       │          └──────────┘
```

臨床試験	第一相試験	（少数の健康人による安全性の確認）
	第二相試験	（少数の患者で，使用できる疾病，投与量，使用方法等を確認）
	第三相試験	（多数の患者で，プラセボ又は既存薬と比較して新薬としての価値を確認）

```
                        ┌──────────┐
                        │ 承認申請 │
                        └──────────┘
┌─────────────────────┐  ┌─────────────────────────┐
│ 薬事・食品衛生審議会 │  │ 独立行政法人              │
│                     │  │ 医薬品医療機器総合機構    │
│ 部  ┊              │  │ ①・申請データと原資料    │
│ 会  ┊              │◄─│     との照合              │
│ ・  ┊ ⑥審議        │ ④審査│  ・GCP調査等          │
│ 薬  ┊              │ 報告書│ ②チーム審査          │
│ 事  ┊              │  │ ③専門協議                │
│ 分  ┊              │  └────────┬────────────────┘
│ 科  ┊              │           │ ④審査報告書
│ 会  ┊              │  ┌────────┴────────────────┐
│     ┊              │◄─│ 厚生労働省               │
│     ┊              │ ⑤諮問│ （審査管理課）        │
│     ┊              │─►│                          │
│     ┊              │ ⑦答申│ ⑧承認の最終判断      │
└─────────────────────┘  └────────┬────────────────┘
                        ┌─────────┴─┐  ┌──────────────────┐
                        │ 承  認    │─►│ 薬事・食品衛生審議会│
                        └─────┬─────┘  │ 議事録・新薬承認情報集│
    ┌────────┐          ┌─────┴────────┐│ の公表            │
    │ 発 売 │◄─────────│ 薬価基準収載 │└──────────────────┘
    └───┬────┘          └──────────────┘       （情報公開）
    ┌───┴─────────┐    ┌──────────┐
    │ 製造販売後調査 │──►│ 副作用報告 │
    └───┬─────────┘    └──────────┘
        │              ┌──────────┐
        └─────────────►│ 再 審 査 │ （承認後4〜10年）
                       └─────┬────┘
                       ┌─────┴────┐
                       │ 再 評 価 │
                       └──────────┘
```

図1 医薬品の開発から承認・審査及び再審査・再評価（厚生労働省）

（薬価基準制度—その全容と重要通知—，薬事日報社，p77，2011）

Ⅱ. 医療の技術評価—従来の日本のアプローチ

が頻発するなかで，労働者の生活不安に対応しかつ労働能率を増進するための労働政策として，労働者を対象に制定された。その後，農民の救済を主目的とする国民健康保険法が1938年に制定された。

　1955年頃から，国民健康保険制度の強制設立，社会保障制度の確立を期待する声が高まり，1958年に新しい国民健康保険法が制定され，1959年に施行された。これにより，市町村は1961年4月1日までに国保事業を実施しなければならないことになり，国民皆保険が実現した。そして，その後何回かの改正を経て，現在の形態になった。

　国民健康保険法の特徴は，市町村に国民保険事業の運営を義務づけ，住民は，被用者保険に加入していない限り，強制加入としたことである。個人の意思や保険料負担能力に関わりなく強制的に保険に加入させるということは，本来保険原理と矛盾するが，日本の保険制度は，市町村国保が加入者の負担能力に関わらず医療保険を支えることで国民皆保険制度を実現したといえる。

　現在では，市町村，組合健保，共済組合等，約3,500にのぼる多数の保険者が存在する。しかし，診療報酬，薬価，保険医療機関の指定等，基本的な保険給付は各制度共通である。また，後述するとおり，診療報酬の審査・支払いは，健康保険法等の規定により，本来は保険者に権限があるが，実際には省令や通知により，被用者保険は社会保険診療報酬支払基金に，また国保は国民健康保険団体連合会に，審査・支払いを委託している。このため，日本の保険給付制度は，保険者機能という点では画一的で独自性の余地が少ないものとなっている。

　国民皆保険制度ができて以来，医療保険制度はずっと財政赤字が続いている。国庫負担割合も大幅に増大していき，現在では，公費割合が38％程度になっている[1]。高度経済成長期には，経済成長により保険制度を維持することが可能であったが，バブルの崩壊後急激に増大していく医療費を，保険料と公費では負担しきれなくなっており，個人負担割合をこれ以上増やすことによる解決も難しいことから，なんらかの抜本的な解決を行わなければ，日本の医療保険制度がもたない状況に至っている。

3. 医療の給付と保険の支払い

　日本の医療保険は，保険医療機関が国の定めた基準に従って医療サービスを「現物」として給付することを原則としている。医療機関は，「保険医療機関及び保険医療養担当規則」と「保険薬局及び保険薬剤師療養担当規則」（あわせて「療養担当規則」）に基づいて，被保険者たる患者に対して「療養」を提供し，保険者は療養を担当した医療機関に保険料を支払うという仕組みである[2]。したがって，療養給付の内容が国の基準と合致しなければ，保険からは一切給付されないことになる。

　療養担当規則によれば，まず地方厚生局長が，病院，診療所，薬局を指定するとともに，担当者として医師個人，薬剤師個人を登録する。健康保険で指定された病院，診療所を保険医療機関，登録された医師を保険医といい，同様に指定された薬局を保険薬局，薬剤師を保険薬剤師という。

　保険医療機関，保険薬局は，保険者に代わって「療養の給付」を行い，その費用をひと月ごとにまとめて保険者に請求し，支払いを受ける。しかし，実際には個々の保険者が請求の適正性を審査し，支払いを行うことは手続きが煩雑であるため，保険者は，法定の第三者機関である社会保険診療報酬支払基金（支払基金）および国民健康保険団体連合会（国保連）にあらかじめ医療費の支払いに充てる概算金額を預けておき，病院，診療所は厚生労働大臣が決めた計算方法によって支払基金と国保連に診療保険を請求して，支払いを受ける仕組みになっている。すなわち，支払基金，国保連がそれぞれの保険者からの委任を受けて，医療機関から提出された診療報酬の請求内容の審査と医療費の支払いを行っているのである。

　保険料は，厚生労働大臣が定める「診療報酬点数表」により，医科，歯科，調剤について定められている。薬の価格は，厚生労働大臣が告示する「薬価基準」により計算される。保険医療機関や保険薬局は，その価格をもとに患者から一部負担金を徴収し，診療報酬の支払いを請求する。

　診療報酬および薬価は，厚生労働大臣が中央社会保険医療協議会（中医協）に諮問し，その意見を聴いて決定する。中医協の構成は，健康保険等の被保険

II. 医療の技術評価—従来の日本のアプローチ

者，事業主および保険者の代表7人（1号側委員，支払側委員），医師，歯科医師および薬剤師の代表7人（2号側委員，診療担当者側委員），公益代表6人（公益委員）からなる．

2 薬価制度と薬価基準

1. 薬価基準

医薬品は，薬事法に基づく製造販売承認を取得し，「使用薬剤の薬価（薬価基準）」に収載されることにより，市場において流通させることができる（図2）．

薬価収載時期は，新医薬品については新薬承認から原則として60日以内，遅くとも90日以内で，年4回行われている．後発医薬品は，年2回である．

薬価収載が行われた後，新医薬品は，承認の内容に従って一定期間の再審査

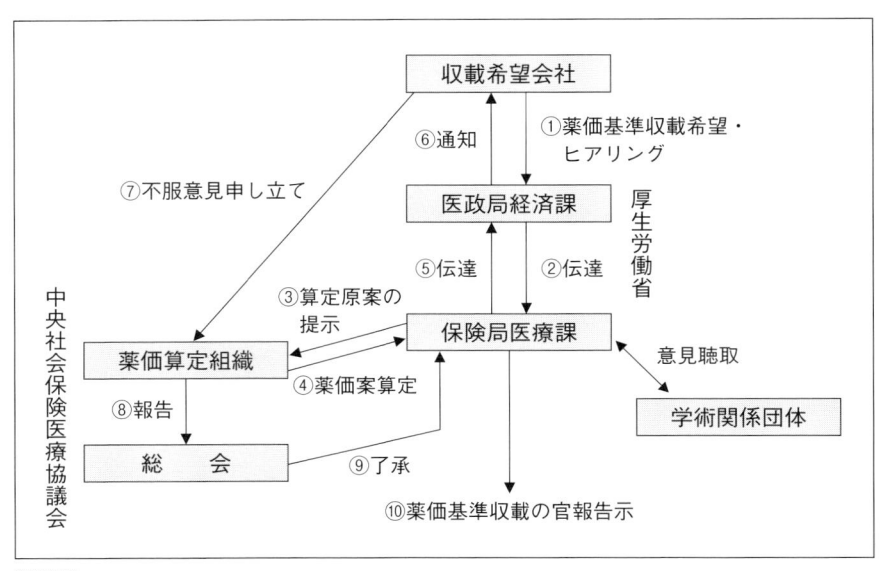

図2 薬価基準収載手続き

(遠藤久夫，池上直己・編著：医療保険・診療報酬制度，勁草書房，p167，2005)

3. 日本の薬価基準制度

に付される。再審査期間終了後，製薬企業が収集したデータに基づき再審査請求を行い，有効性，安全性，品質の再点検を受ける（**図1**）。それを経た医薬品が，後発医薬品に対して「新薬」といわれる。

さらに，すでに承認されているすべての医薬品（後発品を含む）を対象として，その時点の医学・薬学等の学問水準に照らして，品質，有効性および安全性を確認する再評価制度があり，再評価の結果は，「医療用医薬品品質情報集」（日本版オレンジブック）として公表されている[3]。

保険診療を行う場合は，薬価基準に収載されている医薬品のみを使用することと，薬事承認で認められた効能効果，用法用量等に従って妥当な範囲内で使用することが必要である。

薬価基準は，保険医療において使用できる医薬品の品目表としての役割と，当該医薬品を使用した場合における薬剤料算定の基礎になる価格表としての役割をもつ。品目表としての役割の根拠は，健康保険法第70条および72条である。

健康保険法第70条第1項は，「保険医療機関又は保険薬局は，当該保険医療機関において診療に従事する保険医又は当該保険薬局において調剤に従事する保険薬剤師に，第72条第1項の厚生労働省令で定めるところにより，診療又は調剤に当たらせるほか，厚生労働省令で定めるところにより，療養の給付を担当しなければならない。」と規定し，同第72条第1項は，「保険医療機関において診療に従事する保険医又は保険薬局において調剤に従事する保険薬剤師は，厚生労働省令で定めるところにより，健康保険の診療又は調剤に当たらなければならない。」と規定する。この厚生労働省令が，療養担当規則である。

保険医療機関及び保険医療養担当規則第19条第1項は，「保険医は，厚生労働大臣の定める医薬品以外の薬物を患者に施用し，又は処方してはならない。ただし，薬事法第2条第16項に規定する治験に係る診療において，当該治験の対象とされる薬物を使用する場合その他厚生労働大臣が定める場合においては，この限りでない。」と規定する（保険薬局及び保険薬剤師療養担当規則第9条にも同旨の規定がある）。そして，療養担当規則で「厚生労働大臣の定める医薬品」として定められた告示が，「療担規則及び薬担規則並びに療担基準

Ⅱ．医療の技術評価——従来の日本のアプローチ

に基づき厚生労働大臣が定める掲示事項等」（平成18年厚生労働省告示第107号）の告示である。この告示において，厚生労働大臣の定める保険医の使用医薬品について，「使用薬剤の薬価（薬価基準）（平成20年厚生労働省告示第60号）の別表に収載されている医薬品」と規定されている。

これにより，薬価基準に収載されている医薬品以外は医療保険においては使用できないことになり，薬価基準は，品目表として機能する。

また，薬価基準の価格表としての性質は，健康保険法第76条第1項に基づく。同項は，「保険者は，療養の給付に関する費用を保険医療機関又は保険薬局に支払うものとし，保険医療機関又は保険薬局が療養の給付に関し保険者に請求することができる費用の額は，療養の給付に要する費用の額から，当該療養の給付に関し被保険者が当該保険医療機関又は保険薬局に対して支払わなければならない一部負担金に相当する額を控除した額とする」と規定し，同第2項は，「前項の療養の給付に要する費用の額は，厚生労働大臣が定めるところにより，算定するものとする」と規定する。この「厚生労働大臣が定めるところ」に基づく告示が，「診療報酬の算定方法」（平成20年厚生労働省告示第59号，いわゆる「診療報酬点数表」）であり，そのなかに「使用薬剤の薬価は，別に厚生労働大臣が定める」と規定されている。この「別に厚生労働大臣が定める」の根拠となる厚生労働大臣告示が「使用薬剤の薬価（薬価基準）」である。

これにより，薬価基準は，薬価算定の際の価格表として機能する。

2．薬価収載されていない医薬品の使用規制

1）保険外併用療養制度

上記のとおり，日本の保険給付は，診療報酬と薬価基準に記載された療養の給付という現物給付であり，そこに記載のない給付を行った場合は保険給付を受けられないのが原則である。

その例外として，保険外併用療養制度があり，これに該当する場合には，保険との併用が認められる[4]。この制度には，評価療養と選定療養があるが，未承認医薬品について併用を認めているのは，評価療養である。なお，選定療養とは，差額ベッド代等，患者の選択により自己負担を認めているものである。

評価療養として保険との併用が認められるのは、将来的に保険導入の可能性があるかどうかを評価するものであり、医療技術にかかる先進医療、医薬品の治験にかかる診療、医療機器の治験にかかる診療、製造販売承認後で薬価収載前の医薬品の投与、保険適用前の医療機器の使用、および薬価基準収載医薬品・保険収載医療機器の適応外使用である。ただし、所定の手続きを行った場合に限られる。これらに該当する場合は、この併用療養部分については患者の自己負担となるが、評価療養以外の給付については保険が適用される。それ以外の未承認医薬品の使用は、保険適用外になるだけでなく、現行制度のもとでは、混合診療となり、給付を受けたすべての医療が保険対象外となる。

なお、製造販売承認が公知申請により行われる場合は、事前評価を開始した医薬品について保険との併用が認められ、事前評価が終了した段階で薬事承認を待たず保険適用が認められている。

2) 混合診療の禁止

平成23年10月25日の最高裁判決は、腎臓がんの治療のため、保険医療機関から、単独であれば健康保険法上の療養の給付に当たる診療となるインターフェロン療法と、療養の給付に当たらない診療であるインターロイキン2を用いた活性化自己リンパ球移入療法とを併用する診療を受けていた患者が、インターフェロン療法についても保険給付を受けられなかった案件について、「健康保険法第86条等の解釈として、単独であれば療養の給付に当たる診療（保険診療）となる療法と先進医療であり療養の給付に当たらない診療（自由診療）である療法とを併用する混合診療において、その先進医療が評価療養の要件に該当しないためにその混合診療が保険外併用療養費の支給要件を満たさない場合には、後者の診療部分（自由診療部分）のみならず、前者の診療部分（保険診療部分）についても保険給付を行うことはできないものと解するのが相当である」として、混合診療の禁止を支持する判断を行った[5]。理由は次のとおりである。

健康保険法第86条は、評価療養について保険外併用療養費に係る制度を定めているが、これは、現物給付としての療養の給付制度と別に、例外的に金銭

Ⅱ．医療の技術評価―従来の日本のアプローチ

給付としての保険給付である保険外併用療養費を認めたものである。すなわち，保険医は，所定の医薬品以外の薬物を患者に施用または処方して被保険者から一部負担金の額を超える金額の支払いを受けることを禁止されているが，法第86条の評価療養の要件に該当するものとして行われた場合は，例外的に被保険者の受ける療養全体のうちの保険診療相当部分について実質的に療養の給付と同内容の保険給付を金銭で支給することを許容される。したがって，評価療養の要件に該当しない場合は，保険外併用療養費の支給要件を満たさないので，保険診療相当部分についても保険給付を一切行わないという解釈が，健康保険法第86条の解釈から導かれる。

3）55年通知

　昭和55年に厚生大臣と日本医師会長の了解事項として，医薬品の使用に際しては，その薬理作用を考慮し，取り扱いを考慮する旨の通知「保険診療における医薬品の取扱いについて」が出されている（55年通知）。これに基づいて，支払基金の審査委員会では，薬事法で承認された範囲を超える薬剤の使用について，機械的に査定することなく判断してきた。

　支払基金の審査委員会は，原則として都道府県単位で審査，処理を行っているため，医療技術，検査，投薬等について，支部間格差がみられる。このため支払基金本部に「審査情報検討委員会」を設置して検討結果を公表してきた。平成23年4月からは原則としてすべてレセプトがオンライン化され，また平成24年3月審査分から，医科レセプトと調剤レセプトを電子的に照合する「突合点検」等を行うことになったため，「審査基金における審査容認事例」を作成して，これを審査上認めることとした[6]。

　「保険診療における医薬品の取扱いについて」（昭和55年厚生省保険局長通知）には，次の記載がある。

1. 保険診療における医薬品の取扱いについては，厚生大臣が承認した効能又は効果，用法及び用量（以下「効能効果等」という。）によることとされているが，有効性及び安全性の確認された医薬品（副作用報告義務期間又は再

審査の終了した医薬品をいう。）を薬理作用に基づいて処方した場合の取扱いについては，学術上誤りなきを期し一層の適正化を図ること。
2. 診療報酬明細書の医薬品の審査に当たっては，厚生大臣の承認した効能効果等を機械的に適用することによって都道府県の間においてアンバランスを来すことのないようにすること。

これにより，事実上，承認された効能効果等以外の適応外使用を行った場合でも，審査官の裁量により，保険適用がなされることになり，現在もその実務に従っている。

4）その他の流通

医薬品は，個人的な使用を目的とする範囲内において個人輸入することができる。医療従事者は，国内に物の代替品が流通していない場合，医薬品を個人輸入して，自らの責任においてこれを自己の患者の診断または治療に供することができる。これは，厚労省の通知によっても認められている（「医薬品等輸入監視要領の改正について」(薬監)（平成22年12月27日薬食発1227第7号））。基本的な考え方は，個人が日本のテリトリー外で流通している医薬品を購入することは，薬事法の適用範囲外であるという前提である。

しかし，近時これを都合よく拡大解釈して，インターネットで個人輸入を勧誘したり，また，医師の個人輸入の代行を宣伝して，医療従事者による個人輸入を勧誘する業者が多数現れてきた。このようなもののなかには，品質の劣る模倣薬もあれば，もともと有効成分が含まれていない偽薬も存在する[7]。

もちろん，薬監に従って合法的に輸入したとしても，そのような医薬品の使用は保険適用外であるばかりでなく，他の保険診療と併用した場合には，すべての給付について保険適用外となるのが原則である。

誤った解釈に基づく個人輸入を放置しつづけると，日本の薬事制度，医療保険制度の存立が危うくなる可能性がある。これらをどのように規制していくか，真剣に考えていく必要がある。

Ⅱ. 医療の技術評価—従来の日本のアプローチ

3　薬価の算定

1. 薬価算定の基準

　現在の新医薬品の薬価算定は,「薬価算定の基準について」(平成22年2月12日中央社会保険医療協議会了解)に基づいて行われている。具体的な手続きは,「医療用医薬品の薬価基準収載等に係る取扱いについて」(平成22年2月12日医政発0212第5号／保発0212第2号)および「医療用医薬品の薬価基準収載希望書の提出方法等について」(同日付医政経発0212第8号／保医発0212第1号)に基づいて行われる。これらの中医協了解および通知は,平成11年12月17日中医協了解に基づいて,2年に1回の薬価改定の際に策定されている。

　歴史的には,昭和55年前後から,国会で,薬価の高値硬直化等が問題とされ,昭和56年に,保険局長の私的諮問機関として,「新薬の薬価算定に関する懇談会」が発足し,懇談会報告書が昭和57年7月8日に保険局長に提出され,次の提言がなされた。

1.　幾つかの計算方法を検討した結果,従来の類似薬効比較方式を基本として算定を行うが,医療上必要な分野に遍く開発が行われるとともに,国内的にも国際的にも妥当,適切な価格となるよう,効力比較試験の評価,国際薬価比較,補正加算の傾斜的配分等について改善を図る。
2.　新医薬品の薬価算定方式の骨子は,①類似薬効比較方式,②比較対照薬の選定が不可能な新医薬品については,原価により算定,③国際比較,④その他,薬価基準収載後も定期的に市場動向を追跡し,薬価の調整を行うなど。

　これにより,現在の薬価算定方法の骨子が作られた。

2. 新薬の薬価算定

現在の薬価算定において，新医薬品の薬価算定方式は，大きく類似薬のあるものとないものに分類し，類似薬がある場合には「類似薬効比較方式」（これには（Ⅰ）と（Ⅱ）がある），ない場合は原価計算方式により算定する。それぞれ算定後「外国平均価格調整」を行い，類似薬比較方式では，最後に規格間調整を行う（図3）。

```
                          新医薬品
              ┌─────────────┴─────────────┐
       類似薬のあるもの                類似薬のないもの
        ┌────┴────┐                        │
① 類似薬効比較方式（Ⅰ）  ② 類似薬効比較方式（Ⅱ）   ③ 原価計算方式
        │                （新規性に乏しい新薬）   製造（輸入）原価
   ① 補正加算                                     販売費，一般管理費
  画期性加算    70～120％                          営業利益
  有用性加算（Ⅰ） 35～ 60％                        流通経費
  有用性加算（Ⅱ）  5～ 30％                        消費税等
  市場性加算（Ⅰ） 10～ 20％
  市場性加算（Ⅱ）      5％
  小児加算        5～ 20％
        │                      │                      │
 ④ 外国平均価格調整     ④ 外国平均価格調整     ④ 外国平均価格調整
 ・1.5倍を上回る場合は   ・1.5倍を上回る場合は   ・1.5倍を上回る場合は
   引下げ調整             引下げ調整             引下げ調整
 ・0.75倍を下回る場合は                          ・0.75倍を下回る場合は
   引上げ調整                                     引上げ調整
        └──────────────┬──────────────┘
                 ⑤ 規格間調整
```

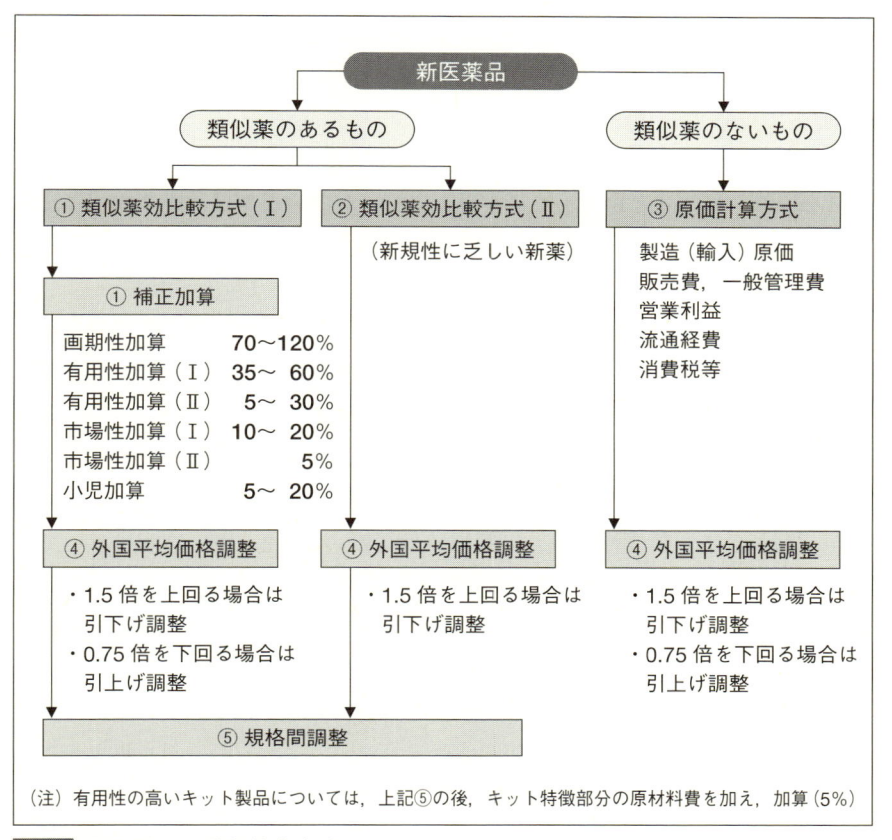

（注）有用性の高いキット製品については，上記⑤の後，キット特徴部分の原材料費を加え，加算（5％）

図3 新医薬品の薬価算定方式

（厚生労働省保険局医療課：現行の薬価基準制度について．p5, 2009）

II. 医療の技術評価—従来の日本のアプローチ

類似薬効比較方式（I）の場合，効能効果，薬理作用，組成および化学構造式，投与形態，剤形，用法等に鑑み，類似性がある医薬品を比較薬として，1日にかかる薬価をあわせる．比較薬は，薬価収載後10年以内の新薬であって，後発品が薬価収載されていないものを用いる．そして，当該新薬が，比較薬に比して高い有用性が認められる場合，加算を行う．加算には，画期性加算，有用性加算（I），有用性加算（II），市場性加算（I），市場性加算（II）および小児加算が認められており，それぞれ次の図4のとおり認められる．

類似薬効比較方式（II）は，新規性に乏しい新薬の算定に用いられ，過去6年間に収載された類似薬の最も低い1日の薬価，または過去10年間に収載された類似薬の1日薬価の平均価格のいずれか低い額とし，補正加算が行われない．

類似薬がない場合は，原材料費，製造経費等を積み上げて，薬価を算定する．これを原価計算方式という．原価計算方式では営業利益率は，既存治療と比較した場合の革新性や有効性，安全性の程度に応じて，平均的な利益率の±50％の範囲内の値とされ，現在の平均的な利益率は19.1％とされている．

類似薬効比較方式，原価計算方式のいずれの場合も，外国価格との乖離が大きい場合は，「外国平均価格調整」を行う．外国平均価格とは，米，英，独，仏における価格の平均額であり，調整対象となるのは，外国平均価格の1.5倍を上回る場合とその0.75倍を下回る場合で，前者は引下げ調整，後者は引上げ調整を行うことになる．なお，外国価格間の格差が大きい場合にはさらに調整が行われ，また新規性の乏しい類似薬効比較方式（II）や，外国において複数の規格がある場合等，外国平均価格調整が行われない場合がある．

最後に，類似薬効比較方式の場合，規格間調整が行われる．類似薬の規格間比を求め，汎用規格の算定額から非汎用規格の薬価を算定する．

現在の薬価算定基準は有効性と安全性をもとに算定される．表の中にも，費用対効果やコストを計る基準は明示されていない．これらの資料を提出することはできるが，ほとんど提出されていないのが実態である．

3. 日本の薬価基準制度

画期性加算（70〜120%）

次の要件を全て満たす新規収載品
- イ　臨床上有用な新規の作用機序を有すること。
- ロ　類似薬に比して、高い有効性又は安全性を有することが、客観的に示されていること。
- ハ　当該新規収載品により、当該新規収載品の対象となる疾病又は負傷の治療方法の改善が客観的に示されていること。

有用性加算（Ⅰ）（35〜60%）

画期性加算の3要件のうち2つの要件を満たす新規収載品

有用性加算（Ⅱ）（5〜30%）

次のいずれかの要件を満たす新規収載品
- イ　臨床上有用な新規の作用機序を有すること。
- ロ　類似薬に比して、高い有効性又は安全性を有することが、客観的に示されていること。
- ハ　当該新規収載品により、当該新規収載品の対象となる疾病又は負傷の治療方法の改善が客観的に示されていること。
- ニ　製剤における工夫により、類似薬に比して、高い医療上の有用性を有することが、客観的に示されていること。

＋

市場性加算（Ⅰ）（10〜20%）

次の要件を全て満たす新規収載品
- イ　薬事法の規定に基づく希少疾病用医薬品であって、対象となる疾病又は負傷に係る効能及び効果が当該新規収載品の主たる効能及び効果であること。
- ロ　当該新規収載品の比較薬が市場性加算（Ⅰ）の適用を受けていないこと

市場性加算（Ⅱ）（5%）

次の要件を全て満たす新規収載品
- イ　当該新規収載品の主たる効能及び効果が、市場規模が小さいものとして別に定める薬効に該当すること。
- ロ　当該新規収載品の比較薬が市場性加算（Ⅰ）又は市場性加算（Ⅱ）の適用を受けていないこと

小児加算（Ⅱ）（5〜20%）

次の要件を全て満たす新規収載品
- イ　当該新規収載品の主たる効能及び効果又は当該効能及び効果に係る用法及び用量に小児（幼児、乳児、新生児及び低出生体重児を含む。）に係るものが明示的に含まれること。
- ロ　当該新規収載品の比較薬が小児加算の適用を受けていないこと。

図4　新医薬品の薬価算定方式（加算）

（厚生労働省保険局医療課：現行の薬価基準制度について. p7, 2009）

3. 後発医薬品の薬価算定

後発医薬品の薬価は，後発品がはじめて収載される場合は，先発品の最低価格に0.7を乗じた価格とし，すでに後発品が収載されている場合は，そのうち最低薬価のものと同価格として算定される。ただし，内用薬については，同じ新規後発品が同時期に10銘柄を超えて上市される場合は，0.6を乗じた価格とされる。

4. 薬価改定

医療機関等が請求する薬価は薬価基準に従った公定価格であるのに対し，医療機関への販売は自由競争に従って行われるため，市場価格と薬価の間に乖離が生じる。この乖離幅を調整するために，薬価基準に収載された医薬品の薬価は，2年ごとに改定されている。

薬価改定は，当該既収載品の薬価を市場実勢価格加重平均値調整幅方式により算定される額に修正する方法により行われる。ただし，当該既収載品の薬価改定前の薬価を超えることはできないとされている。「市場実勢価格加重平均調整幅方式」とは，(当該既収載品の保険医療機関等における薬価算定単位あたりの平均的購入価格(税抜市場実勢価格の加重平均値))×{1+(1+地方消費税率)×消費税率}＋調整幅，で計算され，調整幅は改定前の薬価の100分の2に相当する額である。簡単にいえば，改定前の薬価より，保険医療機関等の買入れ価格が，たとえば5％低くなっていた場合は，3％薬価が下方に修正されるという仕組みである。なお，市場実勢価格は，薬価調査によって把握する(**図5**)。

薬価改定には，この一般的な改定のほか，特殊な改定がある。たとえば，後発品が薬価収載された場合の特例引下げ(通常の薬価改定額からさらに規定に従い4％から6％控除された額に改定される)，配合剤成分の単剤の後発品が薬価収載されて特例引下げが行われた場合の配合剤についての特例，小児に係る効能および効果等が追加された場合の特例，希少疾病に係る効能および効果等が追加された場合の特例等がある。

3. 日本の薬価基準制度

数量

市場実勢価格の分布

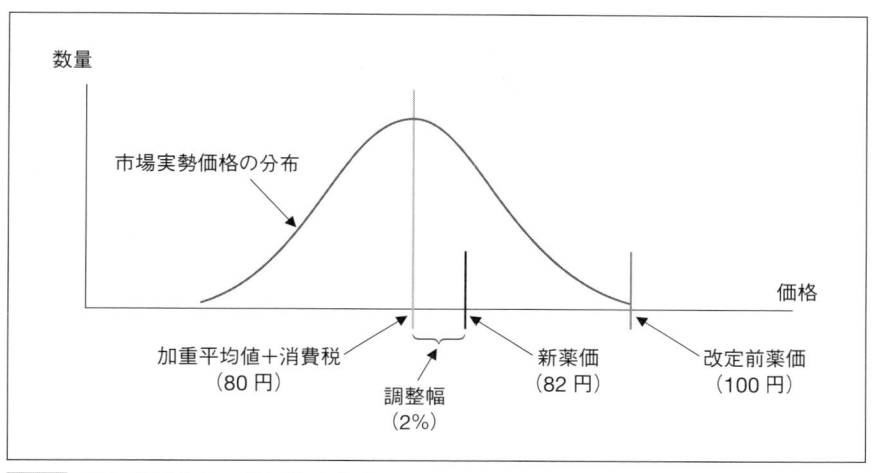

価格

加重平均値＋消費税　　　　　新薬価　　　　改定前薬価
（80円）　　　　　　　　（82円）　　　　（100円）
　　　　　　　調整幅
　　　　　　　（2%）

図5　既収載医薬品の薬価算定方式

（厚生労働省保険局医療課：現行の薬価基準制度について．p3, 2009）

なお，後発医薬品がすでに市場に存在している長期収載品については，後発医薬品の使用促進のため，平成22年の改定で，後発品の薬価収載による特例引下げに加えて，市場実勢価格に基づく算定値からさらに2.2%の追加引下げが行われた．この長期収載品の追加引下げは，平成24年の改定においても継続され，長期収載品は0.86%，後発医薬品は0.33%の薬価引下げが行われた．

5. 薬価調査

上記のとおり，薬価改定を行うため，市場価格調査が行われる．これを薬価調査という．薬価調査には，薬価本調査，経時変動調査，特別調査がある．

薬価本調査は，薬価基準の改正の基礎資料を得る目的で，薬価基準に収載されているすべての医薬品について行われる．調査対象は，直接医療機関等に医療用医薬品を供給している医薬品販売業者等と，一定率で抽出された医療機関等であり，その納入価格および購入価格が調査される．この調査は，調査対象が自ら調査結果を集計して厚労省に報告する，自計調査という方法で行われる．薬価改定前年の9月取引分について行われるのが一般的である．

経時変動調査は，常時，実勢価格を的確に把握するために行う調査である。随時，他計調査（厚労省または都道府県職員が調査を行う）および自計調査の方法で行われる。

特別調査は，薬価本調査の対象月の取引が正常に行われているか確認するために実施される調査であり，薬価本調査の前後の月の取引を対象として，他計調査で行われる。

6. 薬価再算定

薬価再算定には，市場拡大再算定，効能変化再算定，用法用量変化再算定，不採算品再算定がある。市場拡大再算定，効能変化再算定，用法用量変化再算定は，薬価収載された後に，使用方法や適用対象患者の変化等により，使用実態が著しく変化した既収載品について，薬価の下方修正を行うものである。また，不採算品再算定は，保険医療上の必要性が高く，かつ薬価が著しく低額であるため，製造販売の継続が困難である既収載品につき，薬価を上方修正するものである。

7. 新薬創出・適応外薬解消等促進加算

平成22年度薬価制度改革で，「新薬創出・適応外薬解消等促進加算」が試行的に導入され，平成24年度改定においても，これを継続することとなった。

平成22年度薬価制度改革骨子（平成21年12月22日中医協了解）において，特許期間中または再審査期間中の新薬の薬価改定について，次のように言及された。「現行の薬価改定ルールの下では，市場実勢価格に基づき2年ごとにほぼ全ての新薬の薬価が下がる仕組みとなっているため，製薬企業にとっては開発コスト等の回収に時間がかかり，結果的に革新的な新薬の創出や適応外薬の問題などへの対応が遅れ，『ドラッグ・ラグ』の問題に繋がっているとの指摘がある。このような状況にかんがみ，後発医薬品が上市されていない新薬のうち一定の要件を満たすものについて，後発医薬品が上市されるまでの間，市場実勢価格に基づく薬価の引下げを一時的に緩和することにより，喫緊の課題となっている適応外薬等の問題の解消を促進させるとともに，革新的な新薬の創

3. 日本の薬価基準制度

出を加速させる。」

具体的内容は、後発医薬品が上市されていない新薬（ただし、薬価収載後15年まで）で、市場実勢価格の薬価に対する乖離率が、全既収載医薬品の加重平均乖離率を超えないものについては、薬価改定時に、「市場実勢価格加重平均値＋調整幅2％で算定される薬価」に次の額を加算するというものである。なお、改定前薬価を上限とする。

加算額＝（加重平均乖離率－2％）×0.8

これを継続するためには、要請を受けた適応外薬等の品目の開発、上市を行うことが条件とされている。

すなわち、「医療上の必要性の高い未承認薬・適応外薬検討会議」による評価結果を踏まえ、加算対象品目を有する企業について、要請を受けた適応外薬等の品目の開発・上市状況を確認し、特段の事情がある場合を除き、一定の期間内に薬事承認申請または治験に着手しなかった場合は、当該企業のすべての新薬に対して加算を適用しないこととされた。

加算対象期間は後発医薬品が上市された後の薬価改定か、薬価収載後15年のいずれか早いほうまでの期間である。その間に、全既収載医薬品の加重平均乖離率を超えた場合は、その直後の薬価改定時には、市場実勢価格に基づき算定がなされ、また、上述の適応外薬等の開発・上市が正当な理由なく行われない場合は、当該新薬の薬価は、これまで加算された分を市場実勢価格に基づく算定値から追加して引き下げた薬価とされる。

ここで、新薬創出加算は、後発医薬品が上市されるまでとされているが、後発医薬品が承認申請を行うことができるのは、再審査期間満了後であり、承認を受けられるのは、特許期間満了後である。

4 特許と薬事承認

1. パテントリンケージ

　医薬品に関連する特許には，物質特許，用途特許，製法特許，製剤特許，結晶特許等，多くのものが存在するが，主なものは物質特許と用途特許である。物質特許とは，医薬品の有効成分に関する特許であり，化学物質自体をクレームする特許である。用途特許は，化学物質の用途に関する特許であり，医薬品の場合，その化学物質の効能を記載して，○○剤とか○○医薬等とクレームされる。

　日本では，物質特許と用途特許については，その存続期間が満了するまで当該医薬品またはその適応症について，承認をしないという運用を行っている（「医療用後発医薬品の薬事法上の承認審査及び薬価収載に係る医薬品特許の取扱いについて」（平成21年6月5日医政経発第0605001号／薬食審査発第0605014号）[1]）。

　なお，用途特許については，同じ平成21年の通知により，後発医薬品の使用促進の観点から後発医薬品承認実務の運用が改正され，先発医薬品の特許の一部満了に伴う，いわゆる"虫食い後発医薬品"が承認されるようになった。それ以前の運用では，先発医薬品の物質特許が満了しても，一部の効能効果，

---

[1]　（抜粋）
　1. 後発医薬品の薬事法上の承認審査にあたっては次のとおり取り扱うこと。なお，以下について，特許の存否は承認予定日で判断するものであること。
　(1) 先発医薬品の有効成分に特許が存在することによって，当該有効成分の製造そのものができない場合には，後発医薬品を承認しないこと。
　(2) 先発医薬品の一部の効能・効果，用法・用量（以下，「効能・効果等」という。）に特許が存在し，その他の効能・効果等を標ぼうする医薬品の製造が可能である場合については，後発医薬品を承認できることとすること。この場合，特許が存在する効能・効果等については承認しない方針であるので，後発医薬品の申請者は事前に十分確認を行うこと。

用法用量に対する用途特許が存在している場合は，後発医薬品は承認されない実務であったが，運用改正後は，「先発医薬品の有効成分に特許が存在することによって，当該有効成分の製造そのものができない場合」には，引きつづき後発医薬品は承認されないが，当該物質特許が満了した後は，「先発医薬品の一部の効能・効果，用法・用量（以下，「効能・効果等」という。）に特許が存在し，その他の効能・効果等を標ぼうする医薬品の製造が可能である場合については，後発医薬品を承認できる」こととなり，結果として，先発医薬品が有する効能効果等の一部しか有しない状態で後発医薬品が承認されることとなった。

特許と薬事規制については，世界各国で対応が異なる。

米国では，特許と薬事承認を直接関連させるパテントリンケージを認めている[7]。ハッチ・ワックスマン法に基づき，新薬メーカーが，FDAに対して，医薬品に関連する特許情報を通知すると，FDAはこの情報をオレンジブックというFDAが発行しているFDA管理下にある医療用医薬品のリストに掲載する。後発医薬品メーカーは，リストに掲載されている特許について無効であるか非侵害であるかを理由として申請した場合は，これを先発医薬品メーカーに通知しなければならない。先発医薬品メーカーが，通知を受けてから45日以内に特許侵害を争って裁判所に提訴した場合は，無効か非侵害が認められるか，または提訴から30カ月が経過するまで，後発医薬品は承認を受けることができない（ANDAパラグラフⅣ申請[2]）。なお，この申請を行った後発医薬品メーカーは，180日間の優先期間を与えられ，他の後発医薬品が参入する前に上市することができる。これに対して，ヨーロッパでは，一般にパテントリンケージは認められていない。しかし，この場合でも，一部の適応について用途特許が存続する場合，特許を保護するのか，または特許期間中であっても後発品の適応を認めるのかは，国によって考え方が異なっている。

日本は，先に述べたとおり，米国とヨーロッパとの中間的な制度をとっており，物質特許と用途特許については，原則的に特許の存続期間中は承認を与えないが，他の特許については，承認後薬価収載までの期間中に新薬メーカーと後発医薬品メーカーとの間で事前調整を行うことが要請されており（平成24

Ⅱ．医療の技術評価——従来の日本のアプローチ

年2月15日医政経発0215第1号)，双方で調整を行うよう努力する．しかし，薬価収載前に調整がつかない場合も多く，後発医薬品の上市後に特許紛争となることもある．今後，物質特許の特許切れを迎える医薬品が多くなることや，虫食い後発医薬品が承認されるようになったことから，現在のような制度を維持しているかぎり，特許紛争が増えることが予想される．

なお，TPP 交渉が開始されると，日本においても米国型の「ANDA 申請」(前述) 制度の導入を強く要請されるのではないかと懸念する向きもあるが，2012年4月から効力を発生した，韓国と米国との FTA 交渉とその結果をみると，確かに韓国では米国型の ANDA 申請制度を導入する可能性が高そうではあるが，それは米国の要望により導入されたのではなく，韓国が独自の判断でそのようにしたというのが実態のようである．米国の要請は，後発品の上市に際して，特許紛争を避けるための方策を導入するということに尽きたようである．

2. 特許延長

特許期間は，出願から20年間であり，その間，特許技術の独占が認められている．しかし，医薬品については，本稿の最初で述べたとおり，新薬については，発明が行われてから実際に特許権を行使できるようになるために長い期間を要し，しかも薬事承認を取得するための治験および審査の期間だけでも長

---

［2］ ハッチ・ワックスマン法（Hatch-Waxman Act）は，1984年に制定された「薬品価格競争及び特許期間回復法（The Drug Price Competition and Patent Term Restoration Act of 1984)」の通称である．新薬メーカーに対して，特許期間の延長を認めると同時に，後発医薬品メーカーに対しては，ANDA 申請（Abbreviated New Drug Application）という簡略化した医薬品の承認申請を認めた法令である．ANDA 申請を行う場合は，先発医薬品との生物学的同等性試験の資料を提出すれば，臨床試験等の報告書の提出を省略することができる．

　他方，ANDA 申請を行う後発医薬品メーカーは，先発医薬品メーカーが有する特許に関して，抵触する特許が存在しないことを証明する「特許証明書」を提出しなければならない．証明の方法は4つに分類されるが，このうち，「特許が無効であるか又は申請品は特許を侵害しない」ことを証明する方法を「パラグラフⅣ申請」という．

（浅野敏彦：米国の医薬・バイオ関連分野におけるプロパテント政策の動向——ハッチ・ワックスマン法を中心に——．知財権紀要，一般財団法人知的財産研究所，2006)

期間にわたるため，承認を取得した際は，最大5年を限度として，特許期間の延長が認められる。2011年までの特許庁の運用では，物質特許および用途特許についてのみ特許期間延長が認められていたが，平成23年4月28日にパシーフカプセル事件の最高裁判決［3］が出された後，2011年末に特許庁が新運用制度を導入し，物質特許，用途特許に限らず，新投与経路や用法用量特許についても，基準を満たしている場合に，特許期間延長が認められることとされた。

これにより，先発医薬品メーカーと後発医薬品メーカーの間で潜在的な特許紛争がさらに増大する可能性もある。

5 再審査期間

再審査期間とは，新薬について，承認後一定期間が経過した後に，企業が実際に医療機関で使用されたデータを集め，承認された効能効果，安全性について，再度確認する制度である。薬事法第14条の4に基づいて行われる。これは，サリドマイド，スモン等の副作用被害から，医薬品副作用被害救済基金法の制

---

[3] 最高裁判所第一小法廷　平成23年4月28日　平成21年（行ヒ）第326号　審決取消請求事件（パシーフカプセル30 mg（放出制御組成物特許）事件）
（概要）徐放性モルヒネ製剤に関する特許の特許権者である武田薬品がパシーフカプセル30 mg（有効成分：塩酸モルヒネ）の承認処分に基づき本件特許につき特許権の存続期間の延長登録の出願をしたが，当該承認に先行して当該医薬品と有効成分並びに効能及び効果を同じくする先行処分の存在を理由に拒絶査定・拒絶審決を受けたので，審決取消訴訟が提起され，知財高裁は審決を取り消した。その判断の是非について最高裁は，次の通り判示して，上告棄却した。
「特許権の存続期間の延長登録出願の理由となった薬事法14条1項による製造販売の承認（以下「後行処分」という。）に先行して，後行処分の対象となった医薬品（以下「後行医薬品」という。）と有効成分並びに効能及び効果を同じくする医薬品（以下「先行医薬品」という。）について同項による製造販売の承認（以下「先行処分」という。）がされている場合であっても，先行医薬品が延長登録出願に係る特許権のいずれの請求項に係る特許発明の技術的範囲にも属しないときは，先行処分がされていることを根拠として，当該特許権の特許発明の実施に後行処分を受けることが必要であったとは認められないということはできないというべきである。」

Ⅱ. 医療の技術評価―従来の日本のアプローチ

定とともに，被害発生の未然防止を目的に昭和54年の薬事法の一部改正において，導入されたものである。

期間は，新有効成分の医薬品については8年，配合剤や新投与経路等の場合6年ないし4年，新効能効果や新用法用量の場合は4年とされている。また，希少疾患の場合10年が認められている。

これに対し，米国，ヨーロッパでは，data exclusivity という考え方により，新薬メーカーが新規承認申請を行う際に収集したデータと承認申請のために当局に提出した書類一式について，他の申請者の利用を排除することができる期間として，新薬メーカーによるデータの独占を保護している。保護期間は，米国では5年（バイオ医薬品は12年），ヨーロッパでは10年である[8]。

Data exclusivity は，TRIPs協定第39条第3項[4]により加盟国に導入を要求されている制度であるが，日本および韓国においては，再審査期間が事実上データ保護期間として扱われ，これをもってTRIPs協定の要請は満たしていると解されている[9]。

なお，特許期間に関しては，特許期間中であっても，承認申請を行うことは認められているが，再審査期間は，これが終了してからでないと，後発医薬品

---

[4] TRIPs協定（Agreement on Trade-Related Aspects of Intellectual Property Rights，知的所有権の貿易関連の側面に関する協定）は，1994年に作成されたWTO（世界貿易機関）協定の一部（附属書1c）を成す知的財産に関する条約であり，WIPO（世界知的所有権機関）の枠組みにおいて先進国と途上国との対立が激しくなり，知的財産制度の国際的調和の実現が困難となったため，WIPOの枠組とは別にGATTウルグアイ・ラウンドにおいて行われた交渉の結果，成立するに至った。

同協定第39条第3項は，「加盟国は，新規性のある化学物質を利用する医薬品又は農業用の化学品の販売の承認の条件として，作成のために相当の努力を必要とする開示されていない試験データその他のデータの提出を要求する場合には，不公正な商業的使用から当該データを保護する。更に，加盟国は，公衆の保護に必要な場合又は不公正な商業的使用から当該データが保護されることを確保するための措置がとられる場合を除くほか，開示されることから当該データを保護する。」と規定して，新規医薬品の承認申請のために提出されたデータの保護を加盟国に義務付けている。

（尾島明：逐条解説TRIPS協定：WTO知的財産権協定のコンメンタール．日本機械輸出組合，p183，1999）

の承認申請は認められない。

再審査期間についても，TPP交渉が開始されると欧米型のデータ保護期間の導入を強く要請されるのではないかという見解もあるが，やはり韓国と米国とのFTAにおいては，基本的にTRIPs協定に基づく交渉を行うということで，再審査期間はそのままで受け入れられる方向であるようだ。

6 おわりに

以上みてきたとおり，日本の薬価は，国民皆保険制度のもとで，薬事承認制度と医療保険制度に連動して設計されている。基本的には，医薬品としての有効性をベースとして，①国民の医薬品へのアクセス，②医薬品の安全性（品質）の確保，③医療イノベーションの推進，そして④医療コストのバランスを考慮して，政策的に決められるべきものとして存在している。

国民の医薬品へのアクセスという観点からは，ドラッグ・ラグが最近まで大きな問題として取り上げられていたが，PMDAや関連機関の努力により，また，日本企業の国際治験への参加が増大してきたことにより，大きく改善されてきた。この結果，最初の承認を得た国の承認取得時と，日本の承認取得までの期間が4年，5年のラグがあるといわれていたが，現在ではせいぜい1，2年以内といわれており，場合によっては，世界同時申請・同時取得という医薬品も現れてきた。日本では，承認取得から薬価収載，上市までの期間は比較的短く，安定しているため，世界でほぼ同時に承認が取得されるようになると，日本において世界で最初に上市される医薬品も出てくるようになる。これまでは，良くも悪くも，同じ医薬品が外国で先に上市されることにより，市販後比較的短期間で発生する副作用については，日本で上市される前に海外で発見され，日本に情報が提供されてきた。これが，日本において最初に上市されるようになると，日本で最初に副作用問題が発生するという現象が起きてきても不思議ではない。このようななかで，日本でも，以前よりさらに安全性の確保が重要になってくる。

また，同時に，日本で最初に薬価を決めなければならなくなるため，外国と

II. 医療の技術評価—従来の日本のアプローチ

の比較ができなくなり，公正な薬価を日本独自に決定する施策も必要になる。

さらに，医療イノベーションを育成していくためには，知的財産の保護も重要な要素ではあるが，医療機関や研究機関と製薬企業との協力関係をさらに深めていくことが重要である。医薬品開発にかかる研究開発費が膨大であることに鑑みれば，効率よく研究開発を促進していくための仕組み作りが必要であり，このための行政の協力も大いに期待されるところである。医薬品開発の歴史は思いのほか新しい。現在では生活習慣病として多くの種類の医薬品が流通している降圧薬でさえ，いまからわずか50数年前まではこの世の中に存在していなかったのである。したがって，当時人は高血圧によって一命を失うこともあった。第32代米国大統領フランクリン・ルーズベルトも高血圧が原因で脳卒中を起こして亡くなった。1945年のことである。当時は高血圧に対して注射器で血液の一部を廃棄するか，安定剤を用いるしかなかった。現在においても，抗がん剤等，多くの新薬が開発されているものの，その研究は，端緒についたばかりであるといっても過言ではない。しかも，個別化医療といった新しいタイプの治療や医薬品も出てきており，これから革新的な新薬がたくさん開発されなければならないのである。

このようななかで，薬価制度のなかに医療技術評価（health technology assessment）の考え方を導入する議論が持ち上がってきている。

理想的には，迅速に適正な価格の医薬品を国民に提供するということであるが，それが制度として適正に行われることを担保するため，まずは，薬価算定や保険支払い等，不透明な実務の透明性を確保し，かつ，行政，企業，医療関係者の責任関係を明確化し，以て，国民のコンセンサスを得ていくことが何より重要であると思われる。

---

1) 厚生労働省ホームページ：統計・情報白書「平成22年度国民医療費の概況」
2) 安藤秀雄，他：2010年版 医事関連法の完全知識．医学通信社，p148，2010
3) 独立行政法人医薬品医療機器総合機構ホームページ：医薬品関連情報

4) 「「療担規則及び薬担規則並びに療担基準に基づき厚生労働大臣が定める掲示事項等」及び「保険外併用療養費に係る厚生労働大臣が定める医薬品等」の実施上の留意事項について」の一部改正について：厚生労働省保険局医療課長通知（保医発0326第5号平成24年3月26日）
5) 平成23年10月25日最高裁判所第三小法廷判決：平成22年（行ツ）第19号「健康保険受給権確認請求事件．民集65(7)，p 2923
6) 薬事衛生研究会編：薬価基準のしくみと解説2012，薬事日報社，2012
7) 杉田健一：医薬品業界の特許事情．薬事日報社，2008
8) 尾崎由紀子：医薬品産業における市場独占権に関する考察 ―特許存続期間延長制度と再審査制度―．一橋大学大学院国際企業戦略研究科 博士論文要旨，p 4-5, 2010（一橋大学大学院国際企業戦略研究科ホームページ　http://www.ics.hit-u.ac.jp/jp/phd/）
9) 尾島明：逐条解説 TRIPS協定：WTO知的財産権協定のコンメンタール．日本機械輸出組合，p 190-191, 1999

（参考文献）
・薬事衛生研究会編：薬価基準のしくみと解説2012，薬事日報社，2012
・木村憲洋：ズバリわかる 診療報酬改定 2012年診療報酬改定の重要ポイント集．照林社，2012
・島崎謙治：日本の医療　制度と政策．財団法人東京大学出版会，2011
・薬事ハンドブック2011．じほう，2012
・薬価基準制度2011年版―その全容と重要通知．薬事日報社，2011
・安藤秀雄，他：2010年版　医事関連法の完全知識．医学通信社，2010
・尾崎由紀子：医薬品産業における市場独占権に関する考察 ―特許存続期間延長制度と再審査制度―．一橋大学大学院国際企業戦略研究科 博士論文要旨，2010（一橋大学大学院国際企業戦略研究科ホームページ　http://www.ics.hit-u.ac.jp/jp/phd/）
・杉田健一：医薬品業界の特許事情．薬事日報社，2008
・浅野敏彦：米国の医薬・バイオ関連分野におけるプロパテント政策の動向 ―ハッチ・ワックスマン法を中心に―．知財権紀要，一般財団法人知的財産研究所，2006
・池上直己，他：医療保険・診療報酬制度．勁草書房，2005
・ビシュワ・ラムラル：製薬業界におけるデータ保護 ―日本とカナダの比較研究―．知的財産紀要，一般財団法人知的財産研究所，2004
・尾島明：逐条解説 TRIPS協定：WTO知的財産権協定のコンメンタール．日本機械輸出組合，1999

経済評価の可能性と限界

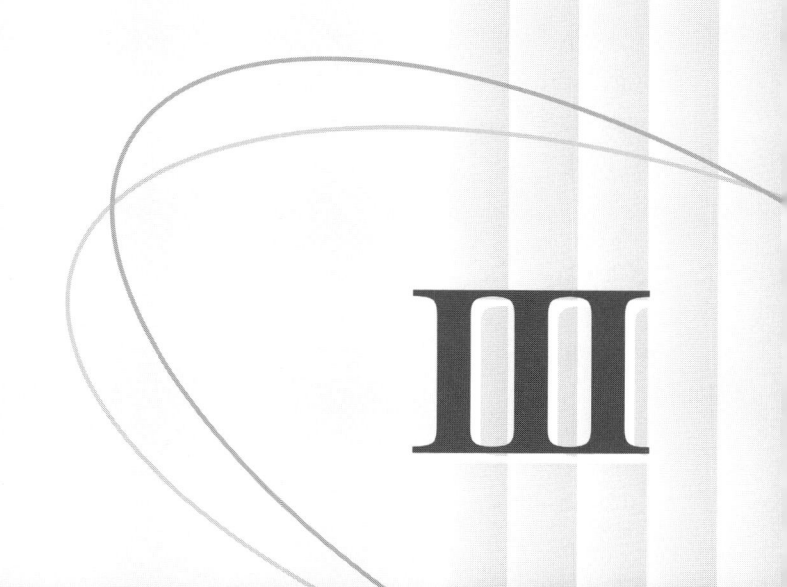

Ⅲ

Ⅲ. 経済評価の可能性と限界

1 医療アウトカムの定量化と金銭価値化

岸本 充生

1 はじめに

　医療行為に期待するものは，人により異なるものの，究極的には余命の延長や症状の緩和である。このことは医療を予防まで含めて広く定義してもあてはまる。新規の，あるいは既存の医療行為・技術・政策の経済評価を行う場合，その目的はさまざまであるが，その効果と費用をできるだけ定量的に推計し，両者を比較することが必要不可欠である。本稿では，効果の定量化および金銭価値化の手法と課題を整理する。第2節ではアウトカムの定量化として，いくつかの効果の指標を取り上げその導出方法や倫理的および理論的な基礎づけに簡単に触れる。第3節ではアウトカムの金銭価値化として，すでに広く利用されている確率的生命の利用の現状と，延長された余命の金銭価値化の可能性について議論する。

2 アウトカムの定量化

1. 効果の指標

　医療行為あるいは医療技術の効果はどのような単位で表すのが適切だろう

か。実践的には，治癒率，5年生存率，あるいは，臨床検査の値等が用いられる。しかし，経済評価は，保険適用の是非の判断等，異なる分野の医薬品や医療技術を横断的に評価・比較を行う場面で利用されることが想定されている。そのため，より一般化可能な指標が望ましい。たとえば交通事故対策では，交通安全基本計画で定められているように，その目標や成果は死亡者数（人数）で表される。マスメディアにおいても，昨年度との比較であったり，都道府県別の比較であったりしても，やはりそれは人数で示される。しかし，医療行為は，人を救うというよりは，余命を延長させている，あるいは生活の質（quality of life：QOL）を改善するという意味合いが強いことから，人数ではなく，余命年数（life-years：LYs）や質調整生存年数（quality-adjusted life years：QALYs）が用いられることが多い。公衆衛生の分野では，障害調整生存年数（disability-adjusted life-years：DALYs）という概念が用いられることがある。また，これらとは別に，世界保健機関（WHO）が2000年に発表した，健康寿命という概念もある。これは，平均寿命から，自立した生活ができない年数を差し引いたものを指す。

2. QALYとDALY

　QALYとDALYは相互に補完的な概念であり，QALYは増えるとよいものであるのに対して，DALYは減るとよいものである[1]。QALYは1960年代，経済学者や心理学者らによって，主に，費用効果分析に用いることを目的として開発された。死亡を0，通常の健康を1としたウェイトを1年ごとの健康状態に付与することにより，死亡影響は「損失余命年数」，非死亡影響は「QOLの低下」として表現され，重みづけられた損失余命年数に換算される。その結果，両者はともに「年数」という共通の単位によって統合される。すなわち「損失QALY」として表現される。QOLが0.7である症状で10年間過ごす場合のQALYの損失は（1−0.7）×10＝3（年）となる。これは3年間余命が縮まることと等価であるとみなされる。分母にQALYを用いた費用効果分析（cost-effectiveness analysis：CEA）は特に，費用効用分析とよばれることもある。

　DALY指標は，特に途上国に焦点を当て，国や地域といった集団の疾病と

Ⅲ. 経済評価の可能性と限界

障害による健康負荷を定量的に表現するために開発され，その目的は，①国際的な健康政策に非死亡影響も含めること，②エビデンスに基づく客観的な評価を行うこと，③費用効果分析の効果の指標として用いること，であった。世界銀行からの依頼を受けたハーバード大学のマレーらによって，世界疾病負担（Global Burden of Disease：GBD）研究が開始され，1996年に最終報告書「世界疾病負担」が発表された[2]。これは1990年段階の世界各国（各地域）における疾病や障害による健康損失の程度を定量化したものである。そのなかで用いられた健康指標がDALYである。DALYは，理想的な寿命（0歳時点で女性82.5歳，男性80歳）を設定し，まずその年齢まで完全な健康で過ごすことと現実との健康ギャップを計測する。そのため，数字が大きいほうが望ましいQALYとは違って，DALYは最小化すべき数字である。そして非死亡影響について付与される障害ウェイト（disability weight）は，完全な健康を0，死亡を1としたものとなる。図1にQALYとDALYの関係を示した。

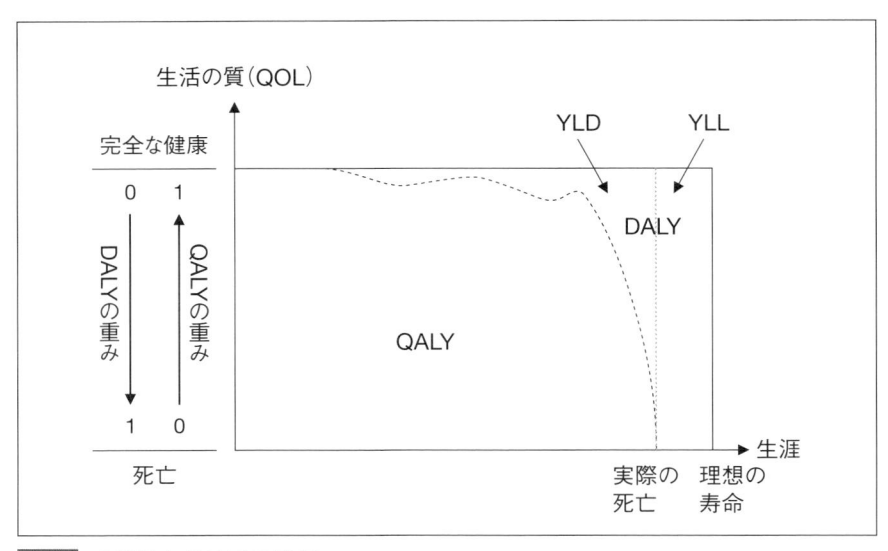

図1 QALYとDALYの関係
（岸本充生：LCAを支える理論と手法Part5；ヒト健康影響の理論と指標．日本LCA学会誌，4(4)：403，2008）

点線はある架空の人の生涯にわたる健康状態を表している。若い頃は健康であったが，徐々にQOLが下がり，最後は死亡に至ると仮定されている。DALYは「損失QALY」に相当する。DALYは次のように定義される。

DALY = YLL + YLD

YLL：損失余命年数（years of life lost）
YLD：障害をもって過ごす年数（years lived with disability）

図1の「実際の死亡」年齢を超えた部分がYLLに相当し，「実際の死亡」よりも左側の部分がYLDに当たる。QALYが健康状態一般について適用されるのに対して，DALYは特定の疾病や障害が対象であり，病名がない症状や合併疾患は評価対象ではない。その理由の一つは，DALYの障害ウェイトは，専門家パネルによって決定されたためである。QALYで用いられるウェイトは個人の私的財への選好に基づいているのに対して，DALYで用いられるウェイトは公的意思決定者としての選好に基づいている。そのため，QALYを用いた費用効果分析が資源の効率的な配分を目指すのに対して，DALYにはある種の分配（衡平性）への配慮が組み込まれているとみなすことができる。その後，国別のGBDの計算や，疾病やリスクの種類別のGBDの計算が多数実施された。これらの動きと並行して，QALYと同様，費用効果分析における効果の指標としても利用されはじめている。本稿ではQALYを主に扱う。

3. QALYの導出方法

QALYの場合，症状の重み（QOL）は質調整ウェイト（quality weight）とよばれる。導出する方法には直接計測する方法と間接的に計測する方法がある。直接計測のためには，アンケート調査を用いた3つの方法，すなわち，評点尺度法（rating scale：RS），基準的賭け法（standard gamble：SG），時間得失法（time trade-off：TTO）が用いられることが多い。RSは非常にシンプルな方法で，0（死亡）から100（健康）までの目盛りのある縦長あるいは横長

Ⅲ. 経済評価の可能性と限界

の軸に当該症状のQOLの値を直接示してもらう方法である。この方法は簡単ではあるがバイアスも生みやすいことがわかっている（たとえば、50の周りに回答が集中しやすい等）。そのため、SGやTTOといった複雑な方法が考案された（図2）。SGは、ある健康状態Aのときに次のような選択に直面したと想定して回答してもらう。治療を行うと確率pで通常の健康に戻ってt年生存できる半面、確率$1-p$で即死する。治療を行わないと、健康状態Aのままでt年間生存できる。確率pを変えることで、治療するかしないかどちらでもよいレベルのpの値が得られ、その値が健康状態AのQOL値となる。TTOでは、健康状態Aでt年間生きてt年後に死亡するのと、通常の健康な状態でx年間（t年間よりも短い）を生きてx年後に死亡するのとどちらが望ましいかを尋ね、両者が等しくなるようなx年が求められれば、健康状態AのQOL値はx/tとなる。各年のQOL値を足し合わせることによってQALYが求められる。

次に、アンケート調査を誰に対して実施するかという問題がある。公共政策

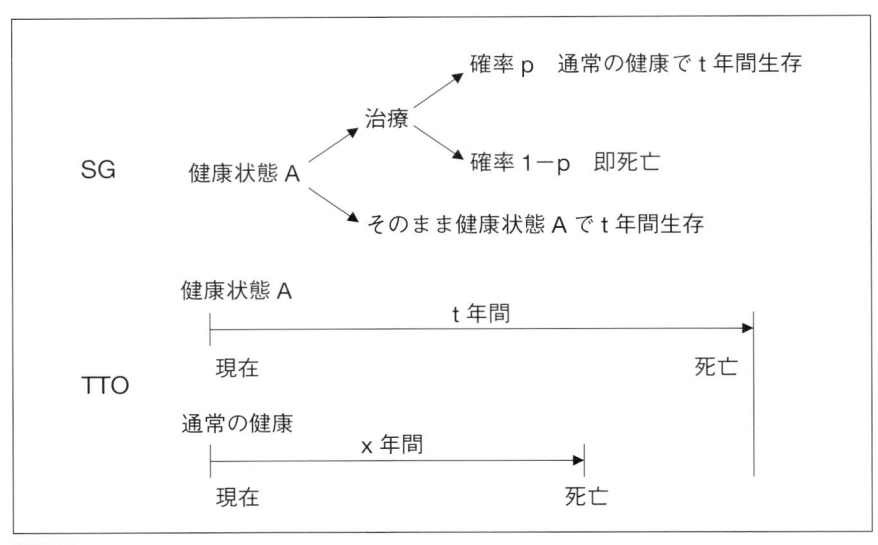

図2 SGとTTOの概念図
（岸本充生：LCAを支える理論と手法 Part 5：ヒト健康影響の理論と指標．日本LCA学会誌，4(4)：404, 2008より一部改変）

の意思決定に用いるという前提ならば，一般人を対象とするのが望ましい。しかし，経験したことのない症状のQOL値を回答することは一般的に困難であることから，患者や専門家（看護や医療を行う人）が対象となることも多い。それぞれにメリットとデメリットがある。

間接的に計測する方法は，あらかじめ作成された複数の属性からQOL値を推測できる「選好に基づく尺度」を使う方法である。EuroQoL, HUI Mark Ⅲ, SF-36等が開発されている。それぞれ日本語版もあり，EuroQoLには日本版もある[3]。欧州で開発されたEuroQoL（EQ-5D）は，移動の程度，身の回りの世話，ふだんの活動（例：仕事，勉強，家事，家族・余暇活動），痛み／不快感，不安／ふさぎ込みという5つの属性について，それぞれの程度を3段階で回答させるものである。そのすべての組み合わせに対して，QOL値が用意されている。EuroQoL日本版は，日本人へのアンケート調査をもとに作られている。たとえば5属性すべて真ん中の値（2-2-2-2-2）であれば，QOLの値は0.533となる。しかし，3の5乗，すなわち243種類の症状しか扱うことができないため，QOL値が0.8～1.0あたりの軽度な症状を評価することができない。他方，HUI Mark Ⅲは，属性の数と段階が多いため，97万通りの症状にQOLが適用できる[4]。

4. 倫理的基礎づけ

QALYを含む余命年数を効果の指標とする立場には2通りの倫理的基礎づけがありうる。一つは，効率性基準であり，余命年数やQALYの合計値を最大化することを目的とする。これは，「健康最大化年齢主義（health maximization ageism：HMA）」とよばれる[5]。もう一つは，衡平性基準であり，人間は同じだけの量（年数あるいはQALY）の人生を享受する権利をもつという倫理観に基づいている。これは，「フェアイニングス年齢主義（fair innings ageism：FIA）」とよばれる[6]。両者は，効率性と衡平性という正反対の論理から導き出されるにもかかわらず，結果として，高齢者よりも若者を優先することを正当化する。また，DALYには「年齢ウェイト」を採用するオプションすなわち，年齢ごとの1年の社会的役割が異なるという事実に基づき，1年

Ⅲ. 経済評価の可能性と限界

ごとに異なる重みをつけるという考え方もあり，これは「生産性年齢主義（productivity ageism：PA）」とよばれる。

他方，これらの考え方が人々の選好と整合的であるかどうかアンケートを用いて調査した研究もいくつかある。自分自身のリスク削減に対する選好を尋ねた場合には年齢（つまり，獲得余命年数）による差はみられない傾向にある。しかし，回答者に公的意思決定者（社会計画者）の立場に立ってもらい，資源配分を尋ねるような設計のアンケートでは，年齢（獲得余命年数）が効いてくる場合が多い。たとえば，1,382人のスウェーデン人に「社会計画者」の立場に立ってもらい，救命人数と年齢（10，30，50，70歳）の相対価値が尋ねられた[7]。その結果，若い人ほど強く選好され，獲得余命年数と相関がありそうにみえる（図3）。ただし，平均獲得余命年数で割った場合は，高齢者の1年の価値のほうが少しだけ高くなってしまう。

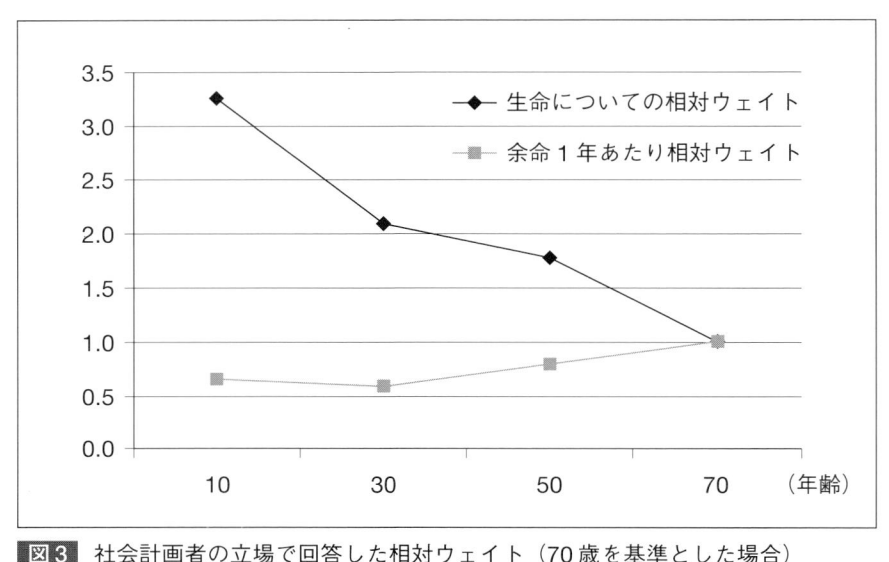

図3 社会計画者の立場で回答した相対ウェイト（70歳を基準とした場合）
（岸本充生：LCAを支える理論と手法 Part 5：ヒト健康影響の理論と指標．日本LCA学会誌，4(4)：402，2008）

5. 理論的基礎づけ

費用効果分析における効果の定量化は，もともと厚生経済学や期待効用理論に基礎づけられていたため，不確実性のもとでの個人の選好を反映している。しかし，QALYが健康アウトカムの定量的指標として期待効用理論において正当化されるための条件は以下のように厳しい[8]。

・余命年数と健康状態の質（QOL）はそれぞれ独立であること
・トレードオフの関係は余命年数にかかわらず一定で比例的であること
・余命年数に関してリスク中立的であること

こうした条件が厳密に当てはまることは通常ない。

無作為抽出された2,858人に対して実施されたアンケート調査を用いて，支払意思額（willingness to pay：WTP）と獲得QALYが比例的かどうかを調査した研究では，食中毒のリスクが低いがそのかわり高価であるような仮想的な食品を対象にしてWTPが尋ねられた[9]。変数は，ベースライン疾病確率，削減される罹患確率，疾病の期間と重篤度，死亡の条件つき確率である。WTPと獲得QALYが比例的ならば，「獲得QALY」×「QALYあたり便益」，を計算することで，総WTPが計算できることになり都合がよい。結果は，疾病の重篤度と期間に対して，大きく逓減する限界WTPが得られた。すなわち，QALYあたりの一定のWTPは得られず，「獲得QALY」×「QALYあたり便益」，をもってWTPは正確に計測できないことがわかった。これはあくまでも期待効用理論という一つの理論による基礎づけの試みである。近年，DALYにみられるように，社会的な観点から付与されるウェイトへの関心も高い。DALYにおける障害ウェイトは，人得失法（person trade-off：PTO）によって求められている。期待効用理論以外の理論的基礎づけも可能だと考えられる。

3 アウトカムの金銭価値化

1. 確率的生命価値とその公的利用

　費用効果分析を行うためには，健康アウトカムは定量化されていれば十分である。しかし費用便益分析を行うためには，健康アウトカムを金銭価値化する必要がある。金銭価値化には，当初は逸失利益を中心とする方法が採用されていたが，欧米では1990年代までに，日本でも2000年以降，WTPに基づく方法に切り替わりつつある[10]。死亡リスク削減効果の金銭価値化には，微小な死亡リスク削減効果へのWTPを，その微小な死亡リスク削減効果で割ることで得られる，確率的生命価値（value of statistical life：VSL）という概念が用いられてきた。図4にその概念を示す。たとえば10万分の1の死亡リスクを減らすための平均WTPが12,000円だとしたら，VSLは後者を前者で割ること

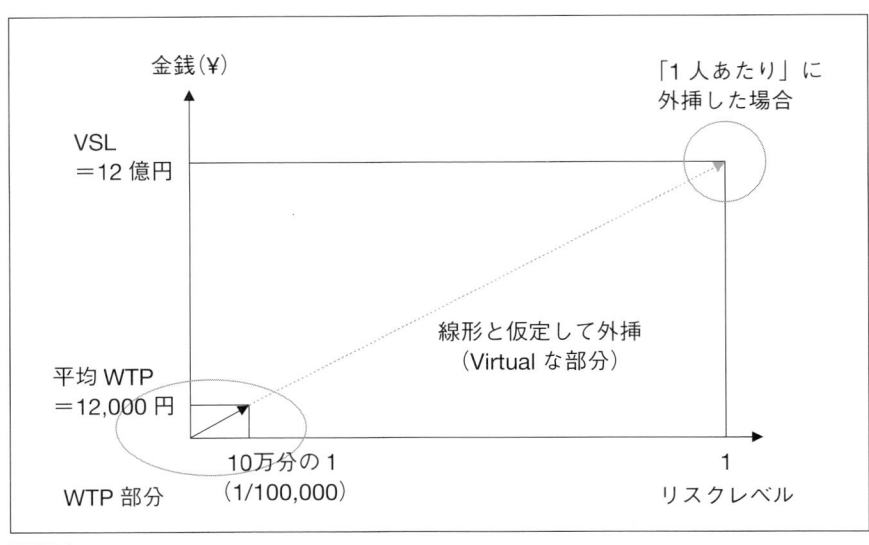

図4 確率的生命価値（VSL）の概念図

で「1人あたり」に外挿することになり，12億円と計算される．各国あるいは各省庁で，政策評価や規制影響評価に用いるためのVSLの公式値が定められており，英国運輸省は約3億円，欧州は暫定値として1～5億円，米国環境保護庁が6～7億円，米国運輸省が3～4億円程度であり，これらの値は物価調整を行い毎年更新されている．値はばらつくものの，おおよそ1～10億円の範囲である．日本では2007年3月に，内閣府において，大規模な全国アンケート調査に基づき，初めて，公式値として2億3,300万円が導出された[11]．概要を**図5**に示す．これは，もともと交通事故による社会的な総損失額を計算するための単価を出すためであった．その後，高速道路等の公共事業の政策評価や，家電等による消費者事故の対策や規制の規制影響評価等における費用便益分析にも実際にこの数字が利用されている．

アンケート調査によりWTPを尋ねる方法は表明選好法とよばれる．対面調査はコストがかかるため，最近はインターネットモニターを対象に実施されることも多い．ただし，直接的にWTPを尋ねても回答しづらいために，微小な

自動車事故による死亡リスクを削減する2つのシナリオ

死亡リスク17％減（年間6/100,000 → 5/100,000）
死亡リスク50％減（年間6/100,000 → 3/100,000）

無作為抽出された全国20歳以上の2,000人に訪問面接調査

		リスク17％減	リスク50％減
中央値		4,623円	6,782円
平均値（円）	裾切なし	7,246円	10,630円
	裾切あり	6,617円	8,687円
VSL（中央値を採用）		462万円	226万円*

*この数字を公式に採用

図5 日本初のVSL公式値の導出
（内閣府政策統括官：交通事故の被害・損失の経済的分析に関する調査研究報告書，平成19年3月，2007）

確率を，絵を用いてわかりやすく示したり，通常の買い物と同様に先に提示された価格を見て購入したいかどうかを Yes/No で尋ねる方法を採用したり，さまざまな工夫が行われている。もう一つの方法は，顕示選好法とよばれ，市場データから間接的に死亡リスク削減に対する WTP を統計的に導出する方法である。米国では，顕示選好法が盛んで，危険な職業はそのリスクプレミアム分だけ賃金が高いと想定し，労働市場データを用いて VSL を推計した論文が数多く公表されている。

2. QALY の金銭価値化は可能か？

QALY 1 年あたりの金銭価値を導出する手法には，すでに定着している VSL の値から間接的に導出する方法と，直接的に導出する方法が考えられる。前者は，VSL が導出された文脈における損失余命年数で割ることによって 1 年あたりの価値（VSLY）に換算する方法である。割引率を適用することが望ましい。たとえば日本の公式 VSL は交通事故文脈なので損失余命年数を 25 年とし，割引率を 3% とすると，VSLY はおよそ 1,300 万円となる。後者は余命 1 年への WTP を直接尋ねる方法である[12]。しかし，この場合，回答者が回答する WTP は非常に高額になることが予想されるため，場合によっては支払い能力に強く制約された数字となってしまうことに注意すべきである。

4 おわりに

医療アウトカムの定量化と金銭価値化に使える手法はすでに出揃っているといえる。知名度はまだ高くないものの，VSL は日本においても公式値が利用可能であり，当初の交通事故文脈を超えて利用されつつある。そうした場合に数字だけ独り歩きしてしまい，導出方法や仮定等が置き去りにされる可能性がある。指標の倫理的および理論的な根拠や，数字の導出プロセスについても，わかりやすく，かつ，誰でもアクセス可能な形で示しておくことが必要である。

1) 岸本充生：ヒト健康影響の理論と指標．日本LCA学会誌，4(4)：401-407，2008
2) Murray CJL, et al: Global Burden of Disease. Harvard School of Public Health, 1996
3) 池上直己，他：臨床のためのQOL評価ハンドブック．医学書院，2001
4) Feeny D, et al: Multi-attribute health status classification systems. Health Utilities Index. PharmacoEconomics, 7(6): 490-502, 1995
5) Tsuchiya A, et al: Measuring people's preferences regarding ageism in health; some methodological issues and some fresh evidence. Social Science & Medicine, 57: 687-696, 2003
6) Williams A: Intergenerational equity; An exploration of the 'fair innings' argument. Health Economics, 6: 117-132, 1997
7) Johansson-Stenman O, et al: Are Some Lives More Valuable? Department of Economics, Göteborg University Working Papers in Economics, 96. 2003
8) Pliskin JS, et al: Utility functions for life years and health status. Operations Research, 28: 206-224, 1980
9) Haninger K, et al: Diminishing willingness to pay per quality-adjusted life year; Valuing acute food borne illness. Risk Analysis, 31(9): 1363-1380, 2011
10) 岸本充生：確率的生命価値（VSL）とは何か；その考え方と公的利用．日本リスク研究学会誌，17(2)：29-38，2007
11) 内閣府政策統括官：交通事故の被害・損失の経済的分析に関する調査研究報告書，平成19年3月．2007
12) Shiroiwa T, et al: International survey on willingness-to-pay (WTP) for one additional QALY gained; what is the threshold of cost effectiveness? Health Economics, 19: 422-437, 2010

2 医薬経済評価の手法

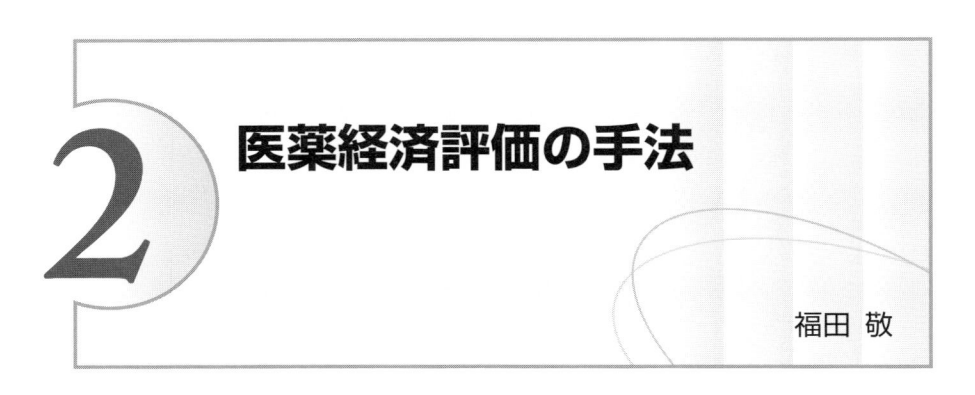

福田 敬

1 医薬経済評価の要件

　医薬品や医療技術の効率性を評価するためには，一般に費用対効果の分析を行うが，このような経済評価には二つの要件がある。

　まず第1に費用と効果の両方を考慮することである。効率とはどれだけの資源を投入してどれだけの効果が得られたかである。通常はこの費用と効果の比をとって表される。現場での医療提供に際しても，財源が限られていることからなるべく効率的に提供すべきという指摘がなされる。これは必要なことではあるが，ときどき誤解があると感じられるのは，なるべくお金をかけない（資源を使わない）医療が効率的な医療であるという発想である。資源投入が少ないとしても成果があまり上がらないのであれば，やはり効率的とはいえない。したがって，費用と効果の両方を考慮することが必要である。

　第2の要件は，複数の医薬品あるいは医療技術の比較をする必要があるという点である。仮に一つの医薬品を用いた医療について投入する資源とその成果がわかり，比が計算できたとする。しかし，それだけではその方法が効率的かどうかの結論は出ない。その理由は，たとえば同じ資源投入量でも他の方法の方が多くの成果が得られたり，あるいは逆に成果が低かったりする場合があるからである。したがって効率性を評価するためには比較が必要となる。

Drummondら[1]は，この二つの要件を満たすものを「完全な経済評価（full economic evaluation）」と称している。完全な経済評価には大別して費用便益分析と費用効果分析の2種類がある。

費用便益分析（cost-benefit analysis）は，費用と効果の双方を金銭で表現するもので，たとえば道路整備等の公共投資等では一般に用いられている。建設等にかかる費用と，それにより得られる便益を金銭換算し，便益から費用を引き算することにより純便益の算出が可能である。純便益がプラスになればメリットが大きいということになり，マイナスになればかかる費用の方が大きいということになる。このような分析を医療技術の評価にも応用するという考えは可能であるが，医療における便益は一般に余命の延長や健康状態の改善等であり，金銭換算することが難しい。そのため，あまり多く用いられていない。

これに対して，費用効果分析（cost-effectiveness analysis）は，医療によって得られる効果を金銭以外の指標を用いて分析する方法である。疾患や治療の目的等に応じてさまざまな指標が用いられるが，多いのは生存年数の延長である。さらに近年では，生存年数と健康関連QOL（Health Related Quality of Life：HRQOL）の両方の要素を考慮したQALY（quality-adjusted life year：質調整生存年）といった指標を用いる分析が多くなっている。これはQALYといった指標を用いることによりさまざまな疾患や医療において結果が比較可能となるためである。QALYの測定方法については後述する。特にQALY等の指標を用いる分析を費用効用分析（cost-utility analysis）とよぶことがある。

2 増分費用対効果比

費用効果分析においては，費用と効果を測定し，その比で効率を表すことが一般的である。

ここで簡単な例で考えてみたい。仮に，ある疾患に対して現在一般に実施されている治療法Aがあるとする。これに対して，新規治療法Bが開発されたと仮定し，どちらが効率的かを検討してみる。ここでの課題は，現在の治療法Aを引き続き用いるべきか，治療法Bを選択すべきかを効率性の観点から議

Ⅲ. 経済評価の可能性と限界

論することである。仮に従来の治療法Aでは患者1人あたり年間100万円の費用がかかり、新たな治療法Bでは年間150万円の費用がかかるとする。また、その効果は5年後の生存率で測定することとする。臨床試験において治療法Aによる生存率は60％、治療法Bによる生存率は80％とする。新たな治療法Bは効果も高いが費用も高いわけである。それぞれの治療を100人ずつに行ったと仮定すると、治療法Aは合計で1億円、治療法Bは1.5億円の費用がかかることになる。5年後の期待生存数は60人と80人であるため、費用を効果で割り算して費用対効果比をとると治療法Aは167万円／1人救命、治療法Bでは188万円／1人救命となり、この値を見る限り新たな治療法Bは効率的でないようにみえる。しかし実際に望まれる治療法はどちらであろうか。治療法Bは治療法Aと比べて5年後の生存率が高い。そのため、多くの患者や医療関係者は治療法Bを望むであろう。一般の人たちからみても、より生存率が高い治療法Bの方が望ましいと考える場合が多いだろう。より治療効果の高い技術を求めるのは当然のことであり、そのために新たな治療法が開発され、臨床の現場で適用されるようになっているのである。

そこで考えるべきことは、治療法Aを治療法Bに置き換えることにより追加的にかかる費用は追加的に得られる効果に見合ったものであるかどうかである。このような観点から用いられる指標が増分費用対効果比である。増分費用対効果比は費用の差分を効果の差分で割った値であり、追加的に1単位多くの効果を得るためには、追加的にどのくらいの費用がかかるかを表す。したがって、なるべく値が小さい方が効率的である。先ほどの例では、治療法Aに対する治療法Bの増分費用効果比は（1.5億円－1億円）／（80人－60人）＝250万円／1人救命となる。つまり、治療法Aを治療法Bに置き換えることにより追加的に1人多くの命を救うためには250万円かかるという計算である。あとはこの値を費用負担者が容認するかどうかである。社会的な資源配分の意思決定を目的とするのであれば、社会が容認するかどうかを検討する必要がある。

3 分析の立場と費用

経済評価を行う際には，分析の立場が重要である。一般にはこれにより分析に含めるべき費用が異なる。分析の立場としてしばしば用いられるのが，医療費支払者という立場である。これは，医療機関でかかる費用を負担する者を指しており，日本でいえば，公的医療保険制度の保険者および患者の自己負担分ということになる。医療費の使い方の効率性を考えるのであれば，この立場から分析する場合が多い。他の立場としては，たとえば患者の立場が考えられる。患者の立場からみると医療機関での支払は自己負担分のみであるため，それだけを考えればよい。一方で，医療機関へ通うための交通費等が発生する場合もある。さらにもう少し広い立場として社会の立場からの分析もある。社会の立場からは，病気であるために活動できないことによる労働損失を考慮する場合もある。費用の算出は機会費用（opportunity cost）の考え方を用いて行われる。つまり患者が一定期間治療のために時間を費やすのであれば，その時間の機会費用を想定して算出する。労働損失の場合には，実際に支払いが起こるものではないが，疾患や治療に伴い資源を失うという点から費用として算出されるものであり，間接費用とよばれることもある。ただし，会計上では間接費用という用語が一般に共通経費（overhead cost）等を指すことが一般的であり，経済評価で用いている間接費用という用語の用い方とは異なることに留意が必要である。

経済評価研究においては，どの立場で分析を行わなければいけないという決まりはないが，立場により費用に含める範囲が異なることから，経済評価研究の実施にあたっては分析の立場を明確にし，適切に費用を含める必要がある。

4 アウトカム評価と分析手法

医療の費用対効果を検討するためには，費用データだけでなく，効果の測定が必要となる。経済評価の手法としては，先述のように大別して費用便益分析

Ⅲ. 経済評価の可能性と限界

と費用効果分析の二つがある。費用便益分析は効果をすべて金銭換算する方法である。医療の経済評価ではなく，公共投資の効率性評価や環境経済学の領域等で広く用いられている。医療の場合には効果を金銭換算する方法が課題となる。方法としては，たとえば病気であることによる損失を労働の価値として換算する人的資本法や，医療により得られる健康状態の改善に対する最大の支払意思額を尋ねる方法（willingness to pay：WTP）などがある。しかし，人的資本法の場合には，高齢者に対する医療をどう評価すべきかといった課題があり，またWTPの場合にも所得との関連等が指摘されており，現時点では課題が多い。そのため，現時点では医療の経済評価手法としてはあまり用いられていない。

これに対して，効果を生存年数の延長や健康状態の改善等の金銭以外の指標で表す方法が費用効果分析である。費用効果分析の場合には，疾患や治療の目的に応じて効果の指標が設定され，しばしば生存年数の延長や疾患の治癒率，臨床検査値等が用いられる。複数の効果指標を用いて増分費用対効果比を算出することも可能だが，一つの指標でみると経済性に優れるようにみえるが，他の指標では経済性に優れないようにみえるといったように解釈が困難になる可能性があり，原則としては，主たる効果を表す一つの指標を選択することが一般的である。その際には，たとえば高血圧症の治療薬の場合では，血圧値の減少といった中間的な指標ではなく，循環器系イベントの減少やそれに伴う期待生存年数の延長といった臨床的により意味のある指標を用いるべきである。

経済評価研究においては，まず臨床的なエビデンス，すなわち臨床的な有効性・安全性が確立されていることが重要であり，主に臨床試験の結果を用いる場合が多い。そのなかでも新規の医薬品や医療機器に関しては，承認申請のための治験の成績を用いることが多くみられる。ただし，ここでも若干の注意が必要である。一般に治験では，対象となる患者が厳選され，治療へのコンプライアンスが高い状態が保たれる。このような管理された状況下での治療の成果をefficacy（効能）とよぶ。一方，実際にその新規医薬品等が上市されて一般に用いられるようになると，たとえば臨床試験では対象としてない属性（年齢等）の患者や合併症のある患者等に用いられたり，場合によってはコンプライ

アンスが低下するといった問題が生じる可能性がある。このような実際の臨床での場面を想定した治療の成果をeffectiveness（効果）とよんでいる。経済評価で関心があるのは，試験段階ではなくその技術が一般に用いられるようになった場合の想定なので，どちらかといえばeffectivenessである。しかし，厳密には治験の成績からeffectivenessはわからない。そのため，本来であれば市販後に行われる臨床試験の結果を用いる方が適切である。ただしそのような臨床試験は限られるため，一般には治験の成績を基に評価し，後述する感度分析を組み合わせて評価を行う場合が多い。

生存年数の延長を効果指標として採用した場合には，増分費用対効果比は1年生存を延長するためにいくらかかるかを表す値となる。もちろん長生きできることは価値のあることだが，その期間の健康状態は加味していない。つまり元気に長生きしている場合でも，疾患あるいは治療のために活動が制限される状態でも同じ価値になる。疾患によっては生存年数の延長と同程度に健康状態が重要である場合がある。たとえば，関節リウマチなどであれば，生存に直接影響するよりも日常的な生活への影響が重要である。そこで，生存年数と健康状態の両方を加味した指標として質調整生存年（QALY）といった指標が開発され，用いられている。QALYは生存年数に健康関連QOL（HRQOL）で重み付けした指標で，QALYの算出に用いられるHRQOLは，0を死亡，1を完全な健康と定義したスケールで表現される。

QALYの算出のための費用効用分析で用いられる効用値の測定方法には直接法と間接法がある。直接法の代表的なものとしては，時間得失法（time trade-off：TTO）や基準的賭け法（standard gamble：SG）があげられる。Time Trade Offは，たとえば，ある健康状態でいるy年と完全な健康状態でいるx年のどちらがよいかを尋ねる方法である。xを変化させていき，同程度の価値と考えられるところのxを用いて，x/yを効用値とする。また，Standard Gambleはある健康状態でいることと，確率pで完全に健康になれる，ただし1−pですぐに死亡するという技術とどちらを選択したいかを尋ねる方法である。これもpを変化させていき，同程度の価値と考えられるところのpを効用値とする方法である。どちらの方法も実際に患者に調査を行い，効

Ⅲ. 経済評価の可能性と限界

用値を測定するといった研究が行われている。ただし，このような調査を患者に対して行うことは時間がかかり困難である場合も多い。

間接法は患者に対して調査する項目を限定し，そこから効用値を推計するものである。代表的なツールとしてEuroQol-5Dimension（EQ-5D）がある。EQ-5Dはヨーロッパ諸国を中心に多く用いられているツールで，日本語版もある。質問項目は5つのみで，それぞれを3段階で評価する尺度となっている。5つの項目は「移動の程度」「身の回りの管理」「普段の活動」「痛み・不快感」「不安・ふさぎこみ」である。それぞれについて，1は問題がない，2は少し問題がある，3は問題があるという3段階で評価する。こうして評価されたものに重み付けの計算をして，効用値を算出する。患者に対しては簡単な調査でそれを基に効用値が算出できることから，近年広く用いられるようになってきている。同様の趣旨で開発されているものが，Health Utilities Index（HUI）やQWB（Quality of Well-Being Scale）である。

間接法を用いるもう一つのメリットとして，誰の効用値を用いるかという点がある。健康関連QOLの評価は，一般に患者が報告するアウトカム（patient reported outcome）の一つと位置づけられており，その状態にいる患者に調査することが望ましい。実際に，効用値の評価としては，患者本人に調査をした場合と，その状態を説明して一般の人に回答してもらう場合とで評価値が異なることがしばしば報告されている。これまでの研究では患者が回答する場合の方が効用値が高いという報告が多い。これは，実際にその状態にいる患者にとっては，これは現実の健康状態であり，それをあまり悪いと考えたくないといった思考が働くようである。これは患者にしかわからないことなので，あくまでも患者の選好を反映すべきというのは一つの考え方である。しかし，Washington Panelにおいては[2]，効用値を算出する際の重み付けとしては，患者本人ではなく，その状態をよく説明した一般市民への調査による結果を用いるべきとしている。その理由は，患者本人に調査するということは，疾患ごとに対象者が異なるため，その結果を比較するよりも，同じ対象者にさまざまな状態を評価してもらって，比較をした方が，社会的な資源配分には役に立つという考え方である。間接法では，健康状態の記述そのものは患者や家族にし

てもらうものの，重み付けは一般の人を対象とした調査から得られたものであるため，そのまま用いることができる。

効用値を用いる際の課題はさらにいくつかある。たとえば，効用値はその測定方法により回答者の時間選好やリスク選好と関連すると考えられる。特に前者はTTO，後者はSGと関連が強いと考えられる。このような背景があるため，測定方法によって回答が異なることは課題である。また，別の課題として，ここで用いている効用値という概念がいくつかの仮定をおいていることもある。まず，この効用値は基数性を仮定しており，さらにその健康状態でいる期間とは独立であることも仮定している。このような仮定は，経済学において一般的に用いられる効用の概念からは限定されたものであるため，QALYのような指標を用いた分析を費用効用分析とはよばずに費用効果分析と称すべきという主張もある。つまり費用効果分析において効果の指標としてQALYなどを用いているという考え方である。

効用値の表現方法はQALYのみではない。QALYには前述のような特にその状態でいる期間と独立であるといった仮定があるため，この制約を緩めたHYE（Healthy Years Equivalent：健康当量年）といった指標も提案されている。しかし，HYEは測定方法が複雑なこともあり，一般的にはQALYが用いられている。

5 結果の統合と感度分析

医療経済評価を行う際には，その介入の影響が現れる十分に長い期間で考える必要がある。たとえば，インフルエンザの予防や感染時の治療といった医療技術の評価では，比較的短期間で考えれば十分である。これが，がんの治療等になると数年から数十年程度を考慮する必要がある。さらに生活習慣改善や予防接種といったものでは，もっと長期に影響を考える必要があるかもしれない。しかし，医療的な介入に対する長期的な効果は必ずしも明らかになっていないことも多い。たとえば，臨床試験においても，あまり長期にわたるものでは結果が出るまでに時間がかかり，それを実際の臨床に反映するのが遅れることに

Ⅲ. 経済評価の可能性と限界

なるため，たとえば生存時間といった最終的な結果ではなく，検査値の改善といった中間的な結果を用いて評価することも多い。経済評価では，最終的な結果までの期間で分析を行うことが望まれるため，しばしばモデリングの手法を用いた解析が行われる。

経済評価を行う際には，臨床試験等の臨床的エビデンスを検証する研究とあわせて費用データを収集する piggy bag とよばれる方法と，さまざまなデータを統合して分析する方法がある。前者の方法も近年日本でみられるようになってきているが，非常に少ない。経済評価研究としては，後者の方が多く，しばしばモデリングを行う。

経済評価における代表的なモデルは決定樹モデル（decision tree model）とマルコフモデル（Markov model）である。決定樹モデルは臨床での意思決定およびその結果として想定される状態等を枝分かれさせるモデル化で，各枝に確率をあてはめ，結果の指標を設定することで期待値を算出する。経済評価だけでなく，意思決定支援のために用いられている。分岐点には decision node（決定点）と chance node（確率点）がある。decision node は意思決定が必要な場面であり，chance node は確率的に分岐するところである。決定樹モデルは臨床の経過に沿って記載していくことが一般的で，特に短期間の経過をモデル化するには適している。

マルコフモデルはある時点での患者の状態を想定し，経時的に状態を推移していくモデルである。仮定として，どの状態に移行するかは，その直前にどの状態であったかのみに依存し，それ以前にどの状態にいたかは関連しない。マルコフモデルは，しばしば長期の予後を予測する際に用いられる。

医療介入の費用や効果を複数年にわたり検討する場合には，将来の費用や効果を現在価値に換算する割引の操作が必要となる。費用に関しては，その投資価値や将来の不確実性を考慮すると現在の価値よりも将来の価値の方が小さくなることは理解しやすい。

これに対して，アウトカムの割引には議論がある。医療経済評価におけるアウトカムとしてはしばしば生存期間の延長や前述のQALYのような指標を用いる。これを割り引くということは，今年生存する1年と10年後に生存する

1年は価値が違うと考えるということである。

経済評価を統一的に行い、結果の比較可能性を高めるために、これを医療制度で応用している英国やオーストラリア、カナダ等では経済評価の方法に関するガイドラインを作成している。これによると各国で推奨する割引率は異なるが、アウトカムとコストを同率で割り引くことを推奨している場合が多い。これには二つ理由があると考えられる。まず、1年の生存といったものが現在と将来で価値が違うかという点については、一般住民の時間選好に関するさまざまな調査がされており、やはり将来よりも現在の健康の価値が高いという調査結果が多い。しかも費用の割引率よりも健康状態の方が高い割引率が提示されている。もう一つ理論整合上の理由もある。もし費用のみを割り引いて、効果を割り引かないとすると、たとえば今年100万円かけて1QALY得られる医療と、来年同じことを行い100万円かけて1QALY得られる医療と比較すると、来年の100万円は今年の価値に換算すれば100万円よりも小さくなるため、この医療は今年行うよりも来年行う方が効率的である。同様に、どのような医療プログラムも将来に先延ばしした方が効率的ということになってしまう。費用と効果を同率で割り引いておけばそのような矛盾は生じない。

割引率をどの程度にすべきかについては、国債のようなリスクの少ない投資の利率を用いるべきといった意見もあるが、定まった方法はない。各国の経済評価ガイドラインでも、たとえば英国は年3.5%、カナダは5%といった値が提示されている。Washington Panelではレファレンス・ケースとして費用、効果とも年3%で割り引くことと、0～7%の間で変化させた感度分析を行うことを推奨しており、近年ではこれに準拠した割引率を適用している研究が多い。

経済評価において用いる値は費用も効果も集計あるいは推計されたデータを用いることが多い。さらにモデルを用いた経済評価の場合には設定するパラメータにより不確実性がある。このような不確実性に対応し、結果への影響を見積もる方法を感度分析（sensitivity analysis）と称している。感度分析には、それぞれのパラメータの値を変化させたときの影響を測定する一元感度分析に加えて、最近では複数のパラメータの値を確率分布に従って発生させシミュ

Ⅲ. 経済評価の可能性と限界

レーションを行うことによる確率的感度分析とその結果の提示方法として費用対効果受容曲線（cost-effectiveness acceptability curve）の利用が増えている。確率論的感度分析においては，各パラメータに確率分布を仮定し，その分布から無作為に値を抽出して増分費用効果比を算出することを多数回繰り返すことにより，その結果がどのように分布するかを観察するものである。パラメータの値によって結論が逆転するようなことがあれば，これを加味した判断が必要となる。

---

1) Drummond MF, Sculpher MJ, Torrance GW, O'Brien B, Stoddart GL: Methods for the Economic Evaluation of Health Care Programmes, 3rd Edition, Oxford University Press, 2005
2) Gold MR, Joanna ES, Russell LB, Weinstein MC: Cost-Effectiveness in Health and Medicine, Oxford University Press, 1996

3. モデル分析の基本と実例

小林 慎

1 モデルとシミュレーション

　医療経済評価は，多種多様な情報に基づき，評価対象プログラムの費用対効果を評価する。分析に用いる情報として，分析対象疾患の自然経過，分析対象および比較対照プログラムの自然経過への影響，分析で想定する状況に対する費用・効用値等があげられるが，これらは，臨床試験，観察研究，メタアナリシス，アンケート調査，データベース，専門家の意見等，さまざまな情報源から得ることができる。このように多様な情報源から得られた情報を統合的に扱うために，多くの医療経済評価では，人工的に構築したモデルを用いて分析対象プログラムの費用対効果を評価する。

　「モデル」という用語は，医療経済評価だけでなく，さまざまな分野で用いられるが，医療経済評価における「モデル」とは，治療と患者予後の流れを簡略化して表現したものと考えることができる。医療経済評価ではモデルを使った「シミュレーション」により費用対効果に関するさまざまな情報を意思決定者に提供する。その時点で入手しうる最大限の情報（best available data）に基づく意思決定に資する情報を提供することが，医療経済評価の最大の目的の一つであり，モデルによる多種多様な情報の統合化は，この目的のために欠くことができない。

Ⅲ. 経済評価の可能性と限界

2　臨床試験とモデル分析

　モデル分析ではなく，臨床試験で必要な情報を収集することにより実施される医療経済評価もある。しかし，本書のテーマである政策利用を目的とする場合，臨床試験による費用対効果分析には限界がある。

　まず第一に，プロトコルに起因する問題があげられる。臨床試験，特に製造承認取得を目的として行われる第Ⅲ相試験（P3試験）は，評価対象プログラムの効能・安全性を評価することを第一の目的として実施される。そのために，試験前に厳格に定められたプロトコルにより，介入以外の条件がプログラム間で偏らないような均質な実験環境を作りだし，純粋に評価対象プログラムの効能と安全性を評価できるようにしている。一方，医療経済評価は，不均質な現実世界におけるばらつきやデータの不確実性，利用可能な医療資源の種類や量など，さまざまな条件・制約のなかで，費用対効果の観点から最も好ましい選択肢を評価することを目的としており，臨床試験とはそもそも目的が異なる。そのため，厳格にデザインされた臨床試験は，医薬品等の効能と安全性を評価するためには最適であるが，さまざまなばらつきや不確実性にあふれる現実世界における費用対効果の評価を目的とする医療経済評価では，厳格なプロトコルがむしろ足かせとなってしまう。

　臨床試験が医療経済評価に適さない2番目の理由として，評価期間があげられる。医療経済評価では，分析対象プログラムの影響が及ぶ時間範囲で分析を行うことが必要であり，多くの場合生涯にわたる分析を行う。一方，P3試験に限らず，臨床試験の試験期間は効能・安全性を評価するために最低限必要な期間が設定される。比較的長期間実施されることの多い大規模臨床試験といわれるものでも多くの試験期間は数年間程度である。余命が限定的な悪性腫瘍に対する臨床試験では患者の生命予後を評価するものも多いが，それらの臨床試験でもすべての患者の死亡までを追跡しているわけではなく，一定の追跡期間における打ち切りを考慮している。もちろん試験期間が短期間であることは臨床試験の価値を損ねるものではなく，むしろ評価指標（プライマリーエンドポ

イント）が評価できる最低限の試験期間を設定することは，倫理的な観点からも正当なものである。しかし，医療経済評価で必要な時間範囲における推計を行うためにはモデルを使ったシミュレーションが必要となる。

　さらに臨床試験における評価項目の問題もある。医療経済評価では，患者にとって真に価値のある変化を効果指標に用いることが望ましい。降圧薬の評価を例にすれば，降圧薬に対する多くの臨床試験（特にP3試験）では，血圧の変化が評価指標として用いられる。このような中間指標（サロゲートエンドポイント）を採用せざるをえないのは，試験期間が限定的であることとも関連するが，医療経済評価のためには，単に血圧の変化量を評価するだけでなく，それにより脳卒中がどれだけ減ったか，要介護者がどれだけ減ったか，生命予後がどれだけ改善したか，といった情報が必要となる。これらの変化は，すべて患者が実感できる変化であり，患者の生命予後あるいはQOLの変化として評価することができる。これらを総合的に評価する指標として質調整生存年（quality-adjusted life year：QALY）があり，多くの医療経済評価ではQALYが効果指標として用いられているが，臨床試験で得られた情報を基にQALYを推計するためには，他の情報源からのデータ（血圧と脳卒中の関係性等）と組み合わせたうえでモデルによるシミュレーションが必要となる。

3　モデルの種類

　医療経済評価に関する研究は年々盛んになっており，また情報技術の急速な発展も手伝い，さまざまな種類のモデルが用いられるようになってきた。しかし医療経済評価で最も用いられるモデルは，現在でもディシジョンツリーとマルコフモデルである。そこでこの2つのモデルについて概説する。

1. ディシジョンツリー（decision tree：決定樹）

　モデルでは，さまざまな出来事を確率的に考える。そのためモデルにより得られた値は確率を考慮した期待値となる。そのため医療経済評価で扱うアウトカムを，期待生存年，期待費用とよぶことが多い。

Ⅲ. 経済評価の可能性と限界

　期待値計算の例として，ある架空の疾患の例を考える。この疾患には薬剤A，薬剤Bの2つの薬剤が有効とする。どちらの薬剤も使わない場合の患者の余命は10年とする。薬剤Aを投与した場合は，60％の確率で20年生きることができるが，残りの40％は，余命は変化せず10年のままとする。これを式で表すと下記のようになる。

　　　薬剤Aを投与した場合の期待生存年＝20年×0.6＋10年×0.4＝16年

　薬剤Bを投与した場合は，80％の確率で20年生きることができ，残りの20％は余命10年とする。そうすると薬剤Aの計算と同様に，薬剤Bの期待生存年は下記のように計算できる。

　　　薬剤Bを投与した場合の期待生存年＝20年×0.8＋10年×0.2＝18年

2つの薬剤の期待生存年を比較すると，薬剤Bの期待生存年が大きいため，この疾患には薬剤Bを投与したほうがよいということになる。
　この程度の計算であれば紙と鉛筆があれば簡単にできるが，状況が複雑化するにしたがい，やがて手計算では追いつかなくなる。たとえば次のような例を考えてみる。
　「ある疾患に対する2つの薬剤（薬剤Aと薬剤B）による治療を検討する。薬剤Aは薬剤Bよりも有効率が高いが，副作用の発生率も高い。副作用が発生した場合は，10％の確率で死亡する。薬剤A，薬剤Bの有効率は副作用の発生有無により異なり‥‥（以下略）」
　このように複数の条件分岐が連続する問題を扱う場合に有用な手法がディジョンツリーである。図1にディジョンツリーの例を示す。ディジョンツリーは，四角，丸，三角のマークの間を枝が結ぶ構造になっている。これらのマークは，それぞれディジョン・ノード（決定点），チャンス・ノード（確率点），ターミナル・ノード（終端）とよばれる。
　ディジョン・ノードは，その時点でなんらかの意思決定（取捨選択）が行

3. モデル分析の基本と実例

われることを意味する。ディシジョン・ノードの右側に派生している枝がそのディシジョン・ノードにおける選択肢となる。**図1**では，計算された期待値に基づいて薬剤Aと薬剤Bのどちらかが選択されることになる。

チャンス・ノードから派生する枝は，その時点で起こりうる出来事を示す。

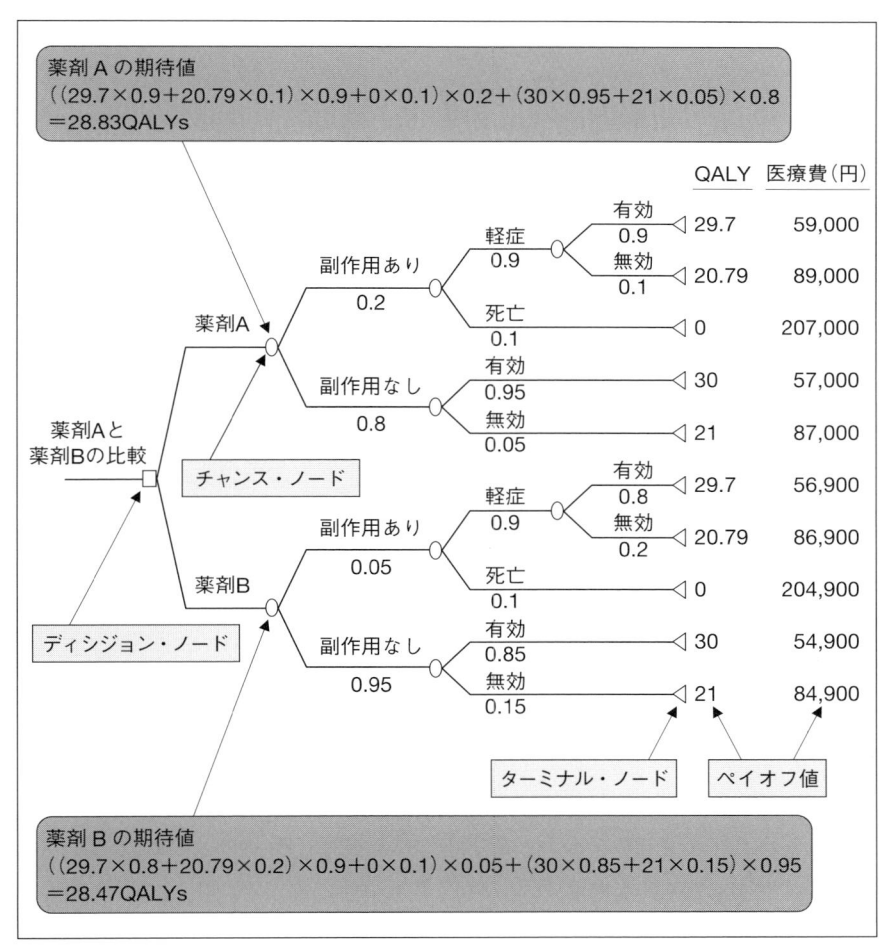

薬剤Aの期待値
$((29.7×0.9+20.79×0.1)×0.9+0×0.1)×0.2+(30×0.95+21×0.05)×0.8$
$=28.83\text{QALYs}$

	QALY	医療費（円）
薬剤A 副作用あり 0.2 軽症 0.9 有効 0.9	29.7	59,000
無効 0.1	20.79	89,000
死亡 0.1	0	207,000
副作用なし 0.8 有効 0.95	30	57,000
無効 0.05	21	87,000
薬剤B 副作用あり 0.05 軽症 0.9 有効 0.8	29.7	56,900
無効 0.2	20.79	86,900
死亡 0.1	0	204,900
副作用なし 0.95 有効 0.85	30	54,900
無効 0.15	21	84,900

薬剤Bの期待値
$((29.7×0.8+20.79×0.2)×0.9+0×0.1)×0.05+(30×0.85+21×0.15)×0.95$
$=28.47\text{QALYs}$

図1 ディシジョンツリーと期待値計算
（小林慎：薬剤経済学の真髄第3回：薬剤経済学におけるモデル分析（1）．Monthlyミクス，6：56，2008より一部改変）

Ⅲ. 経済評価の可能性と限界

たとえば薬剤 A を投与した場合,「副作用が起こる」,「副作用が起こらない」のいずれかが起こる可能性があることを示している。これらの出来事には不確実性が伴うため,各枝の下にはその出来事が起こる確率が示されている。

　ディシジョンツリーの右端は必ずターミナル・ノードで終わる。ディシジョンツリーでは,時間の流れを左から右に示すが,ディシジョン・ノードからスタートして,チャンス・ノードを通りながらターミナル・ノードに至る道筋を,シナリオとよぶ。シナリオとは,そのツリーで想定する個々のストーリーであり,ターミナル・ノードの数は,そのツリーに含まれるシナリオの数を示す。またターミナル・ノードには,そのシナリオが実現した場合のアウトカムも示される。これをペイオフ値とよぶ。たとえば,**図1**の一番上のターミナル・ノードは,「薬剤 A を投与後,副作用が発生したが軽症であり,治療は有効であった」というシナリオが実現した場合のペイオフ値が 29.7 QALY であることを示している。

　ディシジョンツリーによる期待値の計算は,右端のペイオフ値を左側の確率を使って左側に向かって次々に加重平均していくことにより行う。ディシジョンツリーにおけるシナリオの流れが左から右であるのに対して,期待値計算は右から左に向かって行うために,この計算のことをロールバック（逆戻り）計算とよぶ。ロールバック計算により薬剤 A,薬剤 B の QALY の期待値はそれぞれ 28.83 QALY,28.47 QALY と計算される。

2. マルコフモデル[1]

1) マルコフモデルとコホートシミュレーション

　ディシジョンツリーは比較的短期間の分析でよく用いられるが,患者の長期的な状態変化を考慮した分析が必要である場合は,マルコフモデルがしばしば用いられる。マルコフモデルは,患者の予後を複数の有限の状態と状態間の推移確率により定義したものである。

　図2に簡単なマルコフモデルの例を示した。このモデルでは,患者の状態を,「健康」,「病態1」,「死亡」の3つの状態に定義している。一定の期間（たとえば1年）ごとに3つの状態間で起こりうる患者の移動は矢印で示されており,

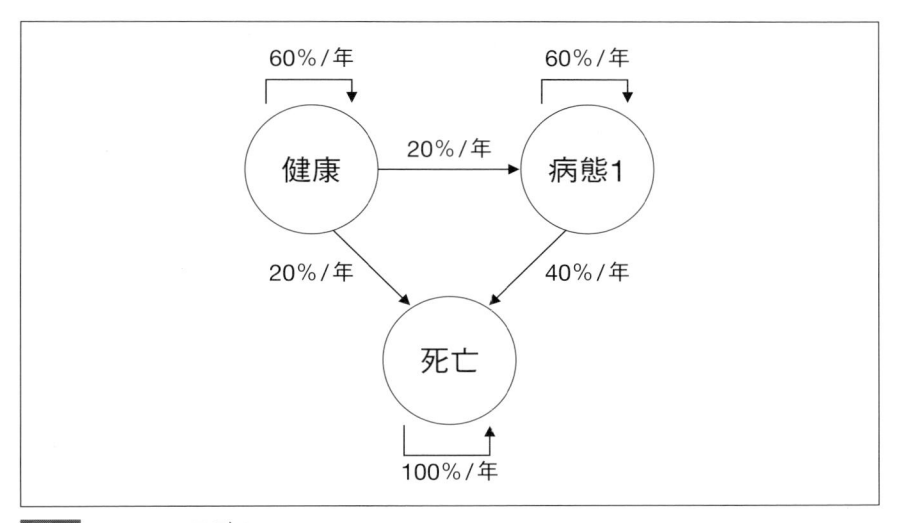

図2 マルコフモデル
（小林慎：薬剤経済学の真髄第3回：薬剤経済学におけるモデル分析（1）．Monthly ミクス，6：57，2008 より一部改変）

その確率は矢印に付随する推移確率により示されている．**図2**では，「健康」から毎年20%が「病態1」に，また20%が「死亡」に移行する．残りの60%はそのまま「健康」にとどまる．「病態1」からは毎年40%が「死亡」に移行するか，「病態1」にとどまるかのどちらかである．「病態1」から「健康」への移行は，このモデルでは考慮していない．「死亡」に移行した場合は，ずっとそこにとどまることになる．

マルコフモデルの計算には，コホート（集団）レベルで行う計算方法（cohort simulation）と個人レベルで行う計算方法（individual simulation, microsimulation, 1st-order Monte Carlo simulation）がある．**図3**にコホートシミュレーションによる患者の状態推移の様子を示した．

各状態に分散しているコホートの人数によって，各時点の費用や生存年を計算することができる．たとえば1年後には「健康」，「病態1」，「死亡」にそれぞれ60人，20人，20人が存在している．「健康」，「病態1」，「死亡」における年間医療費がそれぞれ1万円，10万円，0円とすれば，1年後に発生する医療

Ⅲ. 経済評価の可能性と限界

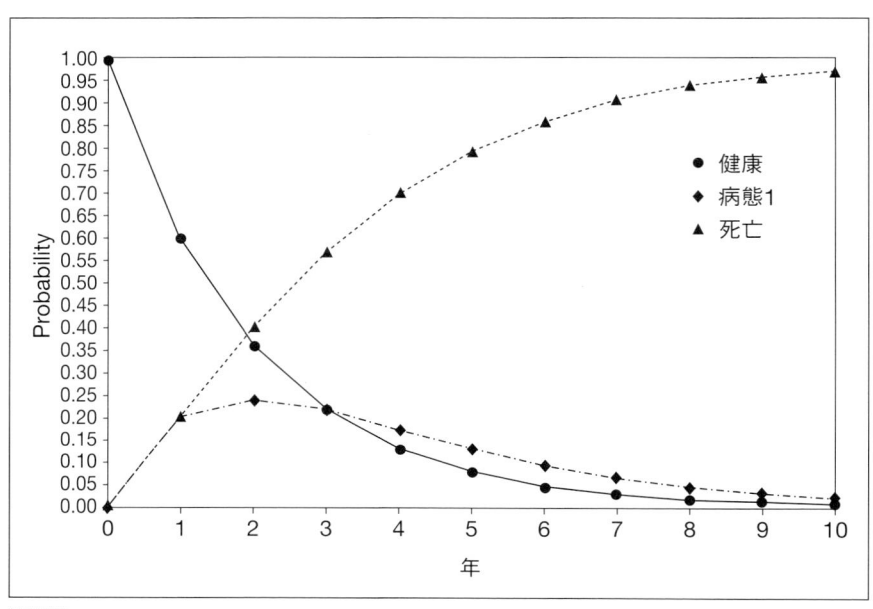

図3 マルコフモデルによる患者推移の推計結果
(小林慎：薬剤経済学の真髄第3回：薬剤経済学におけるモデル分析 (1). Monthly ミクス, 6：58, 2008 より一部改変)

費は，下記のように計算される．

$$1万円 \times 60人 + 10万円 \times 20人 + 0円 \times 20人 = 260万円$$

「健康」,「病態1」,「死亡」における効用値がそれぞれ1, 0.5, 0とすれば，QALYは下記のように計算される．

$$1.0 \times 1年 \times 60人 + 0.5 \times 1年 \times 20人 + 0 \times 0年 \times 20人 = 70 QALYs$$

2) 個人レベルのシミュレーション (individual simulation)

マルコフモデルによるコホートシミュレーションには，マルコフモデルの「無

記憶（memoryless）」という欠点がある。これは，ある状態に存在する患者群は過去の履歴を覚えておくことができないというものである。ある状態に存在するコホートに対して，過去の履歴に応じて異なる処理が必要となる場合は，必要な履歴に応じてマルコフモデルで扱う状態数を増やす必要があるが，実際の分析では扱える状態数にも限界がある。このような場合に用いられるのが個人レベルのシミュレーション（individual simulation）である。

コホートシミュレーションでは，たとえば10,000人のコホートがシミュレーションの開始と同時に一斉にほかの状態に分散していくが，個人レベルのシミュレーションは，10,000人のコホートから1人ずつ取り出しシミュレーションを実施する。モデルに投入された（分析上の）患者は，設定された推移確率に従い，1年ごとに異なる状態への移動の有無を判断する。たとえば1年ごとにサイコロを振り，出た目によって状態の移動の有無を判定するようなものである。たとえば「健康」から「病態1」に進む確率は20％であるため，1から100まで目があるサイコロを振り，1から20の目が出たら「病態1」に進む。現在の状態や，過去の履歴は，追跡変数（tracker variable）という変数に保存する。過去の履歴による状況判断が必要な場合は，追跡変数に保存されている情報を参照してさまざまな処理を行う。このような計算を1人の患者が死亡するまで繰り返し，死亡した時点でその人の総費用や生存年数を記録する。これを10,000人分繰り返し，全員分の費用と生存年数を平均して，シミュレーション結果とする。

4 モデルの注意点

モデルを使った医療経済評価は，さまざまな情報源から集められたデータを統合的に扱うことができることが大きなメリットの一つであるが，それだけに，情報源や使用データの妥当性，データの不確実性，分析の前提条件，仮説設定が結果に与える影響について慎重な検証が必要となる。本稿では，このうちモデル分析における妥当性と不確実性の扱いについて述べる。

Ⅲ. 経済評価の可能性と限界

1. 妥当性（validity）

　医療経済評価の結果は，アナリストが構築するモデルの構造や分析条件，設定するパラメータの値に依存することになる。そのため，分析結果の解釈に入る前に，まずその分析で用いられたモデルの構造やパラメータの値，情報源が妥当なものであるかどうかを確認することが必要となる。

　国際医薬経済・アウトカム研究学会（International Society for Pharmacoeconomics and Outcomes Research）と医学判断学会（Society for Medical Decision Making）の共同タスクフォースのレポートではモデルの妥当性検証の対象として表面的妥当性（face validity），内的妥当性（verification/internal validity），交差妥当性（cross validation），外的妥当性（external validity），予測妥当性（predictive validity）の5つをあげている[2]。

　表面的妥当性とは，モデル構造，データの情報源，分析における条件設定，分析結果等が，その時点の医学的見解や専門家の知見，医療経済評価の基本的考え方，データのavailability等の外部環境，分析の目的などと矛盾しないことである。内的妥当性とは，構築したモデルが正しく作られているかどうかである。これはプログラミングのミスといったレベルから，数学的手法の適切な使用といったレベルまで含まれる。交差妥当性とは，同じテーマを扱った他の分析結果との整合性に関するものである。外的妥当性は，モデルによるシミュレーション結果と実際に観察された疫学研究の結果等との整合性に関するものである。予測妥当性とは，モデルによってシミュレーションされた結果と，分析後ある時間を経過したあとに実現した事象との整合性に関するものである。

　特に，表面的妥当性検証の対象となるデータの情報源については慎重に検討を行うべきである。たとえば日本人を対象とした分析で，血圧などの検査値に対応した脳卒中の発生率をモデルに設定する必要がある場合に，米国で開発された脳卒中発生に関する予測式（フラミンガムリスク推計式など）を使用してもよいだろうか？　循環器系疾患の発生率は日米に大きな違いがあることが知られているため，同じ脳卒中であっても米国で開発された予測式をそのまま日本人を対象とした分析で使用することは適切ではない。しかしこのことは，循

環器領域における日米の疫学的特徴に関する知識がなければ，見過ごされる可能性が高い。

医療費のデータ設定に関する例をあげるとすれば，脳卒中の治療医療費を設定する場合に，脳卒中治療において国内最高峰の医療機関の医療費データを用いることはどうだろうか？　臨床的には国内最高峰の医療機関のデータが気になるところであるが，一般的に医療経済評価は国内の平均として考えた場合の評価を行う。そのため国内最高峰の医療機関の医療費データを医療経済評価でそのまま用いることには注意が必要となる。このような判断のためには医学的知識よりも医療経済評価の基本的考え方の理解が必要となる。

ところで，前述の脳卒中の発生に関する日本人と米国人の違いであるが，もしこの違いを調整する方法があれば，フラミンガムリスク推計式のように米国で開発されたリスク推計式を使って計算された発生率を日本人向けに調整したうえでモデル分析に用いることができる可能性がある。妥当性検証の目的は，モデルの欠点を探して破棄することではなく，よりよいモデルとなるための改善点を模索することにある。

2. 不確実性，変動性，不均質性

モデル分析による結果の不確かさに影響を与える要因として，パラメータの不確実性，変動性，不均質性を考える。

ここに完全な6面体をした1個のサイコロがあるとすると，1の目が出る確率は1/6である。この確率「1/6」には不確実性はない。しかし確率が1/6であっても，実際に6回サイコロを振れば1の目が3回出ることもあるだろうし，1回も出ないこともある。この結果の不確かさは，1/6という確率値の不確実性によるものではなく，偶然性に基づく結果と考えるべきであり，このような結果のばらつきを変動性（variability）とよぶ。

また性質の異なる集団が混在するために，異なる結果が導かれることもある。たとえば一般集団の死亡率を考える場合，平均寿命が男性よりも女性のほうが長いことから男性の死亡率は女性よりも高く，また，高齢者は若年者よりも死亡率が高いと考えられる。このように元々の集団の性質が異なることを不

Ⅲ. 経済評価の可能性と限界

均質性（heterogeneity）とよぶ。

　サイコロに傷が入り，正6面体が少しゆがんでしまった場合，1の目が出る確率は1/6（17%）から変化する。そこで実際にサイコロを100回振ってみたところ1の目が13回出たとすれば，このサイコロで1の目が出る確率は13%と推計される。しかしこのサイコロの1の目が出る「真の確率」が13%であるかどうかはわからず，確率13%には「不確実性がある」ということになる。想定される母集団の平均値等を推定する場合，その不確実性の程度は，標準誤差や95%信頼区間として表現することができる。

$$標準誤差 = \sqrt{p(1-p)/n}$$

$$95\%信頼区間 = p \pm 1.96 \times 標準誤差$$

　上記の例の場合，pは13%，nは100であるため，標準誤差は3%となり，95%信頼区間は，6〜20%となる。

　もしサイコロを1,000回振って1の目が130回出たとすれば，pは13%，標準誤差，95%信頼区間は1%，11〜15%と，不確実性の程度が低くなる。サイコロを振る回数が増えるということは，出目に関する情報が増えるということであるが，一般的に情報量の増加に従い不確実性は小さくなる。このことから不確実性とは，知りたい値に関する情報不足からもたらされる不確かさと考えることができる。

　変動性は偶然の産物であるためコントロールできないが，個人レベルのシミュレーションにより変動性を考慮したシミュレーションを行うことができる。不均質性に対しては，同種のグループごとに分析を行う必要がある。パラメータの不確実性は一般的に情報量の増加に伴い減少するが，医療経済評価はその時点で入手可能な情報に基づき分析を行うことが原則であり，また不確実性を完全に排除することはできない。医療経済評価では，データの不確実性を排除するのではなく，不確実性の範囲とその影響を定量的に把握することが重要である。臨床試験を何度もやり直すことはできないが，モデル分析はパラメータの値を変えた場合の結果を何度も試算することができる。医療経済評価

では，パラメータの不確実性の程度によって設定された上限値と下限値を用いた分析結果により，パラメータの不確実性が分析結果に与える影響を検証する。これを感度分析とよぶ。

5 感度分析

感度分析には，決定論的感度分析と確率的感度分析がある。決定論的感度分析は，1つ，あるいは複数のパラメータの値を変化させた場合の期待値を検証する方法である。変化させるパラメータの数が1つの場合は1元感度分析，2つの場合は2元感度分析とよばれる。確率的感度分析は，パラメータに値ではなく確率分布を設定することにより実施する感度分析である。

1. 決定論的感度分析

図1のディシジョンツリーで薬剤Aの薬剤Bに対する増分費用対効果比（incremental cost-effectiveness ratio：ICER）を計算すると5,042円/QALYとなり，わが国におけるICERの閾値に関する報告を参照すれば，薬剤Aの費用対効果は良好と評価される。しかし図1のディシジョンツリーには多くのパラメータが使用されているため，各パラメータの不確実性がICERに与える影響を検証することが必要である。

たとえば，副作用がない場合の薬剤Aの有効率（95％）について，基本値の10％増減値（85.5〜100％［上限は100％を超えてしまうので100％に設定］）を使って感度分析を実施してみる。

副作用がない場合の薬剤Aの有効率を，100％から85.5％まで徐々に下げていったときの，両群の期待医療費およびQALYの変化を図4に示した。この感度分析の範囲では薬剤A，薬剤Bの間で期待医療費の大小関係の逆転はなさそうである。一方，QALYは，薬剤Aの有効率が90.1％を下回ると薬剤BのQALYのほうが大きくなる結果となった。基本値として用いた薬剤Aの有効率は95％であるため，基本値からわずか5％小さくなるだけで，薬剤AのQALYに関する優位性は損なわれてしまうという結果である。薬剤Aの有

Ⅲ. 経済評価の可能性と限界

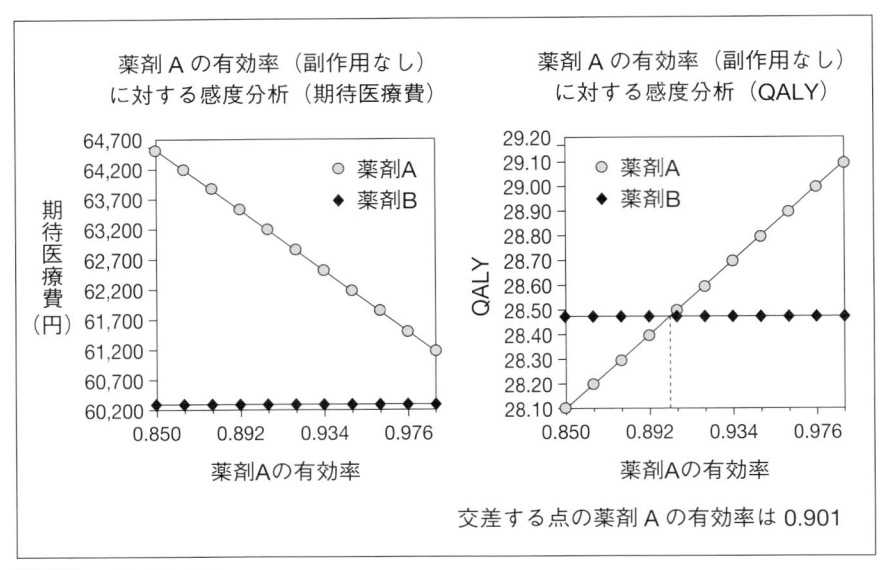

図4 1元感度分析
(小林慎:薬剤経済学の真髄第7回:感度分析(1). Monthly ミクス,10:52, 2008 より一部改変)

効率が90.1%を下回る場合の期待医療費は薬剤Aのほうが薬剤Bよりも大きくなるため,この場合の薬剤Aは費用効果的とはいえなくなる。

このように1元感度分析では,モデルで用いたパラメータを一つひとつ適当な範囲で変化させることにより,基本分析で得られた結果がどのように変化するかを検証する。感度分析では分析結果の値そのものよりも,結果の変化の様子や,「薬剤Aは費用効果的である」という費用対効果に関する判断が変化するかどうかを確認することが重要である。

図1のモデルには,薬剤Aの有効率だけでなく,多くのパラメータが設定されている。複数のパラメータの影響力を一つのグラフで確認する方法としてトルネードダイアグラムがある。図5に,基本値の10%で増減させた場合の2群のQALYの差の変化に関するトルネードダイアグラムを示す。図の中に並んでいるバーの長さは,該当するパラメータを変化させた場合の2群の

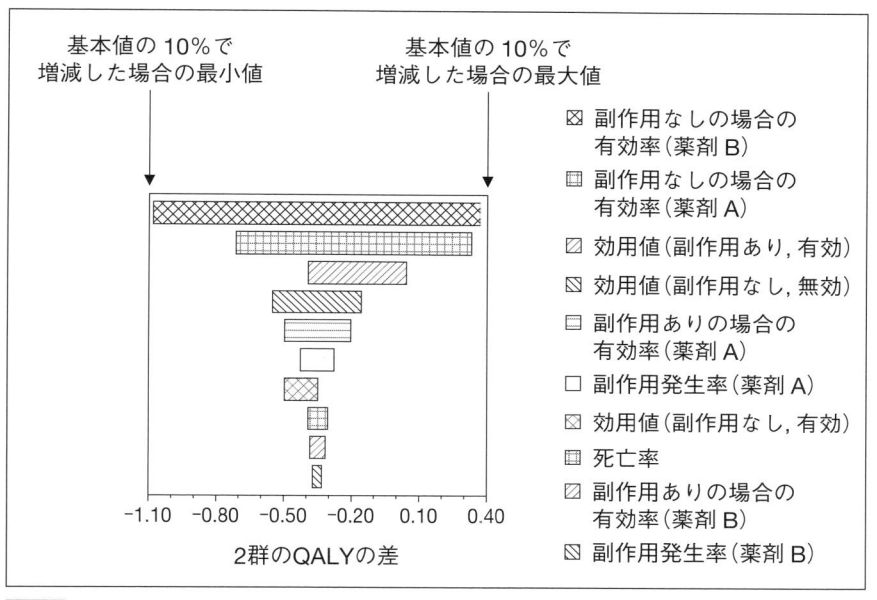

図5 トルネードダイアグラム（各パラメータを基本値の10％で増減した場合）
（小林慎：薬剤経済学の真髄第7回：感度分析 (1). Monthly ミクス, 10：53, 2008 より一部改変）

QALY差の変化量を示している。つまりバーの長さが長いほど，そのパラメータが2群のQALY差に与える影響力が大きいと解釈できる。**図5**では，「副作用なしの場合の薬剤Bの有効率」のバーが最も長いため，このパラメータを変化させた時の2群のQALY差の変化が最も大きいことがわかる。

2. 確率的感度分析[3]

1元感度分析は各パラメータの上限値・下限値を使って一つひとつ確認していく方法であるが，複数のパラメータの不確実性を一度に評価する方法が確率的感度分析（probabilistic sensitivity analysis：PSA）である。PSAでは個々のパラメータに確率分布を設定し，そこからサンプリングした値でICERを計算する。そしてその処理を何度も繰り返すことで得られた多数のICERの情報により，ICERに対する評価を確率的に行う。

III. 経済評価の可能性と限界

　図6はPSA結果を表すためによく用いられる費用対効果受容曲線（cost-effectiveness acceptability curve：CEAC）とよばれるグラフである。CEACの横軸は費用効果的と考えられるICERの閾値を，縦軸は分析対象のICERがその閾値を下回る確率，つまり分析対象が費用効果的と考えられる確率を示している。
　図6ではICERの閾値を600万円とした場合に，分析対象のICERがその閾値を下回る確率は約70％であることを示している。最近の医療経済評価では，多くの分析でPSAが実施され，CEACにより結果が示されている。

6　分析事例

　モデルを使った医療経済評価の例としてスウェーデンにおいて，Lidgrenら

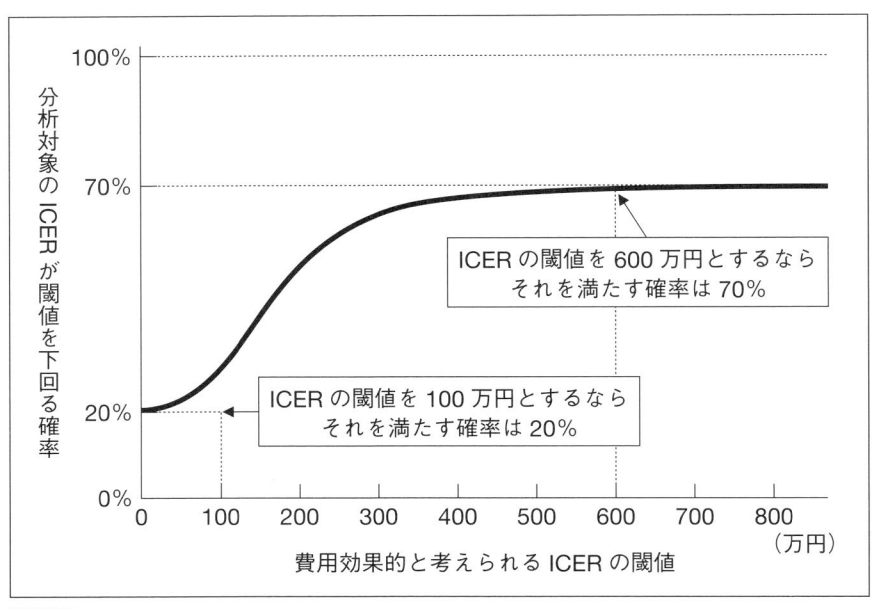

図6　費用対効果受容曲線（CEAC）
　（小林慎：薬剤経済学の真髄第8回：感度分析(2). Monthlyミクス, 11：47, 2008より一部改変）

の実施した転移性乳がん患者に対するHER2検査とトラスツズマブ（ハーセプチン®）治療の組み合わせに対する費用対効果分析を取り上げる[4]。

乳がん患者の25〜30%にHER2タンパクの過剰発現がみられるが，このような患者の予後は不良であることがわかっている。トラスツズマブはHER2タンパクに特異的に結合するモノクローナル抗体であり，化学療法との併用によりHER2過剰発現がみられる乳がん患者の無増悪期間および生存期間を延長する効果が確認されている。一方でトラスツズマブの薬剤費は高額であり，複数の検査と治療の組み合わせによって，最も費用対効果のよい検査・治療法を識別することが重要となる。

Lidgrenらは，本分析で扱う検査と治療の組み合わせを**表1**のような5つの戦略に定義した。

図7にLidgrenらの用いたマルコフモデルを示す。「Stable metastatic

表1 Lidgrenらの分析における検査と治療の組み合わせ

戦略	1次検査	2次検査	検査結果に基づく治療法
戦略1	なし	なし	全例化学療法（ドセタキセル）
戦略2	IHC	なし	IHCが+3の患者にはトラスツズマブ併用療法 それ以外は化学療法のみ
戦略3	IHC	なし	IHCが+2か+3の患者にはトラスツズマブ併用療法 それ以外は化学療法のみ
戦略4	IHC	FISH（IHCが+2か+3の場合）	FISHが+の患者にはトラスツズマブ併用療法 それ以外は化学療法のみ
戦略5	FISH	なし	FISHが+の患者にはトラスツズマブ併用療法 それ以外は化学療法のみ

（Lidgren M, et al：Cost-effectiveness of HER2 testing and trastuzumab therapy for metastatic breast cancer. Acta Oncol, 47(6)：1020, 2008）

III. 経済評価の可能性と限界

disease（S）」,「Progressive metastatic disease（P）」,「Dead（D）」の3つの状態から構成されるマルコフモデルである。SからPへの推移確率は，Martyらにより実施されたトラスツズマブの無作為化比較試験（RCT）から設定されている[5]。PからDへの推移確率は，全体の死亡率がMartyらの臨床試験と合致するようにシミュレーションによる逆算により設定されている。費用と効用値は過去の先行研究により設定されている。

Lidgrenらは，このマルコフモデルを使って65歳の乳がん患者が死亡するまでをシミュレーションした。**表2**が分析結果である。戦略2と戦略3は，他

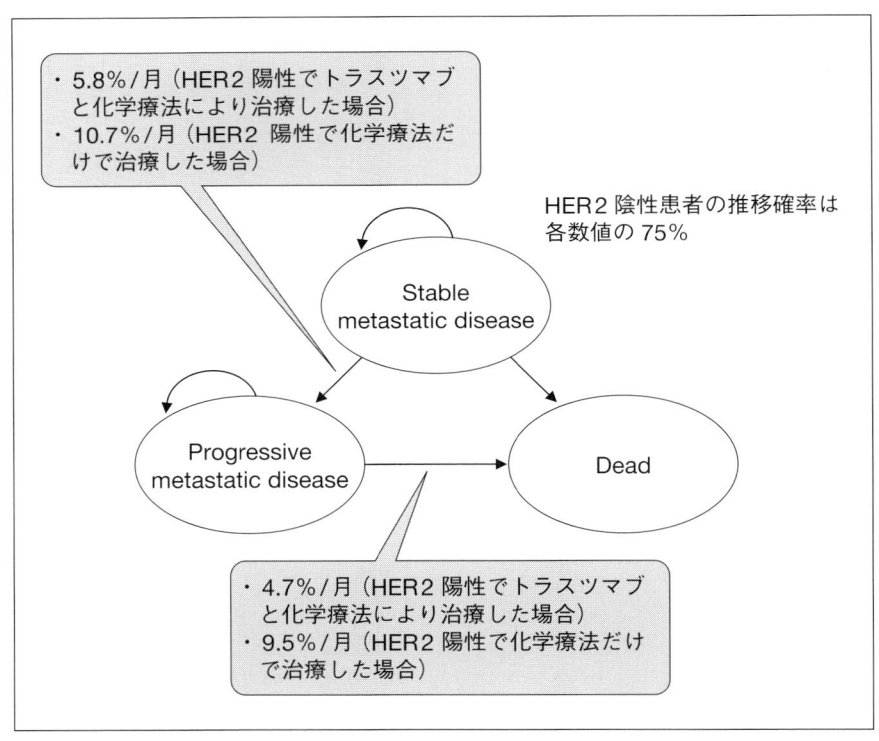

図7 Lidgrenらの用いた乳がん患者のマルコフモデル

・5.8%/月（HER2陽性でトラスツマブと化学療法により治療した場合）
・10.7%/月（HER2陽性で化学療法だけで治療した場合）

HER2陰性患者の推移確率は各数値の75%

Stable metastatic disease → Progressive metastatic disease → Dead

・4.7%/月（HER2陽性でトラスツマブと化学療法により治療した場合）
・9.5%/月（HER2陽性で化学療法だけで治療した場合）

（Lidgren M, et al：Cost-effectiveness of HER2 testing and trastuzumab therapy for metastatic breast cancer. Acta Oncol, 47(6)：1020, 2008より一部改変）

の戦略単独，あるいは複数の戦略の組み合わせと比べて費用大効果小となるため劣位として分析から除外されている。残った戦略4および戦略5のICERは，

表2 基本分析結果

戦略	費用（SEK）	QALY	ICER（SEK/QALY）
戦略1	331,668	1.280	—
戦略2	395,398	1.408	劣位
戦略3	438,429	1.456	拡張劣位
戦略4	416,732	1.456	485,039
戦略5	425,174	1.471	561,207

(Lidgren M, et al：Cost-effectiveness of HER2 testing and trastuzumab therapy for metastatic breast cancer. Acta Oncol, 47(6)：1023, 2008)

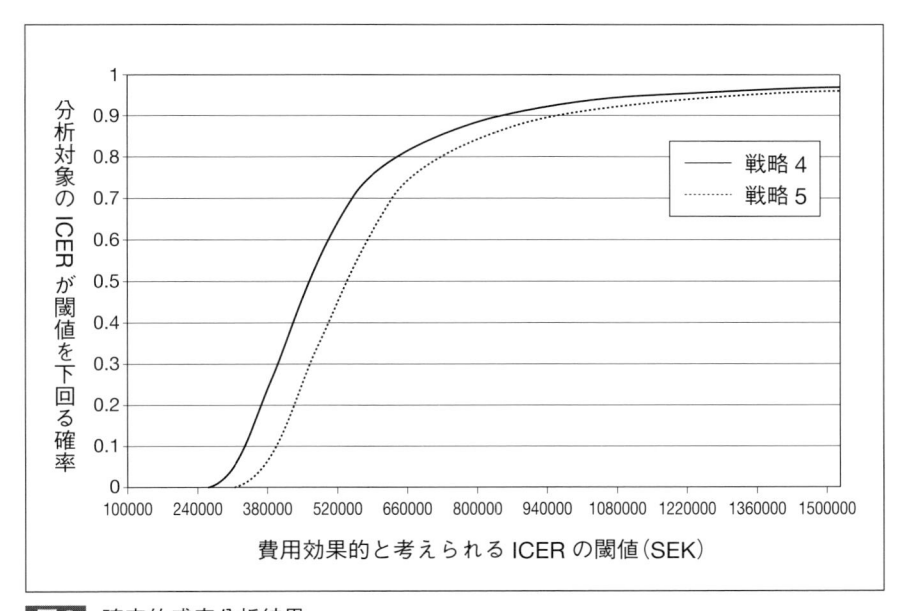

図8 確率的感度分析結果

(Lidgren M, et al：Cost-effectiveness of HER2 testing and trastuzumab therapy for metastatic breast cancer. Acta Oncol, 47(6)：1025, 2008)

III. 経済評価の可能性と限界

それぞれ49万SEK/QALY，56万SEK/QALYとなった。Lidgrenらはスウェーデンにおける費用対効果を評価するための閾値としてPerssonらの報告した65.5万SEK/QALYを用いて，戦略4，戦略5は費用効果的と考えられるとしている。

Lidgrenらはパラメータの不確実性に対して決定論的感度分析および確率的感度分析を実施した。決定論的感度分析として1元感度分析および2元感度分析が実施されたが，いくつかのパラメータで65.5万SEK/QALYを超えるケースがみられた。しかし，確率的感度分析によるCEACを見ると，戦略4，戦略5のICERが65.5万SEK/QALYを下回る確率はそれぞれ約80%，約70%であり，戦略4，戦略5が費用効果的となる確率は高いことが示された（**図8**）。

---

1) Sonnenberg FA, et al: Markov models in medical decision making: a practical guide. Med Decis Making, 13(4): 322-338, 1993
2) Eddy DM, et al; ISPOR-SMDM Modeling Good Research Practices Task Force: Model Transparency and Validation: A Report of the ISPOR-SMDM Modeling Good Research Practices Task Force-7. Value Health, 15(6): 843-850, 2012
3) Briggs AH: Handling uncertainty in cost-effectiveness models. Pharmacoeconomics, 17(5): 479-500, 2000
4) Lidgren M, et al: Cost-effectiveness of HER2 testing and trastuzumab therapy for metastatic breast cancer. Acta Oncol, 47(6): 1018-1028, 2008
5) Marty M, et al: Randomized phase II trial of the efficacy and safety of trastuzumab combined with docetaxel in patients with human epidermal growth factor receptor 2-positive metastatic breast cancer administered as first-line treatment: the M77001 study group. J Clin Oncol, 23(19): 4265-4274, 2005

4 経済評価ガイドライン*

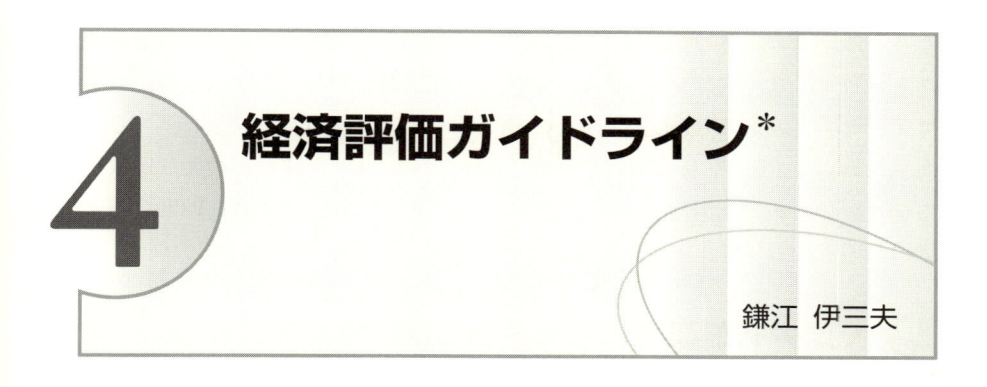

鎌江 伊三夫

1 はじめに

　費用対効果分析を主とした経済評価を公共政策として導入するためには，どうしても医薬経済評価ガイドライン（Pharmacoeconomics Guideline：PEG）が必須となる。その目的は，優れたPEGを導入して経済評価研究の標準的デザインを提示し，許認可申請書式の統一や保険償還の科学的方法論を確立することにある。また，行政府より明示されたPEGは，その国内の経済評価研究を評価するための標準テンプレートとして活用されることも期待される。近年，国際的には欧米各国でのPEG制定が急速に進行し，アジアでも韓国，台湾，タイに続いて2011年5月に中国が政府レベルでのPEG案を策定している[1]。
　したがって多くの国において，科学的エビデンスに基づく医療政策の実施の観点から，政府レベルでのPEG制定は焦眉の急務となっている。特にわが国にとっては，優れたPEGの制定を通して，医薬経済学の分野において欧米の後塵を拝しているとされる日本に対する国際的認識を一新し，世界有数の医薬品市場を有する学術立国としての国際的なリーダーシップを確立する好機にも

＊本稿は，「鎌江伊三夫，池田俊也：医薬品・医療機器を対象とした社会経済評価ガイドラインのエキスパート・コンセンサス案とその活用への提言．薬剤疫学，16(1)：21-26，2011」の内容に加筆した内容である。

Ⅲ. 経済評価の可能性と限界

なりうる。そのような観点から著者らは，平成18年度厚生労働科学研究費補助金（政策科学推進研究事業）「医薬品・医療機器を対象とした社会経済評価ガイドライン策定のためのエキスパート・コンセンサス形成と提言に関する研究」においてPEG案を報告している[2]。さらに，2014年度からの薬価制度への経済評価分析導入を前提に，2012年度の厚生労働科学研究費補助金のもとでの福田班において，中医協で検討されるPEG案を作成中である。

2 厚労省班研究によるPEG案作成までの経緯

わが国の医療制度への費用対効果を考慮した価格設定の導入を検討した研究は，現在までいくつかの先行例があった。代表的なものとしては，坂巻らによる「新医薬品の保険収載における医療経済評価の反映方法に関する研究」[3]や，白神らによる「薬剤経済学の手法を利用した薬価算定に関する研究」[4]などである。これらの先行研究により，研究者個々においては，わが国でのPEG化に対しての構想が練られてきた。しかしながら，1990年代の前半の国際社会ではPEG導入がカナダ，オーストラリアのわずか2カ国に過ぎなかったのに比べ，1990年代末以降，国際的関心が急速に高まり，2006年当時で28カ国（あるいは地域）のガイドラインが作成されるに至っている。うち，21種は多目的のPEG，6種は許認可あるいは償還申請用，1種は論文投稿用であった。最近では，さらに欧州の多くの国が導入に踏み切るなど，その数は著しく増加している。新薬申請時の経済評価データ提出の必須化（いわゆる第4のハードル）は，欧米において動きが目ざましく，英国国立医療技術評価機構（National Institute for Health and Clinical Excellence：NICE）によるPEGの導入と必須化が大きな契機となった。さらに英国NICEでは，コスト算定の基礎となる標準コストテーブルの作成・導入や，評価対象が薬剤から広く医療機器に拡大されるなど新しい展開を生じた。したがって，先行研究よりもさらに進んで，いわば一つの最終段階として，2005年（平成17年）度からの2年間の計画により，代表的研究者複数によるコンセンサス形成へ向けた研究班（主任研究者鎌江伊三夫）が組織された。その目的は，参画専門研究者間の共通認識コンセ

ンサスを確立してエキスパート集団としての具体案を示すとともに，国際的潮流に即応したその法制化への緊急提言を行うことであった．

3 エキスパート・コンセンサス案

　組織されたPEG研究班においては，医薬品および医療機器の社会経済評価分析の実施に対する具体的なガイドライン案作成のために必要な国際標準についての最新情報をレビューし，わが国の保険償還への対応可能性，および，その具体的方法に求められる要件等について検討した．それら検討結果は次の通りである．

1) 国内外の先行研究に検討を加え，PEG制定への技術的問題点を明らかにした．
2) DPC施行下での薬剤経済学研究の利用可能性，薬剤経済評価データの使用実態および必要性について分析し，現状とニーズの乖離を明らかにした．
3) ドイツならびに韓国の最新PEG事情を調査し，それらの翻訳を行った．
4) 米国FDAのPROガイダンス（ドラフト）日本語版を作成し，そのわが国に及ぼす影響や意義について検討した．
5) PEGとともに経済評価分析に必要となるコストの標準化を目標として，コストテーブルの国際的現状と問題点，今後のわが国でのあり方について検討した．
6) 医療費償還への具体的方策の検討をすることにより，経済評価データの薬価算定への適用可能性，薬剤経済学上の理論的フレーム，および経済評価に基づく薬価算定ルールの可能性，さらには，PEG導入に伴う薬価算定の新ルールが医療費の増減に与える財政的インパクトについての制限条件を探り，PEG活用のための今後の環境整備について検討を加えた．
7) 国内関連学会や医療経済研究機構に産官学の開かれた議論の場を形成し，PEGに関するコンセンサス形成を図った．

Ⅲ. 経済評価の可能性と限界

　これらの研究結果を総合し，最終的に薬価算定の参考資料作成のためのPEG案を提示しようと試みたが，各分担研究者によるPEG案作成のスタンスの若干の違いが，ガイドライン項目によっては内容の相違をまねいている点が認められた。しかし，各意見の相違はそれなりに貴重であると考え，厚生労働省への報告書においては異論併記の形で結果として提示した。異論は残されているものの，主任研究者鎌江の総合案として報告されたものが**表1**である。そこでは，PEGの属性項目として，1）タイプから30）財政へのインパクトに至るまでの計30項目にわたっての指針が示されている。

4　PEガイドライン案の活用と今後の課題

　今後，PEG案を政策立案に活用するにあたり，現行の薬価算定ルールに経済評価を組み込むべきか，あるいは，経済評価を用いた新たな薬価算定方式を導入するかが論点となる。英国のNHS・PPRS改革においては，2014年度からの価値に基づく薬価決定（value-based pricing：VBP）が予定されており，薬価へ反映させる手法に関して英国NICEの今後の動向が注目されるところである。わが国でも，2010年度からスタートした新薬加算を中心とする新薬価制度の導入にみられるように，今後，薬価制度改革の視点と規範となるPEGの制定は，今後の医薬品行政に大きな影響をもつものになろう。特に，日本型準VBPともよぶべき独自の加算制度に基づく薬価決定方式を開発してきた日本にとって，日本型準VBPを発展させるPEGの制定が望まれるところである。また，PEG問題は，保険償還可否の判断等，薬価算定以外の場面での使用についても，今後，重要な視点を与えるものと考えられる。

　経済産業省からの動きも注目される。2005年度に経済産業省が医療機器に関する経済社会ガイドライン準備委員会を発足し，2006年度末には，そのガイドライン案が提示され，最終的に2007年12月，商務情報政策局医療・福祉機器産業室より公表された[5]。これは，医療機器のみを対象としたガイドライン案ではあるが，**表1**のPEGに関連する重要案件である。実際，当該準備委員会には，厚労省研究班の鎌江，福田，池田の3名が委員として出席し，厚労

省班研究側と関連する文脈のなかで討議を重ねてきた。その結果，内容的には両PEGは英国NICEの医療技術評価ガイドライン[6]の流れをくみ，類似したものとなっている。当然のことながら，この経済産業省での委員会での成果は，行政の権限上，医療機器の保険収載に直接影響するものではないが，ある程度の影響を与える可能性がある。医療機器のガイドライン化に関しては，2011年に国際学会ISPOR（International Society for Pharmacoeconomics and Outcomes Research）が世界標準となりうるテキストを出版したが，それを踏まえた国際標準との整合性の問題にも今後取り組むべきであろう。

欧米を中心として学問的発展をしてきた医療技術評価の背景には，当然のことではあるが，医療システムおよび医療を取り巻く環境が存在する。特に臨床研究に関わる取り組みは，欧米では以前から行われており，多くのアウトカムデータが存在する点は，医療経済分析への取り組みが相対的に遅れている日本を含むアジア地域との大きな相違点である。たとえば，米国においては，CRC（Clinical Research Center）またはGCRC（General Clinical Research Center）が大学病院および主要な教育病院に設置されており，専属のスタッフにより多くの臨床研究が実施されている。最近ではさらに，米国での臨床研究のシステムを強化すべく，オバマ政権は新たな国策のテーマの一つとして比較臨床効果研究（comparative effectiveness research：CER）の推進を打ち出した。これと相乗して，NIH（National Institutes of Health）が創設したCTSA（Clinical and Translational Science Awards）とよばれる新たな研究費補助制度のもとで，主要大学や研究機関における経済評価も含む臨床アウトカム研究体制の再構築が進行し，また，CERにおける費用対効果研究の在り方にも議論が起こっている[7]。PEGの問題も今後，このようなCTSAやCERの新しい動向に連動して取り組むべき点も指摘されよう。

表1のPEGのいくつかの属性項目においては，2006年当時の分析レベルを前提としているために，現在の英国NICEやカナダCADTHのPEGの内容に比べて，記述に追加や改訂が必要となる事柄がいくつか存在する。たとえば，アウトカム指標としてQALY以外の扱いをどうするかといった問題や，確率的感度分析や効率的フロンティア分析などを具体的にどう取り扱うかなどであ

Ⅲ. 経済評価の可能性と限界

表1 平成18年度厚労省班研究報告による社会経済評価ガイドライン総合案

1)	タイプ	薬価算定の参考資料作成。
2)	主な政策目標	新薬の薬価算定（有用性加算・画期性加算の算定，あるいは原価計算方式のいずれでも）。
3)	標準の報告形式	構造化された定型様式。
4)	利益相反／基金の公開	薬価算定の参考資料としては，原則不要。
5)	提示すべき人々	企業からの申請書類提出を前提として，企業，研究者，政策上の意思決定者。
6)	分析の立場	基本分析としては，支払い者の立場。追加的に社会の立場も可とする。
7)	分析対象薬	新規医薬品（オーファンを除く）。
8)	目標母集団	当該治療の対象の全患者であり，明確に定義される必要がある。
9)	サブグループ解析	年齢，性別や重症度別等，必要性と統計学的妥当性（パワーの保持等）に応じて可とする。
10)	比較対照の選択	原則として新規医薬品以外で次善(next best)の治療法。理論的には，手術等非薬物療法等も比較対象として選択できる。しかし，類似薬効方式による加算を希望する場合は，類似薬とする。
11)	時間軸	臨床的・経済的影響を把握するのに十分な期間。ただし，臨床試験によるpiggy-back分析か，あるいは，モデル分析といった分析フレームと分析期間の関係を明示する。
12)	使用された仮定の記述	明示する。
13)	適切な分析方法	QALYを用いたCUAが望ましいが，中間的アウトカムを用いたCEAも可。
14)	含まれるべき費用	支払い者の立場からの直接医療費。社会の立場からは，直接非医療費や間接費用を含めてもよいが，費用の範囲を明示する。
15)	費用データの根拠	診療報酬点数表。費用調査を行った場合は，その手順の明記と統計学的検証が必要。
16)	分析モデル	モデル分析は可とする。ただし，モデルの構造，設定パラメータ，分析手法等追試可能な細部の記載が必要。

4. 経済評価ガイドライン

17）システマティックレビュー	レビューの方法の系統性（システマティック）について明示すれば使用可。	
18）効果の考え方	RCT，レトロスペクティブスタディ，介入研究，患者データベース等，データ源を明記し，その妥当性を示せば，利用可。代理指標は可能な場合は生存年へ変換。	
19）アウトカム測定法	主としてQALY。	
20）ユーティリティ測定法	日本での信頼性，妥当性，反応性が検証済の質問表（instrument）を用い，その選択理由を明記する。海外のユーティリティデータを援用する場合は，その妥当性の議論が必要。	
21）問題提示の公平性	ケースに応じて対応。	
22）費用の割引率	基本分析3％。感度分析0-6％。	
23）アウトカムの割引率	3％（費用と同率）。感度分析0-6％。割引なしもあわせて分析。	
24）パラメータの感度分析	割引率については0-6％。確率変数については95％信頼区間を用いる。	
25）方法の感度分析	費用の範囲設定による感度分析や，モンテカルロシミュレーション，あるいは，費用効果受容曲線による分析を推奨。	
26）結果の表示	最終的な費用と効果を別途記載し，増分費用効果比（ICER）を算出。	
27）増分分析	必要。ICERを効率的フロンティア曲線と関連して明示し，閾値と比較して受容可能かどうかの議論を行う。	
28）総合的な費用効果比	必要に応じて明記。	
29）結果の一般性	費用効果臨床試験の場合は，統計学的な一般性の保証，また，モデル分析の場合は学会推奨（たとえばISPORモデル分析ガイドライン）基準による一般性の保証が議論されるべき。	
30）財政へのインパクト	新薬導入による影響を定量的に検討。	

（鎌江伊三夫，他：医薬品・医療機器を対象とした社会経済評価ガイドライン策定のためのエキスパート・コンセンサス形成と提言に関する研究．厚生労働科学研究費補助金政策科学推進事業　平成17～18年度総合研究報告書，2007）

Ⅲ. 経済評価の可能性と限界

る。これは今後の検討課題として残されている。

　2012年度での中医協費用対効果専門部会での論点・課題（案）の概要は**表2**の通りである[8]。それによれば，大別して

表2 費用対効果評価専門部会における平成24年度の論点・課題（案）の概要

1. 医療保険制度における費用対効果評価導入のあり方に係る論点・課題
  （1）評価結果の活用方法
    ① 制度対応や見直しの優先順位付け等
    ② 価格評価への反映
    ③ 保険収載の判断基準
    ④ その他
  （2）評価対象とする医療技術の考え方
    ① 新規技術と既存技術
    ② 財政への影響
    ③ 革新性
    ④ 代替性
    ⑤ その他
  （3）評価の実施体制
    ① 実施組織のあり方（行政組織との関係等）
    ② 外部機関（試験研究機関，大学等）との役割分担

2. 評価の手法における技術的な論点・課題
  （1）評価手法
    ① 費用の取り扱い範囲，測定方法
    ② 効果（アウトカム）指標や測定方法
    ③ 比較対照の設定
    ④ 割引率
    ⑤ 評価の対象期間
    ⑥ その他
  （2）データの取り扱い
    ① データの収集方法
    ② 海外データ取り扱い

（平成24年度厚生労働省中央社会保険医療協議会．費用対効果評価専門部会第1回．中医協 費-2. 厚生労働省ホームページ，2007より抜粋）

4. 経済評価ガイドライン

1. 医療保険制度に評価をどのように導入するか
2. 評価の手法における技術的な問題は何か

の2点が提起されている。後者がPEG案に関連するが，それによれば評価の手法における技術的な論点・課題として，(1) 評価手法（費用の範囲や測定方法，効果（アウトカム）指標や測定方法，比較対照の設定，割引率，評価の対象期間など），(2) データの取り扱い（収集方法，海外データ取り扱い）があげられている。基本的には，従来のさまざまな厚労省班研究により示されてきたPEG案の論点が踏襲されており，日本型準VBPへの対応にまで踏み込んだ内容はまだ示されていない。

政府により制定されるPEGがいかなるものになるにせよ，そのガイドライン案の学術的，理論的背景を理解する人材養成が今後ますます重要となる。向後数年間は，医療に関連する産官学いずれにおいても，「PEGリテラシー」に関する教育・研修が広く求められることになると予想される。

5 おわりに

本稿では，高まる医療への医療経済的アプローチの必要性や，医療技術評価の行政レベルでの導入の検討に際し，必須となるPEG案についての厚労省班研究の結果を紹介した。鎌江班の案は，2007年3月の厚労省への報告であるため，必ずしもその認知が広がらないままとなっていたが，その基本的内容は，わが国の現行の薬価制度とグローバルスタンダードとしての医薬経済学的知見との整合をはかる点で評価に値し，現在もその本質的価値を失ってはいない。確かに，2012年度進行中の厚労省福田班によるPEG案策定の原型となっているといえる。しかし，最近の経済評価の分析手法のめざましい発展に比べて，当時の鎌江班の案は必ずしも最新手法についての規定が十分ではなく，また，日本型準VBPに対応する規定も不明確であった。したがって，現行の福田班では，そのような問題認識にたって日本型のPEG案作成が望まれるところである。欧米およびアジア各国でのPEG策定への急速な変化が観察され，日本も社会保障改革の断行が求められる今日，わが国の医療政策の国際的整合性を

Ⅲ. 経済評価の可能性と限界

確保するためには，政府レベルでの正式な PEG 開発と制定への早急な取り組みが必要である。

謝辞

　本稿で紹介した医薬品および医療機器を対象とした社会経済的分析評価ガイドライン案は，池田氏との共著論文[9]，および次のような方々による分担研究により厚生労働省に報告されたものである。ここであらためて分担研究者の方々に深謝申し上げます。

池田　俊也 氏（国際医療福祉大学薬学部　薬学科）
坂巻　弘之 氏（名城大学薬学部　医療薬学科臨床経済学教室）
白神　　誠 氏（日本大学薬学部　薬事管理学研究室）
福田　　敬 氏（東京大学大学院　薬学系研究科　医薬政策学講座）
栁澤振一郎 氏（神戸大学都市安全研究センター　都市安全医学研究分野）
（五十音順，所属は報告書作成時点）

---

1) 中国药物经济学评价指南（2011版），2011（http://www1.gsm.pku.edu.cn/UserFiles/File/543a4421-b610-471b-bada-47d511160cfa.pdf［最新アクセス2011年6月24日］）
2) 鎌江伊三夫，他：医薬品・医療機器を対象とした社会経済評価ガイドライン策定のためのエキスパート・コンセンサス形成と提言に関する研究．厚生労働科学研究費補助金　政策科学推進事業　平成17〜18年度総合研究報告書，2007
3) 坂巻弘之，他：新医薬品の保険収載における医療経済評価の反映方法に関する研究．平成14年度厚生労働科学研究費補助金（政策科学推進研究）報告書，2003
4) 白神誠，他：薬剤経済学の手法を利用した薬価算定に関する研究．平成15年度厚生労働科学研究費補助金（政策科学推進研究）総括・分担研究報告書，2004
5) 医療機器に関する経済社会評価ガイドライン〈共通理念〉．経済産業省ホームページ，2007（http://www.meti.go.jp/committee/summary/0001460/report01.html［最新アクセス2011年6月24日］）
6) NICE: Guidance for Manufacturers and Sponsors, 2001（http://www.nice.org.uk:80/niceMedia/pdf/technicalguidanceformanufacturersandsponsors.pdf［最新アクセス2011年6月24日］）

7) Weinstein MC, et al: Comparative Effectiveness and Health Care Spending — Implications for Reform. N Engl J Med, 362: 460-465, 2010
8) 平成24年度厚生労働省中央社会保険医療協議会．費用対効果評価専門部会第1回．中医協 費-2．厚生労働省ホームページ，2007（http://www.mhlw.go.jp/stf/shingi/2r98520 00002a7mj-att/2r9852000002agiq.pdf［最新アクセス2012年6月10日］）
9) 鎌江伊三夫，池田俊也：医薬品・医療機器を対象とした社会経済評価ガイドラインのエキスパート・コンセンサス案とその活用への提言．薬剤疫学，16(1)：21-26，2011

欧州の取り組み事例

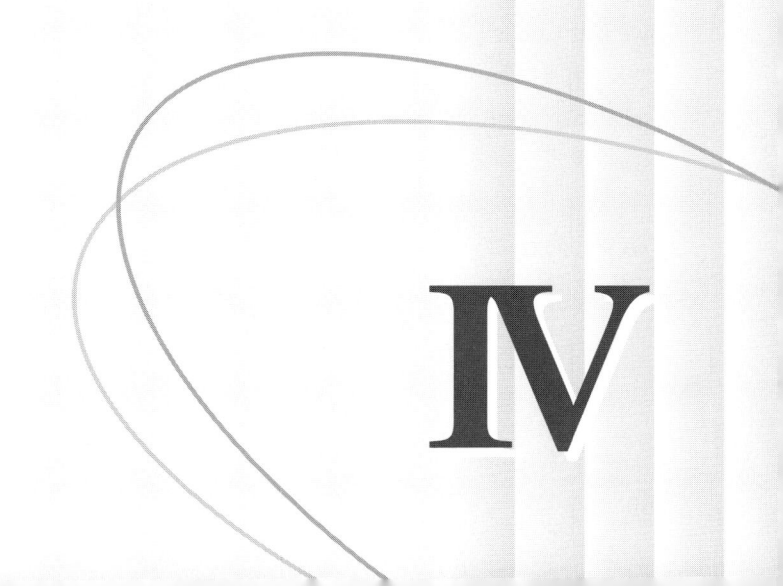

IV

1 スウェーデンにおける医療技術評価の導入と発展の系譜

畑中 綾子

1 はじめに

　スウェーデンは，HTAを国の独立した機関として初期の段階で導入した国である。医療を公的なサービスとして捉えた場合，公的機関の責任としてどのような医療技術を社会に提供するべきかを考慮しておかなければならない。また，公的予算も無限ではないから，公費負担の可能な範囲での価格設定も必要となる。スウェーデンにおいては，前者の社会に提供されるべき医療技術の評価を行うことをヘルステクノロジーアセスメント（HTA）とよび，SBU（The Swedish Council on Health Technology Assessment：医療技術評価協議会）という機関が担っている。それに対し後者の薬価算定は，TLV（The Dental and Pharmaceutical Benefits Agency：歯科および薬剤費給付委員会）という公的機関が担っている。両者は連携しながらも，別の機関として業務を行う。本稿では，スウェーデンのHTA機関とされるSBUを中心として，その導入の経緯と発展について現在までの動きを追っていくこととする。

2　スウェーデンの医療制度

1. 国の特徴

　スウェーデンの人口は，930万人（2009年10月），面積は45万平方kmであり，日本と比較すれば，やや広い面積（日本は38万平方km）に対し，人口14分の1が住む国である。EUに加盟している国であるが，通貨はスウェーデンクローナ（SEK）という独自の通貨を使用している。多くの国家サービスが国民に対し提供される一方で，消費税25％と世界的にも税率が高い国である。女性の社会進出率の高さ等も含め，福祉国家の特徴ある国である。

2. 医療制度の特徴

　スウェーデンでは，すべて国民は同じ条件で優れた医療を受ける権利があるとされ，低い負担で平等な医療を受ける社会が目指されている（保健医療サービス法（The Swedish Health and Medical Services Act））。また，同法で医療者は根拠のある質の高い医療を提供すべき義務があるとされている。

　医療提供は，国全体の医療政策を実施・検討する中央政府の社会保健省（*Socialdepartementet*）と，実際に保健・医療サービスを提供する地方自治体の2つのレベルで支えられている。地方自治体はランスティングとよばれる，日本の県にあたる規模の自治体が中心となり，現在は18のランスティングと，2つの広域自治体コミューンがある。ランスティングでは，税金を財源として，公立病院・診療所での保健医療サービスを提供している。保健医療サービス法は，ランスティングとコミューンが医療機関を整備するにあたっての大幅な自由裁量を認めるために制定され，同法により多くの権限が自治体に委ねられる。

　スウェーデン国民は基本的に無料で医療を受けられる。患者に窓口負担が課せられる場合も少額で，その負担上限は年1～2万円に抑えられている。病院の90％は公営である。高齢者や障害者のための住宅，医療および社会支援サー

Ⅳ. 欧州の取り組み事例

ビスについては，保健福祉庁（socaialstyrelsen）を中央官庁とし，290の市町村が地域の自治体として運営する地方分権型の構造になっている（**表1**）。

3 医療政策の決定と組織

　医療提供が地方自治体に任せられるのに対し，中央政府の役割は医療制度の効率的な運用を保証することにある。社会保健省は医療政策の中枢機関として，保健医療に関する法規制やガイドライン等の政治的課題を扱う。この医療政策の運営にあたっていくつかの政府機関が分担して業務を行う。

　社会保健省の下にある最も重要な機関が保健福祉庁である。保健福祉庁の責務は，医療分野に関わるさまざまな改善に取り組み，指導基準を公表し，医療機関を監督することであり，スウェーデン国内の保健・医療機関で働くすべての職員が，同庁の監督下にある[1]。また，同庁は医療者の教育やさまざまな医療者の資格付与，認定業務等を行う。中央事務局に加えて，6つの地方自治体ユニットがある。

表1 スウェーデンの医療制度の組織

中央政府	地方自治体		
社会保健省	21の県	7カ所の大学病院 約70カ所の県立病院 およそ1,100のプライマリーケア施設	スウェーデン地方自治体（SKL）が県および市町村を代表
保健福祉庁	290の市町村	高齢者・障害者のための住宅，医療および社会支援サービス	
責任範囲 ・立法 ・監督 ・評価	責任範囲 ・財政 ・組織 ・追跡調査		

（Anders A, et al：Health system in transition Sweden, p.19, 2012, およびスウェーデン大使館提供資料を参照し，著者作成）

HTA機関であるSBUは，社会保健省のもと，医療分野の新技術をはじめ，既存の治療法，医療慣行について，科学的見地から評価，検証する。HTA研究においては，英国NICE等の活動を念頭に医薬品等の価格の決定プロセスをHTAとよぶことがあるが，スウェーデンにおけるHTAの概念はもっと幅広い医療政策や医療実践に関わる活動をさす。その活動の成果は薬価算定ではなく評価の結果に基づくガイドラインやレポートの作成にある。

医薬品の安全性・有効性評価と薬価算定は，医薬品庁（MPA）とTLVが分担する。医薬品庁は，審査承認を行う機関であり，医薬品の安全性，有効性を評価する。その責務は，患者や医療機関が安全かつ効能に優れた高品質の医薬品を利用すること，医薬品が適切で費用効率の高い方法で使われるようにすることである。他の政府機関とは違い，医薬品庁は徴収した料金を財源に充てている[1]。TLVは，薬剤費給付の対象にする医薬品を選定したり，それら医薬品の価格を決定する。

4 スウェーデンHTAの導入の歴史

1. スウェーデンにおけるHTA

スウェーデンのHTAを紹介する文献によれば，スウェーデンでのHTAの歴史は古く，350年前にすでにデータを収集し，これを根拠として医療政策の決定を行っていたとされる[2]。現在の論文や臨床試験データに基づいたHTAとは規模も方法も異なるが，スウェーデンには国民の医療情報を収集し，医学研究に利用するという長い歴史と国家への信頼があるのが特徴であった。

現在のいわゆるHTA機関に近い組織的な活動としても，世界で最初にHTAに取り組んだとされる米国OTA（Office of Technology Assessment）よりも早い時期にあった。1968年に政府の研究機関としてSPRI（Sweden Planning and Regionalization Institute for Health Services：医療サービスの計画と地域化に関する研究所）が設置され，医療現場で実践される技術の評価を始めた。その背景には，高コストの医療費への対応と有効性の評価不足への

Ⅳ．欧州の取り組み事例

認識があった。SPRIで行われた最初の技術評価研究は1974年におけるCT（Computer Tomography）の評価であった。それ以前より，保健福祉庁にて，科学的知識と実際の臨床現場が矛盾していないかどうかを決定するための技術評価を行っていたが，このときの評価は選出された専門家に対するインフォーマルかつ専門家情報によるアプローチであった。SPRIでの活動をきっかけに，よりフォーマルな幅広い根拠に基づくHTAの手法が確立されてきた[3][1]。CTの評価を通じてスウェーデンの研究者は米国OTAに関心をもつようになり，HTAを行う国家機関の必要が検討されるようになった。そして，この国家の中心的な役割を担う機関として，1987年保健福祉省のもとにSBUが設置された。また，スウェーデンは地方自治体が医療提供に責任をもっていることから，国家レベルのSBU以外にも地方自治体にHTA機関を置くところもある[2]。

2. SBUの概要

SBU設立の主な目的は，医療費の増大に対する対応，有効なまたコスト効率の高い医療技術をすべての国民に早急に届けるため，さらに新たな技術の価値についての科学的な情報を収集するためのものであった[4]。

ただし，これらいくつかの目的のうちコスト抑制を強調することで新たな医療技術の進展を遅らせることは政府としては本望ではないことは理解しており，効率性と平等性の向上が中心の目的に据えられた[5]。

SBUは医療政策への助言を行うと同時に，関係する医療提供者に対しても情報を提供する。ただし，規制的機能（regulatory function）はもたず，その

---

[1] SPRIは，自己評価と外部評価を含む監査プログラムを運用していたが，1990年代後半にはスウェーデンの病院の約20％しか参加していない状況となり，最終的に研究所は閉鎖した（Legido-Quigley H, et al：ASSURING THE QUALITY OF HEALTH CARE IN THE EUROPEAN UNION, p.179, 2008）。

[2] たとえば，Östergötlandという自治体は，1984年にLinköping大学CMT（Center for Medical Technology Assessment）と提携し，手法の開発や，研究結果の普及，技術の医学的社会的経済的倫理的側面を評価する。

助言に強制力はない[6]。

　SBUには現在40名以上の常勤職員が雇用されており，その他数百名の研究者，医師，経営者，政策決定者等，さまざまな分野で活躍する人が関与している[7]。政府は，SBUの委員長，CEO，10名の委員を医師，科学者，経営者，政策決定者等から指名する。CEOは，15名の科学的助言を行う委員会（Science Advisory Board）のメンバーを基礎研究，応用研究，臨床医，看護，統計学，経済，経営，行政，公衆衛生等の分野から選出する。

　SBUでは現在2種類のレポートを作成する。一つはイエローレポート（Yellow Report）とよばれ，複数の医療技術を包括的に評価するもの，もう一つはアラート（Alert）とよばれる，単一かつ新興技術の段階の医療技術を扱うレポートである。通常のレポートの完成には2〜3年を要するため，通常6カ月から12カ月で行う迅速な評価を行うべき新興技術を対象に1996年にアラートが取り入れられた。

5　SBUの活動

1. HTAのプロセス

　SBUは，調査を行う課題の選定にあたり，次のような基準をもとに順位づけを行う。①多くの患者に使われる診断や治療方法であるか，②高価な技術，特に価値が不明なものか，③従来の治療にとって代わる新興技術であるか，④広範囲に使われる旧式の方法であるか，という点である。扱う対象技術の優先順位はSBUの委員会と科学的助言を行う委員会での議論を通じて行われる。

　SBUの委員会は，扱う対象技術を選定したのち，プロジェクトグループのチェアとメンバーを決める。プロジェクトメンバーは，研究対象課題の専門家で構成される。一つのプロジェクトは10〜15名ほどのグループで行われ，SBUのスタッフからも2，3名が参加する。SBUの常勤雇用ではない外部専門家メンバーは，SBUからの報酬を受け取ることはなく，彼らの雇用主，通常は自治体（county council）から給与が支払われている。

Ⅳ. 欧州の取り組み事例

　評価は，システマティックレビュー（systematic review）とよばれる方法で行う。システマティックレビューとは，国際的論文において妥当とされている研究内容に基づいて，総合的な観点からの質的評価を行うものである。この研究には，臨床研究，経済評価やその他，看護や倫理，社会的側面に関するものが含まれる。

　プロジェクトの開始時に，プロジェクトメンバーらは，科学論文に対する批判的評価についての講義を受け，メンバー間でのセミナーを数回行う。

　大きなプロジェクトになると，一つのプロジェクトの終了までに2，3年かかるのが通常である。調査の過程では，ある疾患への診断や治療等の技術に関して20～40もの技術を比較し，何千もの論文を網羅しなければならないこともある。たとえば，腰痛のレポートを作成するにあたり，40以上もの技術を対象とし，また，がんの放射線治療の安全性，有効性，効率性の評価においては，多くの異なった手法を網羅した。また，プロジェクトメンバーが400ページ，600ページといった関連の報告書を読むこともまれではなく，これらの調査方法によりある程度の期間を要することとなる。

　報告書が完成するとSBUは通常，保健福祉省へ評価結果を報告し，スウェーデン議会の社会政策委員会にも報告を行う。その結果，SBUの研究が国会の議論にあがった例として，てんかんの外科治療，神経弛緩薬の使用，妊婦への電子モニターの使用等がある。1996年には，歯科領域にも評価の範囲は及ぶことになり，2008年には，精神科領域も評価を行うこととなった。

2．政策への影響

　SBUで最初に行われた調査は，1989年に公刊された術前の定期検査に関する費用対効果分析であった[8]。若者や健康人への定期検査は効果がない，もしくは効果が限定的であるだけではなく，一定の確率で偽陽性があることや侵襲度の高い手法を用いることで有害な影響を与える場合がある，との点に基づくものである。4,000人ほどの患者への定期検査を調査し，術前のX線，心電図，検体検査の一連の方法についての正当性があるかがレビューされた。SBUの報告書が刊行されてから3年後，定期的な術前検査の使用は急速に減ってきた。

その結果,年間5,000万SEK（625万USドル）もの費用削減に貢献したとの分析もある[3]。

最近のSBUの研究では,骨粗鬆症の治療として80歳以下の女性に対するカルシウムやビタミンDの投与について,科学的根拠がないとするレポートがある。スウェーデンでは,骨粗鬆症の治療の変更に伴って,年間500万USドルを削減するとの見積もりが出ている[9]。また,軽度の頭部外傷の患者に対する観察法として,CT検査か,入院観察が有効かの試験では,CT検査で外傷の認められない患者には退院をさせるのに対して,入院させて観察する方法は有効性を示さないとの結果が示された。これによって,年間500万USドルの直接費用の削減が見込まれる[10]。これらの評価のインパクトは,数年後にならないと図ることはできないが,SBUの評価はコスト削減だけではなく,安全性や医療の質を高めることにも有効であると期待される。

6 医薬品の薬価決定

1. TLVの役割

TLVは医薬品の償還（政府による補助金の提供）の可否を決定する機関で,医薬品評価委員会（The Board for Pharmaceutical Benefits），歯科評価委員会（The Board for Dental Benefits）の2つの専門委員会をもつ組織である。

TLVの前身は2002年に創設されたLFN（Pharmaceutical Benefits Board）とよばれる機関であり,医薬品と医療機器について公的償還をすべきかどうかを判断する機関であった。2008年に新たに歯科領域の委員会が立ち上げられ,名前もLFNからTLVとなった。TLVには現在約80名のスタッフが働いている[11]。

スウェーデンの医薬品の価格決定プロセスは,病院内で使用される院内薬

---

[3] 前掲 文献3) Carlsson P (2000), p.570。この金額は当時のSBU予算の5倍にあたるものであった。

Ⅳ. 欧州の取り組み事例

と，外来で処方される処方薬とで異なる。院内薬については，病院と製薬企業との交渉で決定し，基本的には公定薬価はない。処方薬については，原則として企業の届け出価格が認められ，次の条件を満たすものについては償還する。その条件とは，① 患者国民の基本的人権に資するものであるか，② ニーズが高く社会連帯として価値があるものか，③ 費用対効果に見合うものであるか，の点である[12]。ただし，費用対効果の点で償還の対象とならないとされた医薬品については，医薬品庁から医薬品の承認を受けていれば，地方自治体の裁量で使用することは可能である[13]。

患者は病院内で使用される医薬品について自己負担はない。外来で処方される処方薬については，その金額に応じて負担額が決まっている。2012年1月の基準改訂で，処方せんについて，患者は年間1,100SEKまではすべて負担する。それ以降は，金額の段階に応じて負担の割合が変化し，1,101SEKから2,100SEKの場合は費用の50％，2,101SEKから3,900SEKの場合は費用の25％，3,901SEKから5,400SEKの場合は費用の10％となっている[11]。

2. 医療経済評価

TLVが前身のLFNから組織改革するのと同時期の2002年に新薬剤給付法が施行され，処方薬の償還時に医療経済評価の提出が義務化された。この医療経済評価は製薬企業が提出することが求められる。まず，製薬企業は，価格と償還の申請書を提出する。それに基づき，TLVの専門家委員会が最終的に償還に見合うものであるかを決定する。TLVでの経済評価では，社会的な立場から生産性費用等も含めることが特徴的であり，QALYを用いた費用対効果分析が推奨される［4］。

2002年以前に償還の対象となってきたすべての既存薬についても，再評価を行う予定であったが，非効率であるため，問題のある疾患領域を特定して償還の見直しが行われる。現在，9つの領域（偏頭痛，高血圧，うつ病，脂質異

---

［4］分析の詳細については福田班報告書を参照。本報告書によれば，TLVでは明示的な経済評価の閾値は存在しないが，1QALYあたり40万SEK（1SEK＝約13円）が目安となっているとする。

常症，糖尿病等）の再評価が予定されている。評価については新薬については守秘義務のため外部の協力は得ずTLV内部で行う。既存薬については外部の協力者の協力を得て行うことがあり，必要に応じてSBU等の協力を得ることもある。

　TLVでは，製薬企業からの申請から180日以内に価格と償還の決定を行うこととされているが，多くの場合にはそれより早い。現状の価格を変更したい場合，企業がTLVに申請書を送れば，次の価格リスト改訂の対象となる。価格の引き上げ申請については90日以内，価格引き下げ申請についてはできるだけ早く行われるのがルールである。

7 おわりに

　スウェーデンでHTA機関が世界に先んじていることには，人口規模が少なく，また公的サービスとして医療が捉えられているという背景のもとで，HTA機関の役割が国民や医療者にわかりやすく認識されていたという特徴があったと考えられる。しかし，その一方で，SBUによる評価のインパクトが十分ではないという指摘もある。すなわち，SBUは規制機関としての機能はもたないため，評価によるインパクトをもたらすためには，規制機関やモニタリング機能をもつ機関との連携が必要となる。国や自治体がHTAへの支援を増やしている一方で，そのインパクトとなる非効率な運用を減らし，真に効率的な医療を提供するというつながりを見いだせるものはまだ十分ではない。医療者や研究機関や政府機関との連携がより重要な課題であるという点である[14]。

　SBUが規制権限をもたず，アドバイス機関としてとどまることは，評価の柔軟性や中立性を保つためには重要な点である。しかし，これら評価結果をいかに具体的な運用の場で示していくか，については，HTA機関の意義と存続に関わる。米国OTAが1995年に閉鎖したのは，政策へのインパクトを十分に説明できなかったことも背景にある。HTA機関の中立性と政策実行へのインパクトのバランスがスウェーデンにおいてもいまだ課題であることは今後の

Ⅳ．欧州の取り組み事例

HTA 機関の性格づけを考えていくうえでも参考となる。

　また，本稿では十分に触れることができなかったが，スウェーデンの特徴として，国民の医療情報が国レベルで収集されており，これら情報の利用が大きく関わっている点が特徴である。このような大規模データの存在が客観的な評価を行ううえでの大前提ともいうべき条件であり，わが国でのHTA機関導入にあたっても，これら条件の考慮が必要となるであろう。

---

1) 「スウェーデンの保健医療」ファクトシートスウェーデン政府内閣府資料より（http://www.swedenabroad.com/SelectImageX/6049/HealthandMedicalcare.pdf［最新アクセス 2013 年 1 月 10 日］）
2) Jonsson E: History of health technology assessment in Sweden. Int J Technol Assess Health Care, 25 (Suppl 1)：42-52, 2009
3) Carlsson P, et al: Health Technology Assessment in Sweden. Int J Technol Assess Health Care, 16 (2)：560-575; 568, 2000
4) 前掲　文献 2) Jonsson E (2009), p.46
5) 前掲　文献 3) Carlsson P (2000), p.568
6) 前掲　文献 2) Jonsson E (2009), p.46
7) 前掲　文献 2) Jonsson E (2009), p.47
8) The Swedish Council on Technology Assessment in Health Care (SBU)：Preoperative routines, SBU, Stockholm, 1989
9) 前掲　文献 2) Jonsson E (2009), p.49
10) 前掲　文献 2) Jonsson E (2009), p.49
11) TLV ホームページより（http://www.tlv.se/［最新アクセス 2013 年 1 月 10 日］）
12) 医療経済評価の政策応用とガイドライン開発に関する予備的研究班（班長　福田敬）：医療経済評価研究の政策への応用に関する予備的研究報告書（詳細版）．平成 23 年 6 月
13) 前掲　文献 12) 福田班報告書 p.30
14) 前掲　文献 2) Jonsson E (2009), p.51

2 英国における医療技術評価導入

竹之下 泰志

1 はじめに

医療制度はその国の文化や社会的土壌の上に築かれている。そのため、医療制度の詳細を議論する前に、まず、制度に大きな影響を与えていると考えられる、文化、社会的な要素を確認していく。そのうえでどのような歴史を経てその国の医療制度が進化してきたか、現在その医療制度がどのように運用されているのか、どのような成果をあげ、どのような課題に直面しているかを考察していきたい。

2 英国の医療制度の社会，歴史的背景

欧州は、気候や民族的な観点からいくつかの地域に分けられるが、英国は大きな括りでは、北ヨーロッパに属する。比較的寒い気候のため、計画的な食料生産と地域レベルでの助け合いが重視される文化が根底にある。また、キリスト教の思想としての平等、隣人愛も深く根付いている。加えて、資本経済が発達する経緯で、政府がより能動的に富の再分配をし、社会正義を実現していくべきであるという社会主義思想が発達し、政治思想の柱の一つとなっている。

このような背景のもと、英国は第2次世界大戦の直後の1948年、限られた

Ⅳ．欧州の取り組み事例

資源の最適活用と社会正義の実現を目指して医療を国営化した[1]。すべての国民に良質な医療を無償で提供するという理想のもと，国内にあるすべての医療機関を国有化し，国民医療サービス（National Health Service：NHS）という組織に組み込んだ。NHSの費用は，税金と社会保障費で賄い，患者は原則無料で医療を受けることができる。NHSは，度重なる組織変更を経験してきたが，現在でも，無償で平等な医療という原則は守られている。そのため，英国の医療制度運営では，限られた国民の資源をいかに効率的に活用するのか，また医療のばらつきをどのように是正するのかというのが，常に大きな命題になっている。

制度運営上の特徴としては，中央集権的な手法とデータの重視があげられる。元来英国の議院内閣制は，実質上，衆議院（House of Commons）がほとんどの権限を握る一院制であり，また首相の権限も非常に強い。そのため，首相と政権で思い切った政策の転換や，増税等，難しい政策を可決し実行できる。また，NHSは，運営上は高度に中央集権化された組織であり，保健省の政策やNHS幹部の命令を，トップダウンで運営する仕組みになっている。

データの活用という面では，情報の可視化を通じて意思決定を改善するというアプローチが重視されている。このアプローチは医療の分野でも徹底されており，医療機関は経営や医療成績に関する情報を集め，報告し，開示する義務を負っている。また，公衆衛生の分野でも，国民の健康情報を地域のレベルで集めて分析をし，健康政策に生かすという伝統がある。そのため，ロンドン大学衛生熱帯医学部（London School of Hygiene and Tropical Medicine），ロンドン・スクール・オブ・エコノミクス（London School of Economics：LSE）等，この分野で世界をリードする研究機関，大学が国内に存在する。

3　労働党ブレア政権の医療政策

サッチャー，メージャー首相の率いる保守党が政権を握っていた1980年代から1990年代にかけて，英国の医療は，質量ともに，先進国でも最低レベルまで下がっていた[2]。最大の理由は投資不足だ。このような状況のなかで，

2. 英国における医療技術評価導入

1997年に発足したブレア政権は,医療の抜本的な立て直しを政策の柱として掲げ,政権基盤の安定した2001年から10年計画で,「NHSプラン」と名づけた医療の大改革にのりだした。「21世紀の英国にふさわしいNHSを作る」という触れ込みで作られたこのプランの要点は以下のようなものである[3]。

① 医療資源への大規模な追加投資
② 医療の可視化と質の管理:医療への国家基準の導入,英国国立医療技術評価機構(National Institute for Health and Clinical Excellence:NICE)による治療ガイドラインの設定
③ 現場の活性化(empowerment):末端組織への権限の委譲と一部組織への独立性の付与,医師以外の医療従事者の役割の拡大
④ 医療機関の競争の強化:患者の選択権の尊重,患者の声を医療サービスの改善へ反映,民間の医療機関の新規参入促進,かかりつけ医との契約制度の導入

これらの政策はブレア首相の,「ニューレイバー(新しい労働主義)」という思想に基づいている。この思想は,単純にいうと,「個人や企業の努力を尊重し,活用しながら社会正義を実現していく」という考え方である。医療の分野では財源配分と医療機関は国営システムのなかで行いつづけるが,経営責任を明確化すると同時に,牽制,競争の効く仕組みを導入するということが基本方針となった。

NHSプランは2001年の中間選挙での圧勝を機に,強力な国民の支持をバックに,実行に移された。医療機関と地域の保険者に経営上の大きな自由度が与えられるとともに,経営の質を高めるべく,組織強化プログラムや人材の拡充,育成が図られた。また,医療に多大な追加資金が投入されるとともに,仕組みの各所でデータの開示とそのデータを活用した,競争,牽制が促進された。具体的には,医療機関の医療成績のデータを活用して,保険者が医療機関との契約交渉を行う,患者が医療機関を選択すること等がより顕著に行われるようになった。NICEはこのような文脈のなかで誕生し,定着していく。

IV. 欧州の取り組み事例

4　NICEの誕生とその役割

　ブレアは，NHSプランを作るにあたって，医療政策に詳しい各界のエリートを集めて政策立案チームを編成した。メンバーには，社会経済学者のジュリアン・ルグランとポール・カリガンを中心に，経営コンサルタント等，30代の若手ブレーンが選ばれた[4]。特徴的なのは，保健省やNHSの幹部，医師の団体の代表等，医療制度に利害のある人材がほとんど外されていた点である。この背景には，利害関係のしがらみをできるだけ取り除き，英国の医療が本当に必要としている改革を実行していくという狙いがあった。この政策チームは，保険者が医療機関との交渉をするにあたって，また医療機関内で医療資源を最適活用するために，医薬品や医療行為の有効性と経済性に関する情報が不十分であることに着目し，検討を進めこの問題を解決する切り札としてNICEという機構の設置を提言した[4]。

　NICEは独自のboardと経営陣をもつ，政府から独立した中立的・専門的機関だ。医療技術（新薬，治療法，健康増進），診療（施術，ケア），侵襲行為についてのガイドラインを「有効性」と「経済性（費用対効果）」に関する検討によって設定する。これらのサービススタンダードは，見方によっては，複雑で画一化しづらい医療の世界に公的機関が"手を突っ込む"試みとみられ，現場の強い反発を受けかねない。極力政府から距離を置いた中立的・専門的な機関や検討組織で，エビデンスに基づいて検討を行い，「国家のお仕着せ」にならない仕組みを定着させている。NICEの「決定」はガイドラインにとどまるが，実質上，NHSサービスの治療や薬剤使用を規定する役割を果たし，遵守率は8割以上に上る。遵守しない場合には医師，医療機関，保険者に理由説明が求められる。

5 NICE の活動

現在英国では,保険者が,被保険者が受けられる医療行為に関して,毎年医療機関と契約を結ぶ仕組みになっている[5]。疾病,傷害ごとにどのような治療が行われるべきか,どのような薬剤が使われるべきか,どのような量の需要が予測されるか,価格はいくらかが詳細に議論され決められる。医療機関はこの契約に基づいて医療サービスを提供し,保険者はサービス提供契約が守られているかをモニターする。NICE の活動が本格化する前は,各地域の保険者がリードをとって地域ごとに新しい薬剤,医療機器を審査し,保険償還の対象にするかどうか,どのような使い方をするかを決める会議を実施している。この会議には一般的には,地域の中核病院,かかりつけ医,薬剤師の代表が参加する[5]。懸案の新技術に関して,事前に独自の調査をしたうえで,その地域の視点からどのような使い方をするのか,保険償還の対象とするか意思決定を行う。この会議を経て,新しい薬剤,医療機器は,保険の枠のなかでの使用が承認され,その使い方に関するガイドラインが作られ医療現場へ浸透するという仕組みである。NICE はこの地方分権的な仕組みの土壌の上に,その判断を支援するガイドラインを作成するという位置づけで設置された。

NICE による技術評価の一般的なプロセスは以下のとおりである。新しい技術が医療現場に導入される数年前に,国立先端技術探索センター(National Horizon Scanning Centre)といわれる組織が,その技術の商用化を検討しているメーカーに対して,その新技術が国民医療費にどのような影響を与えるか,つまり英国全体でどの程度の売り上げが見込まれるのか,問い合わせをする。もし大きな影響がある(通常は年間予想売り上げ 60 億円以上)と判断される場合には,NICE の検討対象にする決定を行う。

NICE の検討対象になった医療技術に関しては,商用化後最初の 1 年程度はメーカーが独自に価格を決め,医師に対してその対象患者,症状について説明をすることができる。しかし,1 年程度経ち,その技術に対する現場の医師の評価が定まってくると,NICE は臨床現場の意見,海外における当該技術の承

認，使用状況，費用対効果等を考慮しながら，具体的にどのような患者を対象として，どのような状況で当該技術を使用すべきかについて検討し，ガイドラインを策定する。ここで特筆すべきは，「経済性」(費用対効果)のウエイトの高さだ。限られた医療資源をより有効に活用する"value for money"というキーワードのもと，「一人の患者の健康を1年間得るためにはいくらのコストがかかるのか」を示す質調整生存年（quality-adjusted life year：QALY）という指標を用い，技術の価値を厳しく評価する。平たくいえば，「限られた医療資源を有効活用するため，健康と生活を大幅に改善する技術に資源を集中させる」という発想である。

一般的に，1QALY あたり3万ポンド（約420万円）がNHSで医療サービスを提供する場合の限界とされ，一部の高価な抗がん剤等がNHSサービスの範囲外となっている。3万ポンドを超える治療を受けたい場合は，自費もしくは個人の医療保険を使って民間病院で治療を受けることが必要となる。無論，このような金額を支払うことのできる人の数は限られている。

仮にコストパフォーマンスの悪くない技術であっても，すでに市場に出ている技術に比べて明らかに優れた効果を証明できない限り，NICEのガイドライン支持は得られない。すでに市場にある他の技術と同じ括りに入れられ，「そのカテゴリーの中で最も安いものを活用するように」というガイドラインが下される。

6 HTA 活用の実態

ここまで，英国のHTA制度とNICEの役割について考察を加えてきた。この項では，実際に英国でHTAがどのように活用されているのかを確認していく。

公的医療の仕組みのなかで活動する保険者，医療機関はNICEガイドライン[6]を遵守することが義務づけられており，ガイドラインの実施率は8割を超えているといわれている。NICEのガイドラインは，前述のとおり，保険者と医療機関が牽制し合うというNHSの仕組みのなかで実施され，医療の効果と

効率の改善に貢献している．特に最近は，保険者財政が逼迫しており，NICEガイドラインをコスト抑制の切り札に使っている場合が多い．

NICE は全体としては定着をしたというのが一般的な見方だ．NICE という「現場に対する規制強化」ともとらえられる仕組みが受け入れられた背景には，医療費が大幅に増額され，この増資分が，医師や看護師の待遇改善，医療機関への追加投資に使われ，彼らの新しい仕組みに対する反発を抑えることができたということがある．また，HTA の導入だけではなく，並行して，HTA を活用する保険者の権限強化と機能の育成も図られたということも NICE 制度の定着に大きく貢献した．

加えて，NICE の検討プロセスが現実的であり，かつ随所に「遊び」が盛り込まれていることも，制度の定着に寄与したと考えられる．まず，前述のとおり，NICE の技術評価の対象は，医療費全体に影響の大きい医療技術に限られており，結果として，検討の遅延や現場の NICE に対する極度の依存等の問題は起こっていない．また，検討のプロセスは，中立的な大学の専門家が主体になりデータに基づいた検討をするように設計されている．一般の市民に対する「公聴」の仕組みや当該技術を開発した当事者との対話の仕組みも盛り込まれている．QALY の上限の目安は3万ポンドだが必ずしもそのとおりの裁定が下されるということではなく，例外も認められている．NICE の判定はガイドラインという位置づけで，医療現場での実施は義務づけられているが，意義の申し立て，例外の申請という手続きもできる仕組みとなっており，実際にルールの運用は寛容に行われている．

最後に，NICE が政府と独立した中立機関であり，政府や NHS と距離をとれていることも，NICE への信頼感の醸成に大きく貢献していることをあげたい．

7 NICE 導入の成果と課題

医療費のより効果的，効率的な活用のツールとして大きな期待とともに導入された NICE の仕組みだが，実際にはどのような成果があったのだろうか．

Ⅳ. 欧州の取り組み事例

　NICE ガイドラインが英国の医療に与えた影響については，いまだ定量的な分析は限られている。一般的な評価としては，必要な仕組みであり，ほぼ期待どおりに機能しているというのが一般的な評価だが，反面いくつかの弊害も指摘されている。

　まず，肯定的な意見としては，HTA 導入の主な狙いであった限られた医療費の合理的な活用に貢献しているということがあげられる。アメリカや他の欧州諸国で保険償還されている薬剤が，費用対効果が悪いという理由で，使用を認めないというガイドラインが多く出された。特に，価格の極端に高い抗がん剤や同種品との差別化が不十分な慢性疾患の薬剤に対して厳しい判定が下された。また，一部の手術もその成果がどのように患者の延命や生活の質を改善するのかが十分に確認できないとして，保険償還の対象としては相応しくないという決定が下された。これらの判定は，短期的にはおのおの数十億円以上，総額では 1,000 億円以上の医療費削減につながったと NICE は発表している[4]。

　NICE ガイドラインの 2 つ目の成果としては，医療の標準化を通じた医療の質の改善があげられる。英国の医療は，元々，医療行為のガイドラインに基づいてある程度画一的に行われる傾向が強かったが，NICE ガイドラインの導入は，この傾向をさらに強めた。結果として，有効性の証明された医療がより徹底されることとなった。

　NICE 制度に対する批判としては，まず，最先端の医療行為，薬剤のなかで英国では使用が認められないものが多く出てきたことがあげられる。著名な例では，抗がん剤のトラスツズマブ（ハーセプチン®）や認知症治療薬ドネペジル塩酸塩（アリセプト®）の使用が一般的には認められないという判定が下された例があげられる[6]。効果はある程度認められるが，それに比べてコストが高すぎるという理由でこれらの薬の使用を極端に制限したことは，患者の反発をよび一部の地域では政治問題化した。医療の成果という点からみると，コストのために最善の医療ができず，患者が不利益を被っているという声も強い[6]。

　医薬品，医療機器産業にとっては，製品差別化のハードルが高くなり，その結果新しい製品，サービスを作っても英国では十分に利益が出せないというケースが増えている。このような国家主導の医療コストの削減に対しては，短

絡的な手法であり，長期的には医療機関や医薬品メーカーの研究意欲の低下につながり結果的に国民の利益につながらないという批判も強い。先進国の政府としては，限られた医療資源でより多くの患者を治療するという要請に応えるだけでなく，医療技術や医薬品における技術革新も実現していかなければならない。これまで英国政府は，英国内での研究開発投資を積極的に行う医薬品メーカーに対しては，実質的に高い薬価を容認し，英国内での利益を伸ばすことを容認する姿勢をとってきた。しかし，ここで説明したように，NICE の登場によって，現在は「コスト」と「技術革新」のバランスは，「コスト」側に重心が大きく振れている状況だ。コストと技術革新のバランスを担保するために英国政府の政策はどのように進化していくのか。この点で，高度な医学的研究を行う医療機関を再編し，医療技術の研究に充てる国家予算をより効果的に活用するという動きや，医薬品メーカーに対しての優遇税制を導入する検討が進みつつある。しかし，現時点では，英国では積極投資を控えるメーカーが多い。

　また，NICE 制度に対するもう一つの批判としては，医療現場での主体性の喪失につながっているのではないかということだ。保険者の多くは，NICE のガイドラインが検討中という技術に関しては，そのガイドラインが出るまでは，使用を認めず，NICE のガイドラインに従うという態度をとりはじめている。この背景には，新技術導入によるコスト増を避けたい，また，独自の技術評価へ労力を割きたくないという後ろ向きの理由もある。前述のとおり，NICE のガイドラインは主な疾病，傷害と医療費への影響の大きい医療行為から優先的に設定されつつあるが，まだまだ多くの医療行為に関してガイドラインは設定されておらず，現場での意思決定は重要である。加えて，ガイドラインのある医療行為に関しても，各患者のケースに大きなばらつきがあり，現場での判断が求められる。このような状況のもとで，NICE ガイドライン導入による主体性の減退は危険な兆候だ。

　もう一つの懸念点として，NICE の制度が定着してくるにつれてそれに適応し，制度の弱点をつくメーカーの動きがあることもあげられる。前述のとおり，NICE の判定は QALY という指標に大きく左右されるが，製薬，医療機器メー

Ⅳ．欧州の取り組み事例

カーのなかには QALY を試算し，NICE の判定基準から逆算して容認される上限の価格をつけてくる企業もある。また，高い価格がとれるよう，新技術の対象とする患者群を QALY が高めに出ると考えられる集団に絞り込んで，技術開発をするという動きもある。これは，臨床の立場から考えると合理的な活動ではあるが，ルールを設定する側とそれに対応する側がいたちごっこを始めている，結果的に医療制度全体の運営コストがあがることが懸念される，という声も強い[4]。

8 おわりに

　以上，英国における医療技術評価の導入について社会歴史的な背景，導入の経緯，運営の実態とその成果と課題についてみてきた。中央集権的でかつガイドラインに基づいた医療が定着している土壌での事例であり，これから日本に対して意味合いを抽出することには難しい面もあるが，以下の点は参考になるのではないかと考える。

① 　人材育成：英国では，公衆衛生や医療経済に関する研究が盛んで専門家の層が非常に厚い。このような人材が，保健省，NICE，大学，民間企業で活躍し，また横の連携がよくとれている。日本で医療経済分野の人材とノウハウの底上げをどのように図るのか。

② 　情報：技術評価には中立的で信頼性の高い情報が不可欠。これをどのように担保するのか。

③ 　透明で民主的な仕組み：技術評価にあたっては，検討のプロセスを透明化するとともに，医療従事者，メーカー，保険者，専門家等，さまざまなステークホルダーが検討に参画できる仕組みが整っている。また，NICE は独立行政法人であり，政治からの影響を受けにくい体制となっている。日本では，ステークホルダーの意見を調整し制度全体の正当性を高めるためにどのような仕組みが望ましいのか。

④ 　実行につながる設計：ガイドラインが現場で定着するためには，啓蒙や教育，インセンティブ等が必要。また，英国では保険者が大きな役割を果たし

ているが，日本の制度のなかでガイドラインの定着に誰がリーダーシップをとるのか．
⑤ メーカーによる研究開発の促進：技術評価の仕組みは，医療費削減の切り札として活用されがちだが，メーカーの研究開発意欲の減退という副作用ももたらす危険性が高い．コスト削減と産業振興と研究開発活動の推進のバランスをどうとるのか．

---

1) NHS Choices
   http://www.nhs.uk/NHSEngland/thenhs/nhshistory/Pages/NHShistory1948.aspx［最新アクセス2013年2月14日］
2) OECD Health Data 2008. OECD, 2008
3) The NHS Plan: a plan for investment, a plan for reform. UK Department of Health, 2000.
4) 武内和久，他：公平・無料・国営を貫く英国の医療改革．集英社新書，2009
5) 近藤克則：「医療費抑制の時代」を超えて―イギリスの医療・福祉改革．医学書院，2004
6) http://www.nice.org.uk/Guidance/Topic［最新アクセス2013年2月14日］

Ⅳ．欧州の取り組み事例

3 NICEの意義と国際的影響力

Eldon Spackman
（訳：西村 智子）

1 はじめに

　英国では英国国立医療技術評価機構（National Institute for Health and Clinical Excellence：NICE）がQALYを評価の指標として採用し，2万ポンドを上限値としたことはすでに広く知られることとなっている。また，NICEに対して "NICE is not nice" あるいは "NICE Blight（NICEの害）" という否定的な言葉が語られる場合もある。

　一方，英国NICEが国民や医薬品業界から批判にさらされたにもかかわらず，自国の医療経済評価にNICE式を導入しようとする国が多いことも事実である。ここでは，英国NICEの外部評価機関でもあり，医薬経済学ではトップクラスの実績をもつヨーク大学においてドラモンド教授とともに研究を行うスパックマン氏によるNICEの手法の変遷と国際的影響力についての寄稿を以下翻訳にて紹介する。（訳者注）

2 NICEの概要

　NICEは，英国の国民医療サービス（NHS）が提供する医療サービスについて国民に対して平等に高品質で公平なアクセスを確保することを目的として国

民の付託機関として1999年に創設された。しかしながら，その理念の実践はNHSに割り当てられた予算の制約を受けることとなった。

NICEがその目的のために医療技術評価プログラムにおいてとった手法の一つはNHSで提供されている医療行為と新規・既存の医薬品に対してレコメンデーション＝「推奨」を与えることであった。「推奨」の判断は不確実性を前提とした価値判断によるものである。

NICEの方法論は，単独のガイドライン[1]に記述されているほか，方法論的勧告はNICE内の意思決定支援ユニット（DSU [1]）が行うこともある。

NICEおよびDSUによる新しい治療技術の総枠費用と健康に対する影響評価の方法論は幅広く標準化，体系化されている。生存年数と質の両面に与える変化を「健康影響」とし，質調整生存年（QALY）とEQ-5Dを指標とし，健康を評価する。

なお，コスト計算にあたってはあくまでもNHSにおけるものであり，新しい医療技術のアウトカム評価を採用するかどうかの判断においては，治療行為が患者に与える直接的な影響とその治療行為を採用することで支出が抑えられた結果，他者が受ける間接的な影響が勘案されている。

現在NICEは1QALYあたりの医療にかかるコストとして2万ポンドを想定している。つまり，NHSにおいて2万ポンドを支出するということは健康を1QALY分増加させなければならないということである。費用対効果の良い新しい医療技術は1QALYあたり2万ポンド以下でないといけないということになる。

現行の閾値に対しては論理的，実証的な裏付けがないとする批判も多いが，その一方で個別の価値尺度を用いた評価について関心を示す人も少なくはないのが実情である。現在，英国医学研究審議会（Medical Research Council）の

---

[1] http://www.nicedsu.org.uk/［最新アクセス2013年1月27日］
　　訳者注：DSUはNICEから国内の大学に対してその医療技術評価プログラムに対する調査研究および教育について付託されている共同事業である。シェフィールド大学，ヨーク大学，レスター大学を中心としてブリストル大学，ロンドン衛生熱帯医学大学，ブルネル大学が事業に参画している。

Ⅳ. 欧州の取り組み事例

助成により英国内の閾値の合理的な計算方法の決定論についてヨーク大学に研究が委託されているところである[2]。

製造メーカーからQALYを用いた費用対効果資料が提出されると，独立的評価グループによる検証と評価委員会における審議，パブリックコメントを経て，費用対効果評価の閾値と比較される。1QALYあたり2万ポンド以下の医療行為は一般的に認められることになっているが最近は，社会的な要請に応じて，終末期に関するものや，健康回復度合いが顕著でかつ長期間にわたるようなケースについては例外的に1QALYあたり3万ポンドを超えるICERを認めることもある。

終末期の患者に対する医療に関しては，生存期間の延長を顕著に示す十分な証拠があること，また，医療者を専門資格者に，あるいは対象者を限定して便益が非常に大きいことが要件とし，1QALYあたり最高5万ポンドまで認められることがある。なお，英国国民が人生の他の時期よりも終末期医療に財源を優先することを本当に望んでいるのか，あるいは逆にこの時期は5万ポンドよりもさらに高価な医療を許容するのかという研究が現在進行中である。

小児の骨肉腫に対するミファムルチド（mifamurtide，商品名Mepact）に対して，使用を推奨しない結果を出した後，NICEはその医薬品による回復機能が著しく，効果が30年以上続く場合は，将来の価値はコストよりも重みづけするというガイドラインの修正案を発表した。ミファムルチドのケースでは，費用増分効果は1QALYあたり5万7,000ポンドが認められた。

明らかに主観性をはらむ「著しい回復」という単語を無視したとしても，この事例は方法論的視点から議論を巻き起こした。つまり，ある1人の人間のコストが他者の健康に置き換えられるとき，その費用と健康はどう測ったらよいのだろうか，ということである。最新の方法論的指針では将来のコストと効果は同等に扱われる一方で，死に瀕していたり症状の重い患者が治癒もしくは同等の状態が30年以上続くような治療行為はより尊重されることとされている。

このような方法論の転換は，医療行為の承認時に透明性を高めようとする試みと例外を正当に設けることの両立の困難さを示すものでもある。

上記のように，NICEは現在，健康に関する社会の選好を考慮に入れた決定

を試みているところである。NICE のガイダンスは，医療技術評価プログラムとメソッドガイドに従って発行されている。プログラムは利害関係者と一般市民の参加を促すような仕組みとなっている。NICE のウェブサイト[3]には委員会の調査結果とガイダンスの内容のほか，メーカーからの提出書類，データの検証グループの報告書，一般からの意見が公開されている。

3 NICE がもたらした医療技術評価の進展

　NICE は，臨床的かつ経済的な評価を行う。NICE の決定は，メーカーはもちろん患者や臨床家にも大きな影響を及ぼすため，できるだけ多くの異なる視点から精査がなされる。意思決定方法論を含む NICE のメソドロジーに対する批判的な評価は，特に英国では，経済評価のための適切な方法に関する多くの研究を育むものでもある。NICE は，意思決定支援ユニット（DSU）に資金と支援を提供することにより，経済的評価の方法論の開発を奨励してきた。DSU は NICE から委託を受けて，研究所の技術評価プログラムをサポートするような研究を行い，また人材育成も行っている。

　ヨーク大学のマイケル・ドラモンド博士は，医療経済評価において方法論的進歩が進んだのは NICE の功績と評価している[4]。NICE による経済的評価によって価値に即した価格設定，リスク分担手法を含むさまざまな医療技術に対するその他の評価の導入につながったというのだ。NICE は現在，医療機器，診断サービスおよび公衆衛生上の介入を評価しているが，NICE によってもたらされたものとして，経済的評価以上にエンドポイントや代替的医療行為との比較，患者のサブグループの評価，透明性の確保と患者の関与等について認識が高まったこと等をあげている。

　NICE の決定の影響力は，時には利害関係者からは強い反応，つまり非承認となった際の抗議行動などを伴う。それは多くの場合，評価手法，特に新規で他の臨床的評価に比べてまだ確立されていない経済評価手法に対する批判を引き起こすことで新たな手法の開発につながるのである。

Ⅳ．欧州の取り組み事例

4 価値に基づく価格設定（value-based pricing）

　2007年に公正取引委員会（Office of Fair Trade：OFT）は英国の医薬品価格規制制度（Pharmaceutical Price Regulation Scheme：PPRS）は価値に基づいた価格設定システムに置き換えるべきとの推奨を行った[5]。OFTはNHSの財政改善と同時に製薬会社の投資へのインセンティブを向上させるような，安定的かつ持続可能なシステムを目標に掲げた。これに伴い，英国保健省（DH）はブランド薬の価格設定に新しい価値を基準にしたアプローチ[6]を採用することとした。2014年1月1日以降上市される新しい化合物にはVBP（value-based pricing）が適用されることとなっている。

　この新しいアプローチによって，価格設定の手法のみならず，治療行為に関する経済的評価の在り方も影響を受ける可能性がある。現在の評価はNHSの観点から実施されているが，利益とコストの両方に焦点をあてることは，健康そのものだけではなく健康によって維持される生命と生活の質をも重視することでもある。

　現在の方法論においても「革新的」または「根拠の確実性の度合い」から判断して追加的有用性があると委員会から判断されたものもあるが，審査過程は明確に示されていない。政府は，健康から生み出される社会的生産性とその家族の効用をも含む，より広い社会的利益というような，健康とは別の指標を採用することを掲げている。保健省はまた，広い社会的便益の重みづけが社会的嗜好によって決定されるべきとし，健康上の減退度合いや治療の負担の大きい疾病に対する治療や，その増分ではなく実際に大きい変化をもたらすような治療方法については相応の考慮をしようとしている。もちろん，社会は獲得する便益に対して新たに発生するコストについても考慮することになり，現在延命効果や生活の質のために財源を割り当てている保健予算は，より広い社会的嗜好と比較して配分されることとなる。

　政府はそのほかにVBPへの移行を検討している。前述したように，NICEがメーカーから提出された価格に対して決定を行う際には閾値が用いられてい

る。**図1**は治療の増分費用が治療の価格から導き出されることを示しているのだが，QALYあたりの閾値が20,000ポンドの場合，2QALYsあたり20,000ポンドまでの範囲であれば承認され，30,000ポンドのケースでは拒絶されることが示されている（訳注：つまり1QALYを得られる医療あたりの価格にばらつきがあり，公平ではない）。さらに，実際には増分費用対効果比で高すぎるとNHSから拒否された後にメーカーは値下げを行って承認を受けるという戦略をとることが可能となっている。価格調整は通常，患者アクセス方式を通じて個別に交渉されているので，製造業者にとっては当初できるだけ高い価格で申請し，必要に応じて閾値まで交渉するという動機づけとなっている。

メーカーが価値評価に関するデータと希望価格を提示することになっている現行のプロセスとインセンティブの在り方においては，価格の大幅な変更にはつながりにくい。しかし，現在は閾値を超えた治療に対する拒否権を政府がもつのに対して，VBPのもとでは，メーカーが主体的に価値に応じた価格設定を促す仕組みとなる。そして，実は新しい方式のもとで最も困難に直面するの

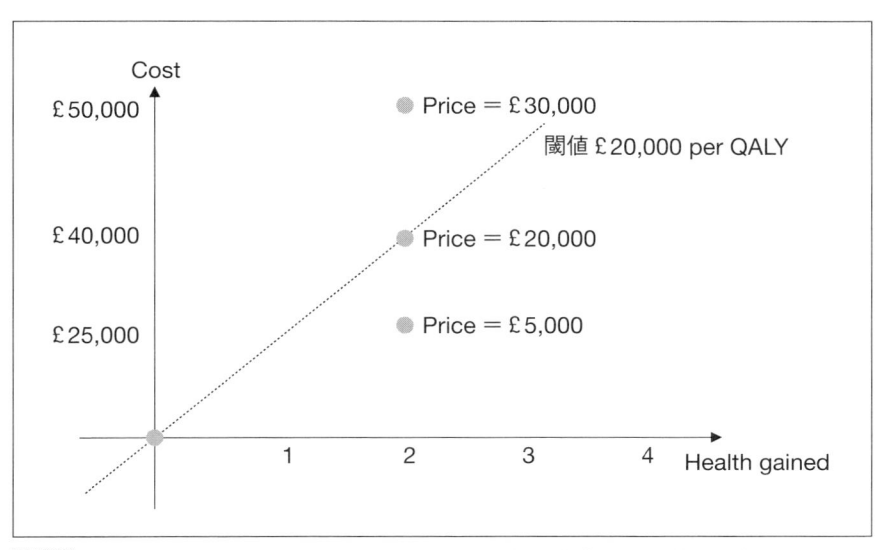

図1 現行制度においてNHSに受け入れられる治療行為の増分費用と得られる健康の関係

Ⅳ．欧州の取り組み事例

は審査委員会であることも予想されている。現在の委員会は，不確実性があっても閾値における意思決定に影響を与えないため，根拠データの各部分に対して細かな意見をもっている必要はないのだが，新しい方式では，費用対効果の増分を決定するために使用されるすべての指標は委員会によって合意されなければならない。決定にあたっては最善の努力が図られるべきであるが，どの指標を使うべきかはっきりした根拠は乏しく，優位な結果も示されていない。

政府はより広い社会的利益と価値を反映させた価格設定を行う準備を進めているが，新たな治療法へのアクセス性にどう影響するか，複数の治療を併用する場合でも可能か等，いまだ不明な点も多い。保健省は「VBP の実施にあたり，政策の効果は，システム設計とその価格計算メカニズムから大きな影響を受ける」としているものの，現時点でまだ具体案は示されていない。

5　他のリスク分担協定

VBP というのは，メーカーにもインセンティブを付与し，かつ予算効率を良くするメカニズムの一つであるが，治療の価値を高めるような，費用対効果に応じた治療制御に関する契約方式などの試みは，過去にも導入されてきた[7]。2008 年には NICE は黄斑変性症の治療において，ラニビズマブ（ranibizumab；商品名ルセンティス，Lucentis）は罹病眼につき最初の 14 回までの注射が費用対効果が高いと判断。そのため，ノバルティスは，この制限を超えた場合の治療費用を負担することで合意した。同様にヤンセン・シラグのケースでは，尋常性乾癬患者に対するウステキヌマブ（ustekinumab；商品名ステラーラ，Stelara）は体重 100 キロ以上の患者に対する追加投与 [2] にあたってはメーカーが費用を負担することとなった。

成果ベースの契約も行われている。2003 年，パーク・デービスはアトルバスタチン（atorvastatin；商品名リピトール，Lipitor）を投与時の LDL コレス

---

[2] 訳者注：一般患者には 45 mg 投与，100 kg 以上の患者には 45 mg を 2 バイアル，計 90 mg 投与

3. NICEの意義と国際的影響力

テロール値に対して目標値到達保証を行った。同様に，多発性骨髄腫に対するボルテゾミブ（bortezomib；商品名ベルケイド，Velcade）については遡及的な償還に関する合意がなされた。

2002年にNICEは多発性硬化症に対するβインターフェロンおよび酢酸グラチラマーの費用対効果を示す証拠が不十分であると結論づけた[8]。多発性硬化症に関するリスクを分担する手法が編みだされ，メーカーは，一定の臨床効果をもたらす上限まで薬剤を無償提供することに合意している。このスキームの設定にあたっては非常に熟議が重ねられた[9]。長期観察研究であり，治療の効果を測定するために5,000人以上の患者からのデータを収集することとなり，コホートは，2005年4月[10]まで募集することとなった。当該研究に関する最初のレポートは2年後だったが次のレポートが出されたのは7年後で，「多発性硬化症による障害─杖で歩いたり，車椅子を使用と定義─の進行を遅らせる」という証明ができなかったばかりか，さらにそれを促進させている可能性[11]さえ示された。つまり当該ケースでは，製薬会社は，費用対効果検証に要した費用をNHSに支払わなければならなかったはずである。しかし，この劇的な発見によってもメーカー側からの自発的な値下げにはつながらなかった。それどころか，科学的諮問グループは，薬価引下げ判断をするのは時期尚早で，さらなるフォローアップ分析が必要とした。その理由としては，「モデルの過小評価やヒストリカルコントロールのミスが原因で，病気の変化が見逃されたり，改善がみられないといった誤った判断につながった」ということであった。こうした議論[12]はマッケイブらによって提起されている。

つまりリスク分担を行う手法にはさまざまなケースがありえ，かつコストもかかるのである。科学的諮問グループも万能ではないことが示されたほか，諮問委員会自体もバイアス[13]がかかっているともいわれている。2002年から現在まで年間5,000万ポンドもの費用が計上されており，10年経ち5億ポンドを費やした現在においても，成果は明らかになっていない。

ところで，標準薬に加えてβインターフェロンと酢酸グラチラマーを比較対象薬としてフィンゴリモドを評価し，費用対効果が悪いという結果が示されている[14]。そのため，もしこの2剤の費用対効果が悪いということが判明したら，

169

これらを承認したNHSはフィンゴリモドに引き続き誤りを犯したことになる。
　以下のとおり，今後のリスク分担のためにさまざまな重要な教訓が示されている。

（1）表面的妥当性と形式的確認の必要性．
（2）ランダム化，並行群間比較試験，被験者や治験実施医師の盲検化の重要性
（3）適切なガバナンス（公平，バランス）の必要性
（4）透明性の確保，年次報告書，出版権の必要性
（5）先行的な合意が順守されることの必要性

　NICE自体は価格交渉やリスク分担を行うわけではないが，影響を与える。リスク分担はNICEが費用対効果が良くないと結論づけた後に行われ，パラメータはNICEの分析と同じものが使用される。NICEにおける費用対効果分析と決定は，医療の価値を向上させ，革新的で効果的な医療を生産しつづけるためにメーカーへのインセンティブとしても必要でありつづけるであろう。

6　国内および国際価格に対するNICEの影響

　すでに述べたように，価格づけされた新しい治療に対する諾否権限は有しているものの，NICEには価格を設定するための権限はない。しかし，初期の審査で却下された治療法でもメーカーが価格を下げれば受け入れられるようなケースを考えれば，間接的には価格に影響を与えるということもできる。

　英国NHSで設定した価格は，外国価格参照制度により他国での価格に影響を与える[15]。世界保健機関（WHO）と国際保健医療活動団体（HAI）によるレポートによると，英国の価格は一般に基準価格としてさまざまな国で使用されていることが判明した。英国とシステムが大幅に異なる場合であっても，低い価格と価格に関する情報のアクセシビリティ，その透明性が確保されていることから採用されているようだ。英国を参照する国としては日本，ヨルダン，オーストリア，ベルギー，ギリシャ，フィンランド，フランス，アイルランド，

マルタ，オランダ，ノルウェー，ポーランド，スロバキアなどがある[16]。英国公正取引委員会は，世界の医薬品市場の25%が英国を基準としていると推定している[17]。NICEは直接的には世界市場のほんの一部の意思決定を行っているのみだが，間接的には多くの国に影響を与えているといえる。

7 NICEインターナショナル

　NICEは英国のみならず諸外国に対する自身の機能も認識しており，NICEインターナショナルが設立された。これまで，NICEのガイダンスや方法論は，世界中の研究者，非政府組織，健康保険基金，保健省，財務省などの政府から相当の関心を集めてきた。NICEインターナショナルは，医療における資源配分に証拠に基づく意思決定を導入したいという世界中からの要求に応えようとしている。英国モデルを複製したり，他の国の医療システムにNICEを移植したりするのではなく，その国の実状に応じた，非営利ベースでのアドバイスや支援を行うことであり，それぞれの国の価値観を尊重し，病気の負担，社会構造とリソースの制約を考慮しながら進めている。NICEのガイダンスとそのメソッドおよびプロセスを公共財ととらえ，自ら定めた共有利用，開放性，透明性の原則に忠実であろうとしている。

　NICEインターナショナルは，国内で使用可能な製品や方法を自らの医療制度，価値観，ニーズや優先課題に適応させようとする各国政府の取り組みを支援し，透明性に重点を置いて，以下の事項を行う[18]。

ⅰ）科学的根拠に基づいた政策立案を目指した戦略的アドバイス
ⅱ）決定を通知するための批判的吟味と医療技術評価に関する技術的支援
ⅲ）既存または新規の意思決定フレームワークの設計を強化するための透明性の確保，意思決定者や国民の関与に関する情報提供。保健システムの技術革新の効果を評価することへの公的関与と協議の強化
ⅳ）医療制度改革の効率性評価のサポート[19]

Ⅳ．欧州の取り組み事例

　2008年以来，NICEインターナショナルは，14カ国で支援プログラムを実施し，キャパシティビルディング，ガイドラインの適応，クリニカルパスと性能基準を開発し，医療行為と医療技術に対する費用対効果に関する評価実施，意思決定におけるガバナンスと透明性の向上に協力してきた。さらに36カ国において，政策立案者との協働やパートナーシップ形成を行ってきた[20]。

8　NICEの次のステップ

　HTAの先行きは不透明である。米国では財政の悪化を理由にNICE型アセスメントの使用を制限する方針を打ち出している。医療における意思決定は患者と主治医との間で行われ，政府が介入すべきではないとの考えが，HTAを政策導入することを阻んでいる理由のようだ。デスパネル（「死の判定団」）という用語は，国民の誰が生きるべきで誰が死ぬべきかの選択権を政府がもつ状況への危惧を示したものである。一方で，限りある資源のもとでは，どの医療行為に資金を投与するか，誰がその医療行為を受けるかについての判断はしなければならないだろう。HTAはこうした意思決定に対して明示的な枠組みを提供するものである。

　さまざまな国が自国における社会的な価値観を尊重し，独自の方法でHTAを取り入れている。もちろん方法論に関する論争を巻き起こす場合もあるが，それでも予算制限下での最適な道を模索するしかないのである。そしてより高価な医療の出現，高齢化と財政の悪化によってその重要度は増している。

　英国のHTA機関NICEはその透明性の確保のために，多くのステークホルダーの視点を取り入れ，最新の情報とエビデンスに基づく方法を採用しようとしている。

　VBPは2014年に政府によって導入されることになっている。現時点ではこれがどのように導入されるか，あるいは本当に導入されるかどうかもまだ不明であるが，その導入は大幅にNICEの役割を変更する可能性を秘めている[21]。もはやメーカーが設定した価格に基づいて新しい治療法を拒否することはなくなり，代わりにNICEはその治療の価値を見積もり，それに対応する価格を決

3. NICEの意義と国際的影響力

定することが求められる。現在の評価制度のもとでは不確実性があっても大きな影響はないが，VBPにおいては状況が異なる。最適な価格が設定されるためには各モデルにおいて最良推定値が設定されなければならないからだ。そうなればもはや委員会は，データの不確実性を言い訳にできず，与えられた情報に対して一定の判断を下さなければならない。しかし，委員はそれぞれの専門知識，バックグラウンド，見解をもつ30人から構成されているため，あるデータをもとに一定の合意に至るには困難が予想される。さらに，多くの判断を伴うために，どのようなプロセスを経るべきかを決定するのも困難なことである。

VBPにあたっては，政府はより広い社会的利益を含めることを提案した。これは，現在の医療システムにフォーカスした視点から社会システムとしての視点にシフトするものである。より広い社会的な視点では，医療が健康だけでなく，職場や地域社会への貢献における生産性の向上を通じた社会貢献を含む利点をもっていることを考慮に入れる。理論的にはこのような視点を導入することは可能ではあるものの，課題は多い[22]。測定が比較的容易な社会的な便益だけではなく，社会的コストをも含める必要があるし，こうしたコストには消費のほかのすべてのタイプの健康支出の機会費用が含まれることになる。英国保健省は，現在，こうした考え方をNICEへ導入することを検討している。ただし，これらの変更には閣僚の承認が必要で，まだこの時点では確認されていない。

最新のレポートによれば，今後どのように追加的エビデンスの提出を求めるかの模索がなされている[23]。現在「研究限定適用」という追加的臨床研究が可能な制度がある。この制度下での治療に係る費用に関しては，研究収集プログラムとしてランダマイズドクリニカルトライアルが行われ，償還がなされるものであるが，実例は少なく，まだその基準も確立されているとはいいがたい。一般にはこの制度は費用対効果が見えにくい治療のための緩やかな決定とみなされてきた。

この新しい研究により，評価手法だけでなく条件や評価項目についても確立されることになり，NICEによる「研究限定適用」は，明示的で，かつ透明性を担保することになるだろう。

レポートはまた，データ収集が承認判断に大きな影響を与えると示唆している。NICEは「ファーストトラック」勧告という，新薬・新しい技術を承認後すぐに使用するような制度の拡大を図っている。多くの場合これらの技術の有効性を裏付けるようなエビデンスが限られている場合に行われている。全体的な有効性をめぐる重大な不確実性によって，NHSの資源配分の判断が損なわれている可能性が高そうな場合に，こうした勧告を行うのである。NICEは現在，データ収集に資金を供給する権限はほとんどないため，このレポートでは，ファンディングエージェンシーとNICEに対する資金提供の必要性について強調されている。どのようにこのフレームワークが機能するかは，まだ明らかではないが，今後のNICEの機能は，承認や拒絶の決定を行うことにとどまらないだろう。

9 おわりに

以上みてきたように，NICEの機能は当初は提出されたデータと価格からガイダンスを発行することであったが，実績が積みあがるにつれ，外部からの意見も取り込み，その機能が拡大，変容してきている。NICEの方法論はいまだ確立はしておらず，今後もNICEの活動には注目をしていく必要があるだろう。（訳者注）

---

1) http://www.nice.org.uk/media/B52/A7/TAMethodsGuideUpdatedJune2008.pdf ［最新アクセス2013年1月27日］
2) Claxton K, et al: Methods for the estimation of the NICE cost effectiveness threshold. CHE research paper 81. http://www.york.ac.uk/che/publications/in-house/#tab-1
3) NICEウェブサイト：http://www.nice.org.uk/guidance/ta/index.jsp ［最新アクセス2013年1月27日］
4) "Twenty Years of Using Economic Evaluations for Reimbursement Decisions What Have We Achieved?" Center For Health Economics, The University of York, UK, 2012

http://www.york.ac.uk/media/che/documents/papers/researchpapers/CHERP75_Using_economic_evaluations_for_reimbursement_decisions.pdf［最新アクセス2013年1月27日］
5) The pharmaceutical price regulation scheme. An OFT market study, Office of Fair Trading, London, 2007.
http://www.oft.gov.uk/shared_oft/reports/comp_policy/oft885.pdf［最新アクセス2013年1月27日］
6) "A new value-based approach to the pricing of branded medicines".
http://www.dh.gov.uk/en/Consultations/Liveconsultations/DH_122760［最新アクセス2013年1月27日］
"Value-Based Pricing"
http://www.dh.gov.uk/prod_consum_dh/groups/dh_digitalassets/@dh/@en/documents/digitalasset/dh_122823.pdf［最新アクセス2013年1月27日］
7) Towse A, et al: Can't get no satisfaction? Will pay for performance help?: toward an economic framework for understanding performance-based risk-sharing agreements for innovative medical products. Pharmacoeconomics, 28(2): 93-102, 2010
8) http://guidance.nice.org.uk/TA32［最新アクセス2013年1月27日］
9) Sudlow CL, et al: Problems with UK government's risk sharing scheme for assessing drugs for multiple sclerosis. BMJ, 326(7385): 388-392, 2003
10) Pickin M, et al: The Multiple Sclerosis Risk Sharing Scheme Monitoring Study—early results and lessons for the future. BMC Neurol. 9: 1, 2009
11) Boggild M, et al: Multiple sclerosis risk sharing scheme: two year results of clinical cohort study with historical comparator. BMJ. 339: b4677, 2009
12) McCabe C, et al: Continuing the multiple sclerosis risk sharing scheme is unjustified. BMJ.; 340: c1786, 2010
13) McCabe C, et al: Continuing the multiple sclerosis risk sharing scheme is unjustified. BMJ.; 340: c1786, 2010
14) http://guidance.nice.org.uk/TA/Wave20/71/ACD1/EvaluationReport/EvidenceReviewGroupReport/pdf/English［最新アクセス2013年1月27日］
15) Espin J, et al: External Reference Pricing. Review Series on Pharmaceutical Pricing Policies and Interventions, Working Paper 1, 2011
16) Leopold C, et al: Differences in external price referencing in Europe: a descriptive overview. Health Policy. 104(1): 50-60, 2011
17) http://www.oft.gov.uk/shared_oft/reports/comp_policy/oft885.pdf［最新アクセス2013年1月27日］
18) http://www.nice.org.uk/media/5F8/F8/NICEInternationalReview2011.pdf［最新アク

Ⅳ．欧州の取り組み事例

セス 2013 年 1 月 27 日〕
19) http://www.nice.org.uk/aboutnice/niceinternational/AboutNICEInternational.jsp〔最新アクセス 2013 年 1 月 27 日〕
20) http://www.nice.org.uk/media/5F8/F8/NICEInternationalReview2011.pdf〔最新アクセス 2013 年 1 月 27 日〕
21) http://www.york.ac.uk/media/che/documents/papers/researchpapers/CHERP60_value_based_pricing_for_pharmaceuticals.pdf〔最新アクセス 2013 年 1 月 27 日〕
22) http://www.york.ac.uk/media/che/documents/papers/researchpapers/rp54_appropriate_perspectives_for_health_care_decisions.pdf〔最新アクセス 2013 年 1 月 27 日〕
23) http://www.nice.org.uk/media/5F8/F8/NICEInternationalReview2011.pdf〔最新アクセス 2013 年 1 月 27 日〕

4 ドイツ医療制度の市場性と効率的フロンティア

西村 智子

1 はじめに

　医療関連産業が重要な位置を占めるドイツは欧州の中では比較的遅れて医療技術評価機関を設立した国である。医療経済評価を導入している多くの国では医療支出圧縮のための「適切な薬価算定」ツールとしてQALYなどの増分費用対効果比（incremental cost-effectiveness ratio：ICER）を用いた評価を行うほか，保険収載・公費負担上限価格を設定するが，ドイツはそれらとは異なった手法を採用している。医療財源の圧縮のための政策の一環としてとられた，高度に管理された競争政策のもと，同国における医療技術評価は多様なステークホルダーに対する指標の提示機能として独自の進化を遂げた。そしてその特異性ゆえに，ドイツにおける医療技術評価は経済評価の手法にばかり目が行きがちである。

　かつてのドイツには現在の日本と同様に多数の保険者が存在し，保険者ごとに保険料率にも差があった。本稿では同国におけるプライシングの在り方と医療技術評価の変遷について，その背景にある医療制度における競争政策に注目しながら紹介する。

Ⅳ．欧州の取り組み事例

2　ドイツの医療制度と競争政策

1．国の特徴[1]

　ドイツは，欧州の中央部に位置し，デンマーク，ポーランド，チェコ，オーストリア，スイス，フランス，ルクセンブルグ，ベルギー，オランダと国境を接する。人口は8,170万人と欧州ではロシアに次いで多い。16の州からなる連邦共和制の地方分権国家で個別に憲法，議会を有し，経済的水準にも格差がある。医療保険についても地方ごとに運用されてきた歴史をもつ。

　2010年のドイツのGDPは世界第4位の3兆3,058億ドル（約280兆円）であり，EU加盟国では最大の経済力をもつ。2012年OECDヘルスデータによると，医療費のGDP比は11.6%，オランダ，フランスと肩を並べ，欧州内では一番高い水準（OECD平均9.5%）である。医薬品売上高は世界第3位で，後発薬のマーケットシェアは70%，売上高は欧州第1位，医療費のうち薬剤比率は2009年現在19.1%となっている。10万人あたりのベッド数は822.9床と欧州内で一番多い。平均寿命はこの30年で5年程長くなり，男性が77歳，女性が83歳で世界第20位，高齢化比率は欧州でトップである。

　世界トップ10の医薬品企業が本社を置き，医薬品業界は11万人を雇用し，うち17.3%が研究開発に従事している。毎年343大学から7万人の学生が輩出される等[2]，医療関連産業は同国にとって重要な産業である。

2．医療提供体制と診療報酬

　公的保険から診療報酬を受け取ることができる保険医は，人口密度や地域特性に応じた保険医需要計画に従って認可制限が行われるほか，卒後研修の受験と地域ごとの認定が必要とされているが，医療機関の設置場所に関する統制はない。医師には家庭医と専門医があるが，家庭医はいわゆるゲートキーパーとしての役割は有しておらず，患者も自由に医療機関を選択できる。原則として患者はまず家庭医の診察を受けてから専門医を訪ねることとなっているもの

の，直接専門医にかかることも，家庭医のはしご受診も可能である。

医師は疾病金庫と診療契約を締結し，その金庫に加入している患者を診療すると診療報酬が払われる。

1）外来診療と医療機関

外来診療は診療報酬単価が設定されているほか，家庭医には診察した患者一人につき年齢で区分された定額の被保険者包括報酬に医療の質等を加味した特別な加算が加えられた報酬額が設定されている。専門医の診療報酬は診療科グループごとに定められた基礎包括報酬にさまざまな加算報酬を加えたもので構成される。

2）入院医療とDRG

入院療養については診断群類別（Diagnosis Related Group：DRG）に基づく包括払いが採用されており，診断群分類に基づく661種類のグループに分けられ，療養1件あたりの費用が設定されている。

3. 薬価政策

1）薬価制度概要

医薬品の価格は連邦薬品工業協会による医薬品価格表（いわゆる「赤本」Rote Liste）が基準となっている。医薬分業制で，外来診療における医薬品は保険給付の対象薬と全額自己負担薬に分けられる。入院時に使用される薬剤はDRGの内枠で支給されるため，個別の価格はメーカーと医療機関の交渉で決定され，価格や処方量は医療財源に影響を与えない。

2）医薬品の給付抑制策

ドイツでは薬剤費の増加が長らく課題となっている[1]。

---

[1] 総医療保険給付のうち処方薬剤の比率は1999年には15.6％であったが2009年には19.1％に達している。ドイツ医療保障制度に関する研究会編：ドイツ医療関連データ集2010年版. 医療経済研究機構, 104, 2011

Ⅳ. 欧州の取り組み事例

外来保険給付対象薬に対して自己負担を課す等，需要側の抑制策が講じられているほか，保険医に対し経済的な処方を行うための警告，罰則規定等が設けられている。

メーカーに対する取り組みとしては，2003年に処方薬（保険収載薬）について医薬品価格表の金額から割引させる制度を導入している。この割引率は2010年に6％から16％になったほか，2013年12月末まで3年間医薬品の値上げを凍結するような政策をとっている。この結果，2009年には4.8％の伸びを示した処方薬に対する支出は2010年には前年比1％の伸びに留まった[3]。とはいえ依然，メーカーが自身で価格を設定できる制度のもと，これらの取り組みでは薬剤費に対する財政負担を減らすことはできなかった。

3）参照価格制[4]

医薬品価格表の設定において1989年から薬剤について定額給付を行う国内参照価格制，Festbetrage が導入されている［2］。さらに，追加有効性がみられない新薬は，後発薬と特許薬が混在した類似薬の中で査定がされることとなったうえに保険償還価格は同一グループ内の薬剤の最高価格と最低価格の間で下位の3分の1を超えない範囲で設定されることとなった。これにより2010年3月に査定された12,887品目の薬剤のうち約半数が12月に価格が下げられた[5]。なお，医薬品価格表には約8,500の製品が掲載されているが，実際には価格の安い約2,000の医薬品が処方されている[6]。

このような参照価格制はブランド薬や新薬の価格に大きな影響を与え，同時に製薬企業のマーケット戦略，革新的な商品開発にも大きな影響を与えると報告するものもある[7]。

4．保険制度と競争政策

ドイツは世界で初めて社会保険方式による医療保障制度を導入した国で，現

---

［2］ その後も Co-Payment，「標準量」の設定，患者の負担の引き上げや定額給付性，薬剤の予算制等が次々導入されている。

在ドイツの公的保険は社会法典第5編に規定される，全国一律の制度である[3]。地方分権と中央主導の政策のはざまで1990年代以降に行われたさまざまな変革を経て，現在はほぼ皆保険体制（国民の9割弱が公的医療保険に加入し，残りの1割の国民は一定の所得以上の国民のみが加入できる民間医療保険に加入）となっている。

1）医療保険改革と疾病金庫間の競争

ドイツの公的医療保険は公法人である保険者，疾病金庫によって運営されている。1990年の東西統一を経た1993年の医療保険構造法による抜本的な改革がなされるまでは，被保険者は地域，産業，職業等によって保険料に差がある8種類に区分され，金庫側も種類や州を越えた合併は認められなかった。ところが保険料率の抑制を目的とした1993年の改革によって，被保険者は自らが加入する金庫を選択することが可能となり，より効率よく運営される金庫をめがけ被保険者が移動し，1990年に1,147あった疾病金庫が2012年には146にまで減った[8]。

2）医療保険改革と被保険者による保険者の選択

公的医療保険競争強化法により2009年に大きな改革が行われた。それまで自由に商品を設計することが可能であった民間保険であるが，公的医療保険と同等の給付を行う「基本タリフ」を提供することが義務づけられた。逆に，公的疾病金庫は政府の定める標準的な保険パッケージのほか，さまざまな追加的な補償（選択タリフ）[4]を任意に導入できることとなり，現在公的，私的保険をあわせ約200の医療保険者がしのぎを削っている。

---

[3] 医療保険システムは，連邦保健省（BMG）の管轄である連邦保険庁（BVA）の監督下にある。
[4] 選択タリフには，基本的な保険の給付対象外の治療や投薬に対して費用償還をしたり，一部負担額を補填するタイプが用意されている。

Ⅳ. 欧州の取り組み事例

3) リスク構造調整

皆保険，つまり保険者に対して引き受けを強制する保険制度のもとで健全な運営を可能とする重要な仕掛けとして，リスク構造調整スキーム（RSA）が設けられている。被保険者の年齢や既往疾患等リスク格差による疾病金庫間の財政格差を調整することで，リスクの高い被保険者を引き受けた疾病金庫が不利にならないよう，公平性を保とうとする仕組みである。

医療金庫が統一料率である所得の15.5%にあたる保険料を集め，各疾病金庫に対して，その金庫が抱える被保険者の年齢，性別，健康リスクに応じて財源を分配する。人頭割による「基礎定額交付金」と年齢，性別に応じ40に区分，獲得能力の喪失による6区分，罹病率による106区分に分けて計算した後，それらを反映させた25段階にリスク構造調整がなされ，最終的に152の段階のリスク区分からなる調整金により算定された法廷給付金が設定される。

そして，収支の良い疾病金庫は加入者に対して保険料の還付等を行う一方，収支が悪い金庫は加入者から最大2%までの追加保険料を徴収する。しかし，被保険者には拒否権が認められており，追加保険料を求めてきた金庫から離れて，保険料の低いほかの金庫に移ることが可能なので，結局は金庫に効率化を強いる仕組みとなっている[5]。

5. ドイツ医療制度における競争と経済評価の必要性

前述のようにドイツでは医療に競争の概念を持ち込む政策をとっており，その競争がうまく機能するためには，治療行為の費用と効果に関するデータが鍵となっている（**図1**）。

医療機関同士が競争関係にあり，包括で診療報酬が支払われる制度のもとでは，収益確保のためには，質が良い医療を安価な仕入れのもとで提供することが求められ，効率の良い薬剤や技術に関する情報が必要となる。保険者である疾病金庫にとっては，医療基金から配分される交付金に対して支出を抑えるこ

---

[5] つまり公的疾病金庫の被保険者であっても高い保険料を払えば法定範囲を超えた医療が受けられるし，さらに支出をうまくコントロールしている疾病金庫を選択すれば，少ない保険料で高い補償が得られる制度となっている。

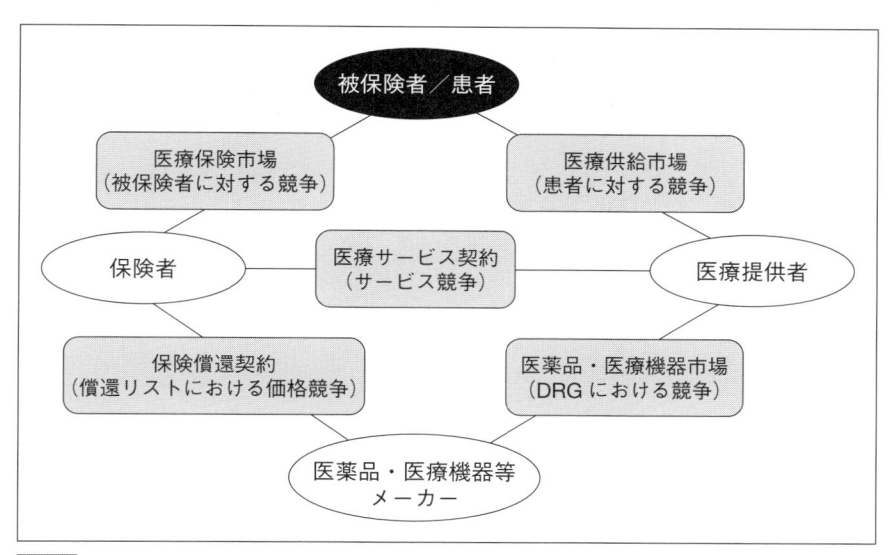

4. ドイツ医療制度の市場性と効率的フロンティア

図1 ドイツ医療制度における各ステークホルダー間の競争

とが経営課題であるため，被保険者が医療機関にかからないようにする仕組み，効率よく質の高い医療を提供する医療機関との契約に役立つ情報を求めるようになる。被保険者にとっては質の高い医療機関と契約していたり，還付金の多そうな保険者を選択するだけではなく加入するタリフ（補償レベル）選択に有用な情報を求めるようになる。

　保険制度におけるリスク構造調整金の公正さを保つためには，高い透明性はもちろん，科学的な実証データを継続的に収集・分析してリスク区分を決定することが前提となる。

　これら，複雑に絡み合うさまざまなステークホルダーのニーズに応えるような透明性の高い情報の提供がドイツでは求められ，独自の経済評価手法の発展につながったと考えられる。一方，これには相当のコストがかかるという批判もある。医療保険給付のうち管理費支出の割合は増加を続け，1999年には7.2%だったが，2009年には8.9%に達している。

　なお，こうしたニーズを支える年齢，性別，罹患疾病等に応じた医療費支出

に関するデータが疾病金庫に蓄積され，メーカーとも情報交換がなされているが，現時点のデータは日本におけるレセプトデータと同様，精緻な医療経済研究に使用するには十分ではなく，今後制度改正が必要であるとされている。

3 ドイツ国内の医療技術評価

1．医療技術評価機関

ドイツにおける医療技術評価は1994年にドイツ連邦議会に技術評価局（Büro für Technikfolgen-Abschätzung beim Deutschen Bundestag：TAB）が設立されたことに端を発する[9]。1995年には医療に対する技術評価の導入を目指し，ハノーバー大学内にHTAプログラムが設立された。その後DRG制度が2000年に試行導入されたときに政府ドイツ医療資料情報機構（Deutsches Institut für madizinische Dokumentation und Information：DIMDI）[6]内のドイツHTA局（Deutsche Agentur für Health Technology Assessment：DAHTA）がHTAを行うことになった。

2003年9月に成立した公的医療保険近代化法[7]に基づいて，2004年にドイツ国内で医療技術の臨床的評価にフォーカスした政府系独立機関である医療技術評価機構IQWiG（Institute for Quality and Efficiency in Health Care）が設立され，10月に11人の職員によって業務が開始された。IQWiGの当初の目的はドイツ国内におけるEBM（evidence-based medicine）の推進にあり[8]，2005年12月に連邦共同委員会（Gemeinsame Bundesausschuss：G-BA）に向けて初めて発出されたレポートのテーマは「膝関節内プロテーゼの最適量

---

[6] 国内外の医療に関するデータを一元に提供している。情報には有料のものもある。
[7] 医療の質と経済性の向上を図るため，保険医，病院，疾病金庫が共同で政府から独立した研究所を設置し，病気の治療指針の評価，病院，疾病管理プログラムの推進，医薬品の薬効・コスト・評価額等の検討を行う。
[8] IQWiGが設立された2004年当時，英国，フランス，イタリア，ノルウェー，スペイン，スウェーデン，オランダの各国ではHTA機関により技術評価が行われていた。

（上限）[10]」、「即効型インスリン類似体の2型糖尿病への影響」[11] であった。G-BAは即効型インスリン類似体に対するレポートを受け取った半年後に決定を行っている[12]。なお、2009年までには66のレポートが公表されている[13]。

2007年に施行された公的医療競争強化法のもとでは、被保険者による疾病金庫の選択が可能な制度が導入されたことから、公的保険制度における競争を促進するための、科学的、独立的見地[9]に基づく医薬品の費用対効果分析評価がIQWiGの業務に加わった。それに伴い、IQWiGは医療研究審議会との数次にわたる協議を行い、費用対効果評価に関するガイドラインは2008年から作成に着手し、2009年10月に公表、2010年から評価を開始した[10]。

IQWiGの規模は年々拡大し、現在は74人の研究者を含む132人の職員を要し、予算規模は1,750万ユーロである[14]。なお、財源は全疾病金庫からなる疾病金庫中央委員会（Gesetzliche Krankenversicherung：G-KV）であり、公的保険加入者が負担しているといえる。

2. ドイツの医療技術評価における各機関の役割

ドイツにおける医療の技術評価における基本的考え方は、①アセスメントにおいては普遍的な判断をする、②総合的な評価は、総量も含めて自国内で国民に対してどのような影響があるかを含める、③価格は保険者が決定する、ということである。

ドイツで医療全体を所管するのは連邦保健省であるが、保健省の監督下で公的医療における保険償還に関する評価を行う主体は疾病金庫、保険医、病院の各代表により構成され、医療保険および医療提供に関わる諸課題を協議する

---

[9] IQWiGは基礎的なデータについて英国NICEおよびフランスHASと情報交換を行っている。

[10] 2007年4月、公的保険制度における競争を促進するため、ドイツ社会法令5巻139a（§139a SGBV）が改正され、医薬品のコスト・ベネフィットの評価を行う公的権限がIQWiGに対してドイツ保健省から付与された。Caro JJ, et al: The efficiency frontier approach to economic evaluation of health-care interventions. Health Economics, 19 (10): 1117-1127, 2010

Ⅳ．欧州の取り組み事例

G-BAである。IQWiGやDAHTAは普遍的な基準により医薬品の効果を評価するが，そのレコメンデーションは拘束力をもたない。償還価格に対する決定はG-KVが行う。なお，IQWiGはその評価にあたって患者団体からの意見や業界，専門職業人会からの意見を求めたり，DAHTAからデータの提供を受けることがある。

　IQWiG設立後もDAHTAはその業務を続け，現在医療に関する技術評価組織はドイツ国内では2つが併存し，その評価結果はDIMDIのホームページのHTAセクションで並べて公表されている（**表1**）[11]。また，DAHTAの業務は，国外のデータをも利用して国内における医学的，経済的，社会的，倫理的，法的影響について報告することである。DAHTAは諸外国のHTA機関とも広く連携を図り，情報を共有する方針をとっているため，我々はDAHTAページからのリンクで各国の有用なサイトへアクセスすることができる。

4　ドイツにおける医療経済評価手法

1．ガイドラインから見るIQWiGのQALYに対する考え方

　IQWiGが費用対効果評価を導入しようとした2007年4月には，すでに英国NICEが行う経済評価に伴い医療経済評価に対する風あたりが強くなっていた。英国では高価な薬が使用できなくなったり支払者が経済評価結果を待つ新技術へのアクセスの遅れが問題視された。医療関連産業が大きな影響力をもつドイツでは，IQWiGの機能に費用対効果評価を追加する際に国内の識者では方針をまとめることができずに，カナダ，英国，フランス，イタリア，オーストラリア，オランダ，ノルウェー，オーストリアからの専門家により構成された国際委員会に諮問し，評価方針を作成した。2009年10月に公表したガイド

---

[11] http://www.dimdi.de/dynamic/en/hta/db/index.htm［最新アクセス2012年12月17日］なお，このサイトにはドイツ国内の情報のみならず，GÖG（オーストリア保険㈱，オーストリアの医療技術評価機関）やBundesausschuss der Ärzte und Krankenkassen; BUA, NCCHTA, ANAES, CCOHTA, HTAI, の評価も一部掲載されている。

4. ドイツ医療制度の市場性と効率的フロンティア

表1 DAHTA と IQWiG の比較

	DAHTA	IQWiG
契機	2000年SHI改革法によるDRG導入	2003年 医療保険近代化法
設立または導入時期	2000年から準備，2003年から本格実施*	2004年：有効性の評価のみ 2010年：償還上限判断の経済評価が追加
手法の導入の系譜	40人のHTA専門家が手法の開発に6年を費やした後，標準的な業務を開始	組織設立後職員が有効性評価のためのガイドラインを作り，その後外国の専門家による費用対効果手法ガイドラインの原案作成
組織の形態と対象者	保健省の一部機関で国民一般への情報提供を目的	独立機関でG-BAに対するアドバイザリー機関
評価内容	社会，倫理，法律，組織に対する影響評価から安全性，有効性，経済性評価まで幅広く（主にDRG分類に貢献）	有効性評価，経済性評価
対象技術	すべての医療技術 予防医学，スクリーニング，診断方法，医療機器	すべての医療技術，特に新しく価格の高い医薬品や特別の問題にフォーカス
評価範囲	医療制度全体で比較	同一治療領域の範囲内で比較
手法	研究対象に応じて国内外の標準的な手法を広く取り入れる。	既存薬の費用対効果データから効率的フロンティアを作成し，評価
評価項目と手順	リスク，有効性，費用を同時に評価	まず有効性を評価し，その後費用を評価
分析手法	費用効果分析：ユーロ/QALYを使用したレポートが多い	費用効果分析：コストとクリニカルベネフィットの比較

*DAHTAによる評価第1号は2003年に行われた「The value of ultrasound diagnostic technologies in the prevention of fractures in patients with osteoporosis」である。
(Uwe Siebert: Approaches to Economic Evaluation at German Agencies for HTA
http://ods.od.nih.gov/pubs/economicanalysis2010/Siebert_ONLINE_VERSION.pdf を参考に著者作成)

Ⅳ．欧州の取り組み事例

ラインでは [12]，当時医療経済評価を行う国では一般的であった QALY を使用しない，新たな手法が採用された。

QALY については，General Methods for the Assessment of the Relation of Benefits to Costs-Version 1.0 に以下のように記述されている。

> *QALY を使用した費用効用分析は社会的連帯，公正，公平性の観点から政策決定者や臨床家から受け入れられていない。QALY の使用は個別の臨床領域に対して認めることもあるが，時間と不確実性のトレードオフ等から生じる倫理的，方法論的問題に懸念が残る。幅広い疾患について効率に関する資料を集めることは必然的に，倫理的側面だけではなくそれらの相対的な利点について判断を伴う。普遍的な方法はまだ見つかっていないため IQWiG は医療制度全体における優先順位づけという広範な問題に対処するのではなく，<u>個別の治療領域における治療の効率を比較することを目的とした，実用的なアプローチをとる。</u>したがって，特定の治療分野において既存の技術と比べた効率性に関する情報を意思決定者に対して通知することを目指すが，特定の事項が相対的に治療に値するか，それに対する費用はいくらであるべきか，ということを判断しようとするものではない。社会的な優先順位や価値観についての意思決定は，法律で指定された意思決定機関に任されている。*

つまり，あくまでも他の機関によって社会的な優先順位や価値観に基づいた政策決定がなされることを前提に，IQWiG は，（医療という公的資金を財源とする政策で一般的ともいえる）異なる分野の技術の横断的評価・比較を行うことを目的としないこととした。そしてそのうえで，医療のアウトカムを定量化する手段である QALY を使用しない方針を選択したのである。

また，現行の "General Methods Version 4.0" の中[15]では次のように記述されている。

---

[12] AMNOG 施行後改定された。

「効用価値（utility value）」と呼ばれるものは一般には個人の健康状態を確定する際に使用されるもので，このような価値は指数化することにより受け手によってプラスかマイナスかの判断が異なる場合がある。健康の対応状態の長さを組み込めば，これら効用価値はQALYに変換することができるかもしれない。しかしQALYを用いた際について回る倫理的，方法論的問題を回避するためには，個人の好みを反映させることが可能な多基準の意思決定を可能とする代替的な手法，階層分析法（AHP）やコンジョイント分析法（CA）等を使用することが望ましいといえる[13]。

　AHPでは，問題はまずさまざまな要素に分解して考えられる。たとえば，薬物は，「効果」や「副作用」「生活の質」，そして，これらを階層構造に配置することで評価することができる。「効果」はアウトカムに応じたさらに細かい要素に分けることができる。階層が構築されると要素を2つずつ取り上げながら比較をしていく。その後行列の乗算の手順により意思を決定することができる。

　CAはさまざまな属性別に人々の選好を評価する手法の一つで，この場合もそれぞれの特性が要素に分けられる。回答者に好みを尋ねて，すべての要素が比較される。シナリオの選択から各要素に対する重み係数が，回帰モデルを用いて最も望ましいものが計算される。

　一般的に獲得余命年数を尺度とするQALYでは高齢者は不利に扱われる可能性があることから，高齢化が進むドイツでは社会的コンセンサスを得にくく，さまざまな価値観に対応できるこうした手法が市民権を得たのかもしれない。

2. 効率的フロンティアとその実践

　ドイツでは，前述のように事前に追加保険料を払うことで追加的な医療サー

---

[13] 実際には，現時点ではAHPやCAを使用した分析はなく，2010年に統合失調症に対してAHPで，C型肝炎に対してCAパイロットスタディを行う旨公表されている。

Ⅳ. 欧州の取り組み事例

ビスに対する償還を受けることができるため，保険制度自体が一律の閾値の設定になじまない。一方，新製品が開発された際に既存製品の費用対効果を示し，どの程度の追加費用でどの程度効果の高い医療が受けられるのかということを示すことも，評価機関に求められる重要な機能となる。

そこでIQWiGで採用されたのが，治療領域別の臨床的効果と費用を比較することで得られる効率的フロンティア（Efficiency Frontier）を使用した，既存の治療方法から保険償還上限を推定する手法である。治療領域別に評価するこの手法は，それぞれの要素に分解して比較，評価を行う階層分析法やコンジョイント分析法と相性の良い評価法であるといえる。

まず，**図2**に示されるような1から7の7品目の既存薬剤の費用と効果をプロットすると，横軸の費用に対応してベストな価値をもつ品目を選んでいけば，利用できる費用対効果の境界線として，品目1，4，6，7を原点と結ぶ折れ線が得られる。これを効率的フロンティア曲線と呼ぶ。この曲線より下位は，費用対効果が曲線上の点でのそれよりも悪くなる領域となる（品目2，3，5は

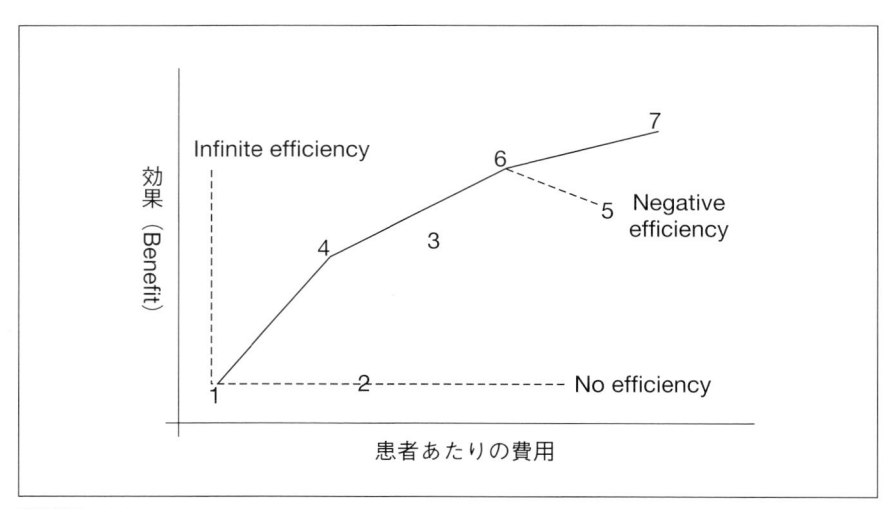

図2 効率的フロンティア概念の傾斜解釈図
（Interpreting the slopes of the theoretical efficiency frontier）

（General Methods for the Assessment of the Relation of Benefits to Costs. IQWiG, Version 1.0-19/11/2009, p32）

4. ドイツ医療制度の市場性と効率的フロンティア

費用対効果が悪い製品であることが示される)。

ドイツでは償還時の上限価格算定を行うために既知の効率的フロンティア曲線を伸展させる(**図3**)。範囲Aにある$8''$の介入行為は現存技術に比べて,コスト対比でより良いベネフィットが得られるため,保険償還されるべきと判断される。逆に斜線部分の範囲Bにある$8'''$の介入行為は費用に対して効果が低いので,価格設定は必ずしも適当でなく,検討が必要と判断される。

閾値を設定しないで,保険償還上限を示す効率的フロンティアの考え方は,いわば,追加有用性があれば,追加費用を支払う妥当性を担保する考え方でもあり,価格の一番高い医薬品との比較で同等の効果が認められれば,それと同等の価格を認めるような手法である。英国をはじめとした閾値を設定する国において値下げあるいは償還リストからの離脱を余儀なくされている医薬品メーカーにとって,この手法を採用するドイツは経済評価が導入された後も魅力的な市場であり続けた。しかし,この効率的フロンティアを作成するにあたって

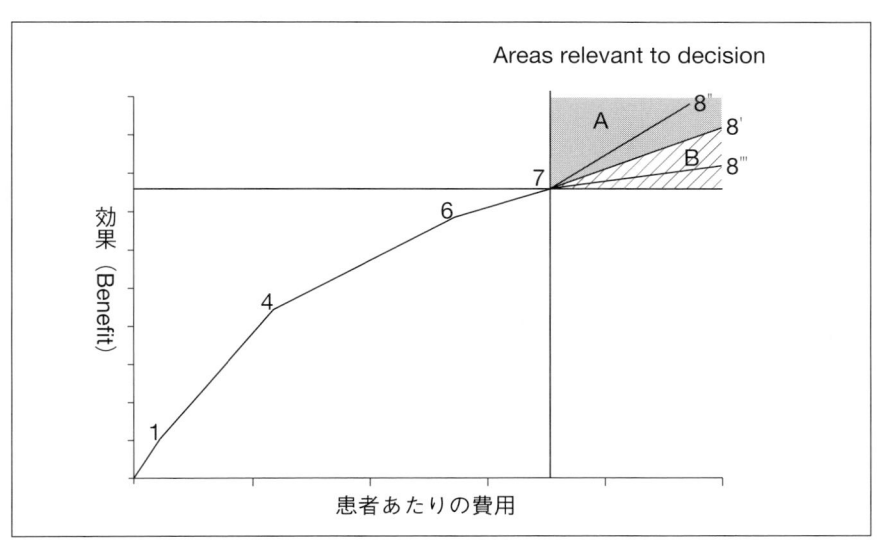

図3 意思決定の基準となる範囲
(General Methods for the Assessment of the Relation of Benefits to Costs. IQWiG, Version 1.0-19/11/2009, p41)

は複数の薬剤の費用対効果を求めることが求められるため，実務上は産業界，審査側双方への負荷が大きい。また，後述のとおりガイドライン作成中の経済環境変化も伴って，IQWiG による初期のガイドラインに従った医薬品の費用対効果分析は結果が公表されることなく，2011 年の新制度を迎えた。

5　2011 年 1 月以降のドイツにおける医療経済評価の利用

1．新たな医療保険制度改革

　2008 年の世界同時不況はドイツにも例外なく影響を与えた。雇用情勢の悪化で保険料収入が減少したにも関わらず医療費支出は増加を続けた結果，財政が悪化したほか，雇用主の保険料負担 [14] も経済を圧迫するようになり，国際競争力の低下も懸念された。このようななかで 2010 年，医療費支出の抑制と保険料収入の安定を目的とした改革が行われた。そして 2011 年 1 月に 2 つの医療保険制度改革法が施行された。一つが「公的医療保険資金調達法」，もう一つが「医薬品市場新秩序（再編）法」（Arzneimittelmarktneuordnungsgesetz：AMNOG）である。

　これらの制度改革は 2009 年秋に誕生した連立政権の合意事項を具現化したものである。医療市場を経済成長，雇用拡大分野と認識しつつも負担と給付は適切であるべきとし，医療保険給付の多様性，効率性，質の向上，透明性を図るため競争環境の整備を行うとともに費用・有用性評価の手法や手続きについて抜本的な見直しを行うことを掲げた。この結果，メーカーは保険償還対象技術の価格を自由に設定できなくなった。

2．AMNOG の概要

　上記合意をもとに施行された AMNOG には以下が規定されている。

---

[14] 現在医療保険の保険料は所得の 15.5% とされているが，うち 7.3% が雇用主の負担である。

・薬効の評価に基づき既存医薬品に追加すべき薬効が証明されなかった場合，新たな医薬品の価格は類似の定額給付医薬品の最高価格となる。
・追加的薬効が認められた新薬の価格は，疾病金庫とメーカーが協議して決定する。
・医師の処方に関する経済性審査を簡素化する。
・疾病金庫と製薬企業との割引契約のような契約はカルテル法の対象とする。
・疾病金庫と製薬企業の間で割引契約がある医薬品のなかでは，被保険者は自由に選択できる。
・メーカーは上市後，臨床研究の成果をインターネットで公表しなければならない。

　AMNOGは，技術革新と手ごろな価格の新たなバランスを目指し，新規技術の価格を早期に決定できるように評価の標準処理期間を定めたものでもある。メーカーは製品の上市から速やかに資料提出が求められるようになり，結果が出るまでは希望価格で流通させることが可能だが，その猶予期間は1年以内と定められた。

　さらに，AMNOGのもとでは，外国価格参照制が導入され，参照国に以下の15カ国〈ベルギー，デンマーク，フィンランド，フランス，ギリシャ，英国，アイルランド，イタリア，オランダ，オーストリア，ポルトガル，スウェーデン，スロバキア，スペイン，チェコ〉が定められた。

3. AMNOGにおける有用性評価とHTA機関の役割の変化

　IQWiGは高度に独立した機関であるため，かねてから政府，医療保険，産業界からの影響を受けずに評価が行われ，評価結果の採用は政策にゆだねられることとなっていたものの，AMNOG発効以降保険償還判断におけるIQWiGの役割・影響力は事実上後退した。

　AMNOGに伴い，同国での評価は，経済性よりも既存薬と比較した追加的有用性の有無が重要とされるようになり，価値に基づいた価格を設定すること

Ⅳ．欧州の取り組み事例

(value-based pricing) に変化した。比較薬の選定を G-BA が行うこと、評価に標準処理期間が定められたことに伴い、償還判断権限（directive）をもつ G-BA 自身が有用性評価においても中心的役割を担うこととなり、IQWiG や DAHTA が評価を行うケースは限定的になった。

1）早期有用性評価［15］

新規医薬品の上市後 6 カ月以内に G-BA はメーカーから提出された資料をもとに評価を行うことになっており、その初期の 3 カ月間に IQWiG（または DAHTA など第三者機関）が G-BA から付託を受ける。この場合、類似薬や代替の治療法と比べて相対的な有用性を評価し、4 段階に格付けを行う。それを受けた G-BA は追加有用性評価を行い、6 段階に格付けを行う。追加有用性が認められると G-KV はメーカーと価格交渉を行うこととなっている。追加有用性がない場合で参照価格グループがあればそれをもとに償還価格が決定される（**図 4，5**）。

2）費用対効果の分析

追加有用性が認められるが価格交渉が不成立の場合で、さらに仲裁委員会による仲裁も折り合いがつかない場合、G-BA、メーカー等からの要請に基づき IQWiG が費用対効果に関する分析を行うこととされている。その場合は 3 年を超えない市販後研究が追加される。

4．評価の実例

類似薬と比較して追加有用性が認められた最初の薬剤は、アストラゼネカ社（以下ア社と記述）の ticagrelor（商品名 Brilique）［16］である。ア社がクロピドグレルとの比較試験で心血管死と心筋梗塞を抑制すると発表したのは 2009 年

---

［15］なお、売上高が 5,000 万ユーロを超えない希少薬に関しては、マーケットオーソリゼーションの段階で、医学的有用性は評価されていると判断し、このようなデータを提出する必要はないが、対象患者数や対象範囲に対する効用を示すことで、早期有用性評価において審査が軽減されることがある。

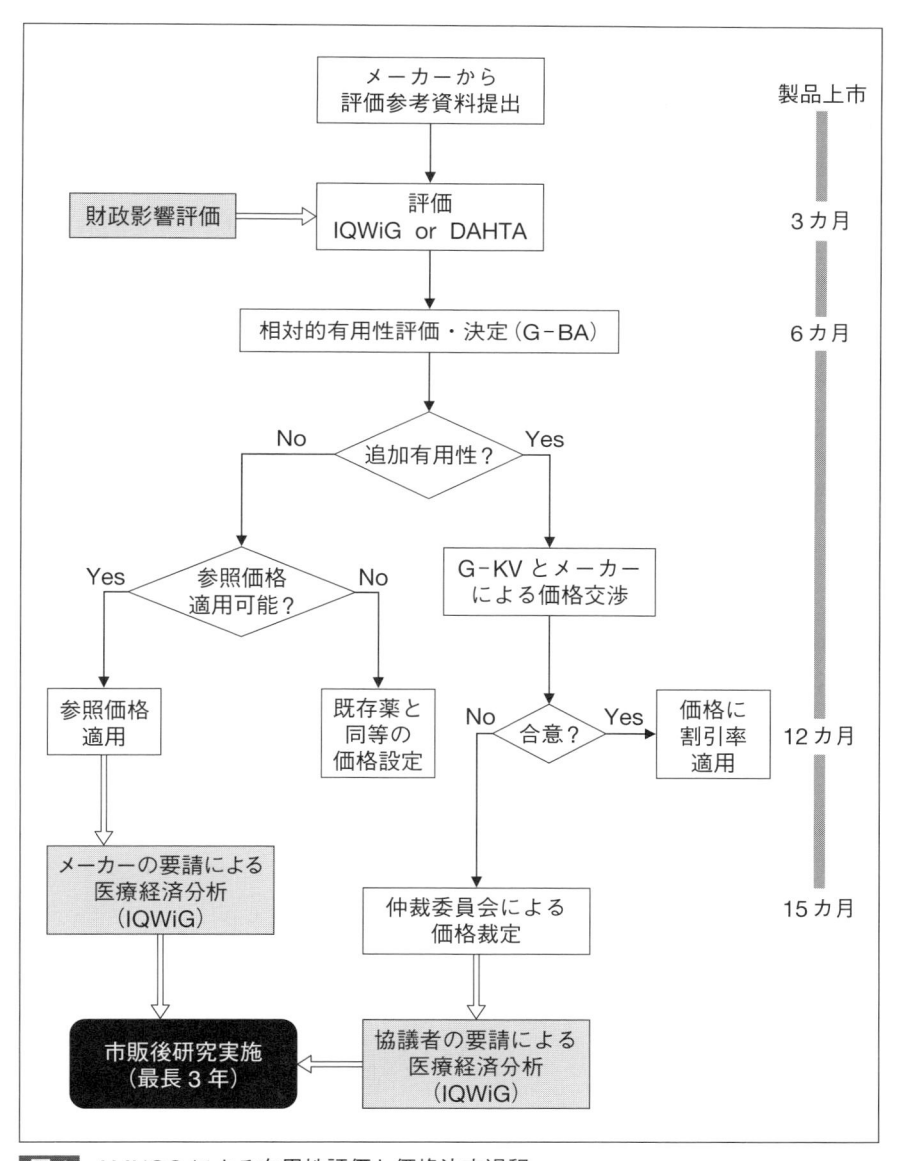

4. ドイツ医療制度の市場性と効率的フロンティア

図4 AMNOGによる有用性評価と価格決定過程
(Kolominsky-Rabas P : 1st International HTA Symposium in University of Tokyo, September 6, 2012)

Ⅳ. 欧州の取り組み事例

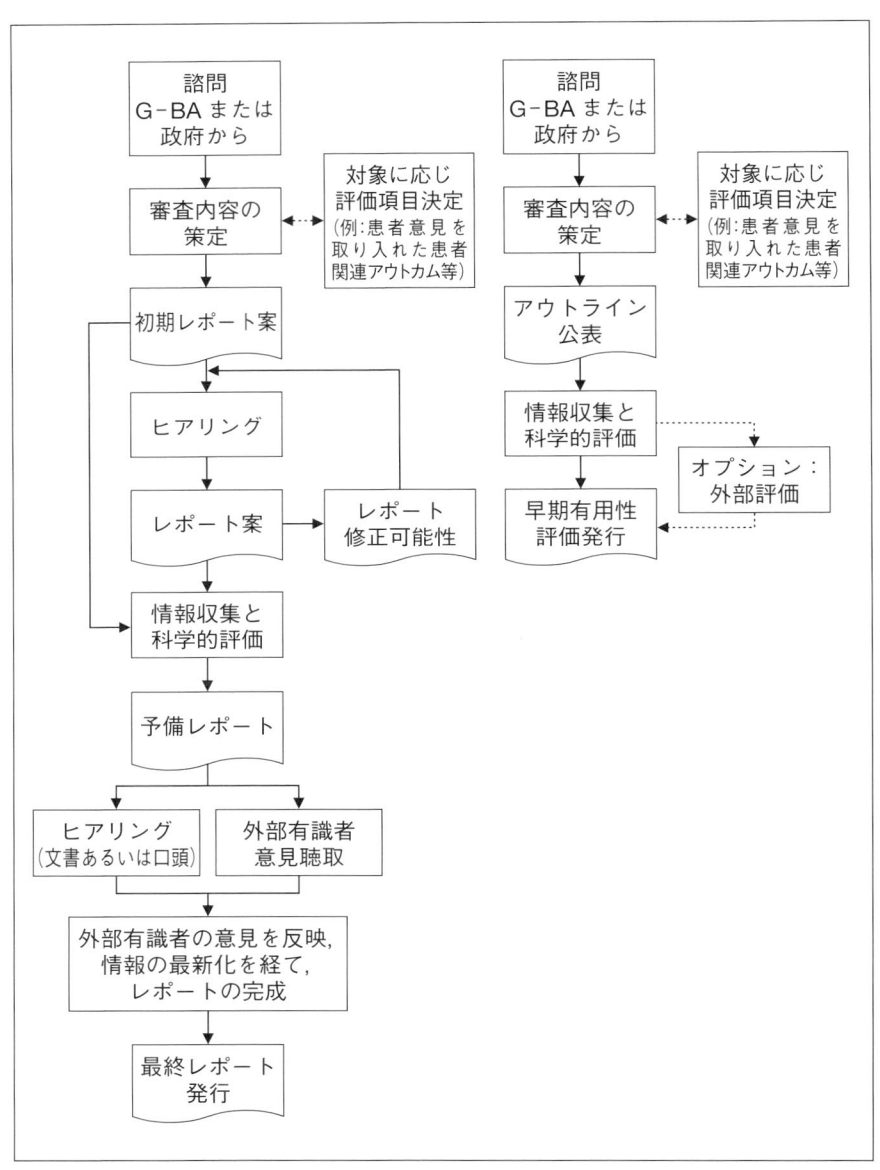

図5 IQWiG における評価手順　通常評価（左）　早期有用性評価（右）

(IQWiG : General Methods Version 4.0, p13, p16)

9月3日であった。2011年1月にG-BAによって比較対象薬等が選定されたあとア社はデータの作成に着手し，社内の比較試験や文献調査資料が同年7月に提出され，IQWiGは2011年10月4日に評価結果を公表した[16]。12月15日にG-BAが6段階のうち2番目とする早期有用性評価結果を公表。メーカーとの間で5回におよぶ価格交渉を行ったG-KVが2012年5月31日に希望小売価格からの実質[17]値引き額はわずか3%[17]との保険償還価格を発表した。

なお，2012年9月時点では21件の早期有用性評価のうち12件が追加有用性があるとされたが，IQWiGによる費用効果分析まで進んだ案件はない。

5. 医薬品業界の反応

追加有用性が認められ価格が維持できた前述のア社のBriliqueがある一方，グラクソスミスクライン社は 抗てんかん薬retigabine（商品名Trobalt）の価格が見込めないことから上市を2012年7月1日に取り下げた[18]。

そのようななかで欧州製薬団体連合会（European Federation of Pharmaceutical Industries and Associations：EFPIA）は，2012年6月14日に，ドイ

---

[16] 血小板の凝集と血栓の形成を抑制する抗血小板剤。IQWiGによる評価は類似薬Prasugrel（プラスグレル，商品名：Effient）とClopidogrel（クロピドグレル，商品名：プラビックス，Plavix）と比較してMortality，Morbidity，Adverse effectsなどのさまざまな指標において評価が行われた。プラスグレルとは優位な追加的有用性はないとしながらもクロピドグレルとの比較では有用性があると評価された。
IQWiG, "Health Technology Assessment on behalf of Ticagrelor — Benefit assessment according to §35a Social Code Book V"
http://portal.dimdi.de/de/hta/hta_berichte/hta351_summary_en.pdf［最新アクセス2012年12月17日］

[17] リストプライス2.48ユーロ／日に対し償還時は16%値の法定値引きが適用され2.08ユーロ／日。妥結額2ユーロ／日で，実質3%値引き。
Olaf Pirk Consult, "ADDITIONAL PATIENT RELATED BENEFITS ARE THE KEY TO PRICE NEGOTIATION IN GERMANY — PRACTICAL EXPERIENCE WITH BENEFIT DOSSIERS AND THE ASSESSMENT PROCESS" http://www.ispor.org/congresses/Berlin1112/presentations/W17_All%20Slides.pdf［最新アクセス2012年12月17日］

Ⅳ．欧州の取り組み事例

ツ政府の薬価政策に対して早急な改善を求める声明を発表した[19]。現行の制度は革新的な医薬品へのアクセス阻害要因であるという意見である。ドイツが医療財政の健全化を目指すこと，それ自体は望ましいことであるとしながらも，医薬品価格表からの割引率が16％であること，政府に一方的に決められた非常に古い薬剤の価格と効果を参照することや参照国の選択如何で，価格が低く抑えられ過ぎてしまうことについて問題としている［18］。

AMNOG は新規技術の償還価格に対して，これまでどこの国でも採用されなかったような透明性を与えようと制定された。しかし AMNOG が発効された後2012年8月までの間に評価された薬剤の36％が参照価格制で価格が決定され医薬品メーカーの64％が価格交渉に進んだ結果，新薬の半数に既存薬より高い価格が設定された［19］。交渉過程は公表されないため，産業界からは不透明と評する声もある。すなわち AMNOG の導入は政府の意図に反して，上市時に効果を示しにくい薬剤に対する高い障壁となる可能性をはらむ。

また，評価実施が早期に実施されることから，ドイツでの販売を予定するメーカーは上市前にデータの作成が求められることになるのだが，有効性・安全性を審査する EMA（European Medicines Agency）とドイツ政府とでは提出資料が異なることで，メーカー側に負担がかかっているとするレポートもある。この問題は，メーカーから提出を受けたデータに基づき，アセスメント部分に関して欧州内で共同して評価する EUnetHTA の Joint Action 2[20] によって，今後解消されることが期待される。

6. AMNOG の市場への影響

AMNOG は30カ国を超えるともいわれるドイツの価格を参照するグローバル市場における技術開発方針とともに，上市のタイミングやマーケット選択に

---

[18] IHS, "AMNOG Meets Obstacles in First Discounted Prices", Posted・August 20, 2012, http://healthcare.blogs.ihs.com/2012/08/20/amnog-meets-obstacles-in-first-discounted-prices/ ［最新アクセス 2012年12月17日］
参照国にギリシャが含まれていることも値下げ圧力となっているとしている。
[19] 前掲［17］

大きな影響を与えることが予想される。ドイツが価格を参照する外国15ヵ国で先に上市すると，ドイツ国内での価格はその影響を受け，価格が下がることがある。一方，諸外国に先駆けてドイツ国内で上市をすると，1年後に既存薬と同じ程度に価格が下げられる可能性があるものの，1年間は希望小売価格で販売が可能となる。さらにドイツでの上市時の希望小売価格を参照する海外では，企業が希望したと同等の価格で販売することができる。つまり究極には，ドイツ以外の国で高く販売するために，後で値段が下げられることを覚悟のうえでドイツ国内で希望価格を吊り上げて上市し，経済評価後の価格が見合わなければ，ドイツから撤退する，という戦略もとりうる[21]。

7. 臨床現場に与える影響

DRG制度を採用するドイツでは特に以下のような現象が予想される。

①入院療養の償還価格決定においては個別製品の経済評価はなされないため，疾病金庫には有効性の高い製品に対してインセンティブを与える（つまり高いコストを払う）力がない。革新的技術に基づく（かつ高価な）製品の導入は病院側にとっては，代替的な有用性が示されないかぎり，メリットを感じにくく，こうした状況はイノベーション阻害要因となる可能性をはらむ。

②医療機器は，上市前に行われる臨床試験が医薬品に比べて限定されていることから革新性評価の合意に時間がかかり，有効性が証明されていない医療技術は保険償還リストになかなか掲載されない。DRGのもとでは病院が導入判断した新規技術を入院期間中は使用できても，退院後の患者は保険償還されていない機器を外来では使用できなくなる。あるいは医療者側は患者を退院させられずに入院期間が伸びるといった現象が起きる。

8. 展望

エアランゲン・ニュルンベルグ大学教授で，IQWiGの医療経済部門の責任者でもあったピーター・コロミンスキー・ラバス教授によると，IQWiGの役割は登録患者に対する観察調査にシフトしようとしている。これまで，観察評

価というのは特に市販後の安全管理のために義務づけられたものであったが，今後，個別化医療や生物指標化合物等技術の進展に伴う相対的有効性評価データに対するニーズの高まりに応えるために，意思決定者は臨床試験に基づくデータではなく「現実社会」における長期間の影響評価に関するデータに基づいた判断が求められるようになる，というのである。

6 おわりに

　ドイツにおける医療経済評価の歩みはQALYを採用すべきか否か，という問いに答え続けてきた歴史ともいえるだろう。医療の技術評価に関する手法は，ユニバーサルに通用するような，「これが正しい」という手法があるというよりも，その国，地域の医療を取り巻くさまざまな状況を勘案しながら，より納得感のあるものを採用していくものであるようだ。さらに，高度化する医療技術は人々に解を与える一方，新たなニーズ，価値観すら産みだした。ドイツのように地方ごとに多様な価値観をもつ国民が受けるべき医療については，多様な尺度から検討されることが求められ，技術評価の手法もこうしたドイツ国民に合わせて開発された。

　マーケットメカニズムに委ねることで，これまで中央政府は医療の価格にあまり関与してこなかった。複数の機関による評価が，総体として経済，倫理を含めた社会的価値を反映させることができる医療技術評価手法は国民の意見を取り入れながら改変，運用されてきた。政権交代の影響を受け現在は第4版に基づき，評価が行われている。

　経済情勢悪化と医療費の高騰から，競争下の自由価格制の限界が示されたことに伴い導入された現行の参照価格制度によって，統合され地域色を失った支払者の影響が強くなり，技術評価機関の出番は減少した。産業界からは価格面のほかにも審査データ作成負担に対する不満や審査過程が不透明だとの意見もあがっている。一方で評価機関は，現実社会における長期的なデータに基づいた分析に取り組むことで，「交渉」や「さじ加減」では対応できないような先進的な課題に対する準備を進めている。

4. ドイツ医療制度の市場性と効率的フロンティア

　ドイツは医療機関が競争関係にあり，保険者も複数存在するという面では日本と似通っている．財政だけではない幅広い視点から今置かれた環境を見つめなおすとともに，今後の医療技術の進展を見越したうえで，どういった目的のために，どれだけコストをかけて，どういう組織が，どういう指標を用いて何をどこまで評価するのか，という日本が抱える問いに対するヒントを与えてくれるかもしれない．

---

1) County report Germany. Pharmaceutical Market Europe, 47-52, 2012
2) Focus on Germany, Pharmaceutical Marketing Europe, 32-40, 2011
3) ドイツ医療関連データ集 2010 年版．医療経済研究機構，2011
4) Herr A, et al: Pharmaceutical Prices under Regulation: Tiered Co-payments and Reference Pricing in Germany. DICE Discussion Paper 48, April 2012
   http://hdl.handle.net/10419/57630 ［最新アクセス 2012 年 12 月 17 日］
5) 前掲 3)
6) 前掲 1)
7) 前掲 3)
8) http://www.gkv-spitzenverband.de/media/grafiken/krankenkassen/Grafik_Krankenkassen_Fusionenverlauf_1970-2012_600_2012-01-04.jpg ［最新アクセス 2012 年 12 月 17 日］
9) DIMDI/HTA/SIP Brussels 資料．2011 年 3 月
10) ［B05-01A］Calculation of threshold values for minimum volumes for total knee joint endoprosthesis
    https://www.iqwig.de/language-selector.141.en.html?tid=1218&phlex_override_command=element ［最新アクセス 2012 年 12 月 17 日］
11) ［A05-04］Rapid-acting insulin analogues for the treatment of diabetes mellitus type 2
    https://www.iqwig.de/a05-04-rapid-acting-insulin-analogues-in-the.986.en.html?tid=1192 ［最新アクセス 2012 年 12 月 17 日］
12) IQWiG timeline 2003 to 2012（status 01/12）
    https://www.iqwig.de/download/IQWiG_timeline.pdf ［最新アクセス 2012 年 12 月 17 日］
13) Wolfgang Greiner. HTA in Germany: very special and specific. J.-Matthias Graf von der Schulenburg, 20 January 2010
14) IQWiG, "IQWiG in numbers — 2004 to 2012（status: 09/12）"
    https://www.iqwig.de/download/IQWiG_in_numbers%2009-2012.pdf ［最新アクセス

Ⅳ．欧州の取り組み事例

2012年12月17日］
15）IQWiG: General Methods, 4: 36, 2011
16）Ticagrelor: Considerable added benefit for specific patients. IQWiG press release 04. 10. 2011
https://www.iqwig.de/ticagrelor-considerable-added-benefit-for.1366.en.html?random=123002"
17）IHS, "AMNOG Meets Obstacles in First Discounted Prices", Posted・August 20, 2012, http://healthcare.blogs.ihs.com/2012/08/20/amnog-meets-obstacles-in-first-discounted-prices/［最新アクセス2012年12月17日］
18）IHS, "First Price Negotiation Successful As Product Withdrawals Multiply in Germany", 6/1/2012　http://www.ihs.com/products/global-insight/industry-economic-report.aspx?id=1065968289　［最新アクセス2012年12月17日］
19）EFPIA, "EU Pharmaceutical Industry Leaders Call for Revision of German Model for assessment of New Medicines"（EFPIA website, 2012）．http://www.efpia.eu［最新アクセス2012年12月17日］
20）EUnetHTA, "EUnetHTA Joint Action 2, 2012-15"　http://www.eunethta.eu/eunethta/EUnetHTA%20Joint%20Action%202%20(2012-15)/list?page=2　［最新アクセス2012年12月17日］
21）IHS, "The Impact of AMNOG on Global Market Access Strategies", June, 28, 2011, http://a1024.g.akamai.net/f/1024/13859/1d/ihsgroup.download.akamai.com/13859/ihs/webinar/flash/global-market-access-strategies/index.html　［最新アクセス2012年12月17日］

（参考文献）
・ドイツ医療関連データ集2010年版．医療経済研究機構，2011
・損保ジャパン総研：ドイツ民間医療保険市場の動向―公的医療保険との関連と民間医療保険業界の展開―．損保ジャパン総研クォータリー，2007
・健康保険組合連合会企画部社会保障研究グループ編：図表で見る医療保障（平成23年度版），ぎょうせい，2011
・土田武史：ドイツ医療保険における競争強化と保険者機能．健保連海外医療保障，85：1-6，2010年3月
・Docteur E: Pharmaceutical Pricing and Reimbursement Policies in Germany. OECD Health Working Paper, 39, October 27, 2008
・Dr. Anke Walendzik: Diagnoses-based Risk Adjustment in the German Remuneration System for Outpatient Medical Care. IBES DISKUSSIONSBEITRAG Nr. 190, November

4. ドイツ医療制度の市場性と効率的フロンティア

2011
- Pharmaceutical Price Controls in OECD Countries Implications for U.S. Consumers, Pricing, Research and Development, and Innovation. U.S. Department of Commerce, International Trade Administration ,Washington, DC, December 2004
- Neumann PJ, et al: Are Key Principles for improved health technology assessment supported and used by health technology assessment organizations?. Int J Technol Assess Health Care, 26 (1): 71-78, 2010
- Jing Zhang : Healthcare Forecasts Amidst Global Economic Turmoil: Recession — Proof or Leaking Roof?. IHS, November 2011
- Wilm Quentin: Hospital financing in Germany: The G-DRG system. LSE/NHS Confederation Seminar Series, 2010 May 25
- IQWiG web site
- DIMDI website
- IQWiG: General Methods, 4, 2011
- Caro JJ, et al: The efficiency frontier approach to economic evaluation of health-care interventions. Health Economics, 19 (10): 1117-27, 2010
- Frank-Ulrich Fricke PhD, MSc, Principal: The Age of Health Economics: The Impact of IQWiG On The German Pharmaceutical Market. IMS Health Economics & Outcomes Research, Nuremburg, Germany
- Wolfgang Greiner. HTA in Germany: very special and specific. J.-Matthias Graf von der Schulenburg, 20 January 2010
- Geschäftsbericht 2011 — Patientenversorgung im Fokus, GKV.

Ⅳ. 欧州の取り組み事例

5 フランスにおける医療技術評価の政策利用とHAS

西村 智子

1 はじめに

　日本で長らく研究，お手本とされてきたフランスの医療制度は保険組合や専門職業人から構成される組織がさまざまな影響を考慮し償還価値を決定する等，保険収載スキームも現在の日本の政策と似通っている部分がある。

　同国が医療に経済評価を導入したのは最近のことである。それにもかかわらず，すでに欧州の医療関係ネットワーク，European Network for Health Technology Assessment（EUnetHTA）や European Union Network for Patient Safety（EUNetPaS）において英国，ドイツとならび，リーダーシップを発揮している。

　医療に技術評価，特に経済評価を導入するにあたり，アクセス性が問題とされることは多い。本稿ではフランス医療における保険償還判断において医療技術評価がどのようなバランスで用いられているかみていくこととする。

2　フランスの医療制度

1. 国の特徴と社会保障財政政策

　フランスでは日本の1.7倍の国土に，6,503万人が暮らしている。平均寿命は81.3歳，65歳以上比率が16.8％である。国民医療費のGDP比は11.6％で[1]（2010年），近年は欧州内で常時3位までの間にランクする医療費負担の高い国である。

　健康保険，労働災害や病気に対する補償，年金，家族給付が同国の社会保障制度で運営されている。所得の上昇と社会保障財政に関する法律により社会保障財政赤字は減少傾向にある（239億ユーロ（2010）→174億ユーロ（2011））。

　2012年5月6日に行われた選挙により5年間続いたサルコジ政権が退き，社会党フランソワ・オランド氏が大統領となった。金融危機の影響で2009年から景気が後退し，2011年の上半期の実質GDP成長率はゼロ。2011年の財政赤字はGDP比5.2％とEUが安定成長協定に定める3.0％を上回っている。サルコジ政権では財政緊縮策を掲げ，国民が受けるべき医療にも影響を与えた。新政権は財政赤字削減に向けた努力は必要としながらも，緊縮財政は目指さない方針であることから，医療に関しても政策の転換が予想されるところである。

2. 医療制度

　政府は医療費の負担率と価格を設定することや，医療保険ファンドおよび公的病院ネットワークの適切運営の管理監督を行う責任をもつ。フランス議会が毎年設定する医療費総額：全国医療支出目標（ONDAM）と医療ニーズを勘案しながら医療費支出の適切運営が求められている。ONDAMは近年その増率は抑えられてはいるものの，前年よりマイナスとなることなく設定されている。一方で，医療費全体に比べて保険償還医薬品費支出は抑えられていることが示される（**図1**，**表1**）。

　皆保険制度が採用され90％の国民が公的健康保険制度でカバーされている。

Ⅳ．欧州の取り組み事例

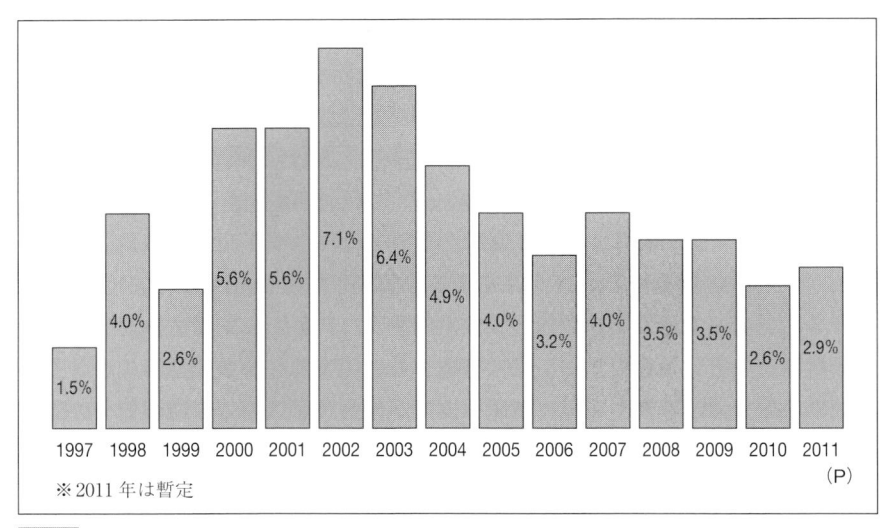

図1 全国医療支出目標（ONDAM）の増率推移（2010年現在）

（Social security accounts commision, 2012年7月. Key French Social Security Figures 2011, p12）

※2011年は暫定

表1 保険償還医薬品の売上高増率（2000年〜2011年）

2000	2001	2002	2003	2004	2005	2006	2007	2008	2009	2010	2011
7.7%	7.7%	5.7%	6.5%	6.9%	5.0%	1.8%	3.9%	2.8%	2.8%	1.3%	0.7%

（CEPS：COMITE ECONOMIQUE DES PRODUITS DE SANTE RAPPORT D'ACTIVITE 2011：p5, 2012）

その起源は職域単位の共済組合制度［1］を基盤とし，第2次大戦後に社会保険方式を採用したために現在でも職業等により5つの保険制度（基金）から成る［2］。全国被用者疾病保険金庫（CNAMTS）が疾病保健初等金庫（CPAM：

---

［1］ 当初は英国のベバリッジレポートをもとに，単一の仕組みを導入する試みもあったが，既得権をもつ専門職業団体からの反発があり，叶わなかった。
［2］ 国民の約88％が加入する全国被用者疾病保険金庫（CNAMTS）が運営する民間商工業の被用者を対象とする一般制度，公務員や国鉄・公社職員を対象とする特別制度，鉱夫や自営業者を対象とする制度，農業従事者用の農業一般制度，学生用制度がある。

Caisse primaire d'assurance maladie) をとりまとめ，政府内で医療政策を担当している。また保険料は所得に一定の料率（現行は13.55%）を乗じる形で計算される。医療技術によって異なる償還割合は平均すると8割弱であるが自己負担部分を補う共済または民間保険が普及していることから，実際国民の自己負担は1割弱におさまっている。そのため，国民には医療費抑制インセンティブが働きにくい[2]。

医療機関の設立場所，診療報酬は医師が自由に決定できるが，保険償還は事前に設定された範囲（タリフ）でしかなされない。これらのタリフは医師の代表者による団体との交渉により決定される。

病院における医療については診断群類別包括払い（DRG）が導入されている。しかし，抗がん剤や高額医薬品，人工透析等，高額なものは別建てで計算がなされる。医療費適正化のために保険者は医療関係者と契約して動向をモニタリングしているが，ジェネリック使用割合の低い患者に対して使用を促す親書を個別に送付するような取り組みもなされている。なお，他国に比べて低かったジェネリック薬の普及率は諸外国に比べて低いものの，年々増加しており，2010年時点では全処方薬に占める量では35.5%，価格ベースでは22.9%である[3]。

3　フランスにおける医療技術評価とHAS

1. フランス国内でのHTA導入の系譜[4]

1）CEDIT：病院による医療技術評価

1982年にパリの公的病院（Assistance Publique-Hopitaux de Paris：AP-HP）によって設立された委員会（Committee for the Evaluation and Diffusion of Medical Technology：CEDIT）が同国で最初のHTA組織といわれている。

CEDITは設立以来現在に至るまで，医療機器や医療手技に関する幅広い分野の医療技術に対し安全性，有効性（efficacy, efficiency）に加え，経済的，組織的，社会的，倫理的な側面から評価するだけではなく，将来予測も行うこ

Ⅳ. 欧州の取り組み事例

とで経営層に助言を行う。フランスでは病院の診療報酬は包括払いであるため，当該評価は新たな資金を必要とする高度技術の導入判断に資するものであるばかりでなく，質が高く効率の良い医療サービス提供に役立っている。

2）政府主導の医療技術評価

フランスでは第2次大戦後に急ピッチで医療提供体制の整備が進められたが，1960年頃には病床数が過剰となり，1970年に地域の人口に応じた医療供給量コントロール（Carte Sanitaire）が政府により始められた。1970年代には周産期医学分野について国家レベルの統計的データ収集と財政への影響評価を含めた技術評価が行われている。1964年に国民の健康にフォーカスした唯一の政府直轄の研究所 INSERM（l'Institut national de la santé et de la recherche médicale）がつくられた。現在 INSERM が扱うテーマは神経・認知科学，がん，微生物・感染症，循環・代謝・栄養，免疫・血液学，呼吸器，公衆衛生，医療技術，分子生物学，細胞生物学，遺伝学，ゲノミクス，バイオインフォマティクス等，多岐にわたる。1984年には産科医やヘルスエコノミストを中心としたメンバーを集めて，保健相直轄チームが作られた。より有効性にフォーカスした医療技術評価導入のため，INSERM とは一線を画した専門機関設立が企図され，当時HTAの国際的ネットワークとなっていたISTAHC（International Society of Technology Assessment in Health Care）との連携も検討された。

政権交代によってこれら計画は実現しなかったものの，検討が再開されると国立医療評価機構（Agence National pour le Development de I'Evaluation Medicale：ANDEM）が設立された。ANDEMは国から独立した機関として既出文献をもとに医薬品以外の技術に関するシステマティックレビューを行い，2000年までに28件の評価を公表したほか，ガイドラインの公表，コンセンサス会議の開催を行った。ANDEM設立後，国立医大が医療技術の質を重要視し，国民医療保険が償還範囲に関心をもち始める等，医療技術評価の重要性が高まった。ANDEMのガイドラインを参考に1994年には強制的診療基準RMOが導入されたが現場では旧態依然とした医療が展開されていたため，より強制力をもつ国立医療評価認証機構（ANAES：Agence Nationale

De l'Accléditation et Evaluation de Santé) が設立され,全病院が ANAES の認証を受けることとされた。ANAES は技術評価とともに,クリニカルガイドラインの発行も担った。

2. HAS の組織と活動

2004 年に施行された医療保険改革法により,2005 年 1 月,高等保健機構 (Haute Autorité de Santé：HAS) が創設された。

HAS は病院機能,医薬品,医療機器,医療 ICT など国民の医療の質向上と公正な医療制度の維持に資する 4 つの組織を統合してつくられた包括的な組織である。

HAS には 410 名の正規職員(家庭医,専門医,薬剤師,歯科医,看護師,精神科医等の医療者や医療経済学者)が所属し,そのうち約 80 人が医療製品等の評価に従事している。職員に加えて,34 の地域のプロジェクトリーダー,800 人弱の検査官,3,000 の協力臨床家により HAS の活動は運営されている。また独立機関ではあるものの政府や国会に対して報告義務を負うことから,政府機関,医療保険,研究機関,医療従事者の団体,患者団体と綿密に連携を図っている。

HAS の機能,活動は非常に幅広く,医薬品,医療機器,医療材料,医療サービスの有効性に関する評価,公的医療保険の償還範囲評価のほか,患者の自己負担が免責される特定疾病の範囲等検証,公的機関の意思決定補佐,医療機関の適格性認証,医師の認証,ガイドラインの作成と発行を通じた臨床家に対する情報提供,慢性疾患のディジース・マネジメント等を担当している。この業務は医療経済評価部門と医療の質安全向上部門を含む 4 つの部門と下記 7 つの専門委員会によって行われる。

① 医薬品の評価 (Commission de la transparance：CT)
② 医療機器,医療手技,診断方法の評価 (CNEDiMTS)
③ 経済評価 (CEESP)
④ 慢性疾患,疾病管理プログラム (CPSMC)

⑤ 医療者と患者のための医療安全（CAPPSP）
⑥ 医療機関の適格性認定（CCES）
⑦ 臨床ガイドラインの作成（CRBP）

3. HAS の財源

HAS の年間予算は 6,830 万ユーロ（2010）。その独立性を保つために財源は以下の構成となっている（2010）。広告宣伝費に対する税金（医薬品 26%，医療機器 13%），国民医療保険（25%），連邦政府からの補助金（12%），医療機関認証評価手数料（16%），保険収載手数料（6%），その他（2%）。

製薬メーカーから直接拠出される評価手数料よりも，広告宣伝費に対する税金の額が多いことから，HAS の活動はいわば，国家機関がその有効性についてお墨付きを与えることで，医薬品の売り上げを後押しする可能性を示すものであろう。

4. 医療技術の使用承認と評価

1）販売承認（ステップ 1：リスク効果評価）

医薬品の販売承認は欧州医薬品庁（European Medicines Agency：EMA）または国立医薬品・医療用品安全管理機構（Agence nationalede sécurité du médicament et des produits de santé：ANSM）によって行われる。医療機器は CE 規格マークを取得することが上市の条件である。これらを受けて企業は医療保険償還価格リスト（ポジティブリスト）への掲載申請を行う。リストには外来処方と院内処方の 2 種類あり，一般に医薬品は両方に申請する。2004 年からは医薬品はさらに外来用の病院薬 "liste Retrocession" と院内で処方されるが，DRG の外枠で支払われる "liste T2A" のカテゴリーが設けられている。

2）技術評価（ステップ 2：有用性評価（Assessment））

メーカーは保険償還希望時や適応拡大希望時，償還継続希望時に HAS に評価申請する。HAS は医薬品，医療機器，生化学テスト，手技について，メーカーから提出されたデータを元に，有用性を 4 段階に評価する。これを医薬品では

SMR（service medical rendu），医療機器ではSA（service attendu）といい，以降5年ごとに再評価が行われることになっている。

申請から最終意見具申までは90日以内（医薬品と医療機器）あるいは180日以内（手技）に行うこととされているが，医薬品は法定内で評価が完了しており，医療機器は最近法定内に完了するようになってきた。標準処理期間を守るために，審査は簡素化したものから本格的なものまでさまざまなタイプの審査が行われ，革新的な製品についてはファーストトラックも用意されている（表2）。

HASによる有用性評価（SMR）では多くは「重要」であるランクに位置づけられるが，償還されるべきでないとの評価につながる効果が「不十分」にランクされる場合もある。特に2011年には「不十分」との評価が30％に上っている（表3）。

3）償還判断と価格設定（ステップ3：Appraisal）

HASの評価を受け，医療者の代表が保険償還するに足る効果があるか判断し，政府が公的保険給付の是非を決定する（表4 3-A）。保険組合連合会（UNCAM：Union Nationale des Caisses d'Assurance Maladie/National Union of Health Insurance Funds）は臨床的効果（efficacy, effectivness），比較有

表2 HASが評価意見発行件数と評価に要した平均日数（2008年から2011年まで）

(件・日)	医薬品（CT）					医療機器（CNEDiMTS）					手技
	総数	償還時	変更・再評価	その他	平均所要日数	総数	償還時	変更・再評価	その他	平均所要日数	件数
2008	664	225	268	171	73	176	76	91	7	—	47
2009	657	275	209	173	84	148	76	63	9	146	46
2010	795	296	282	217	83	159	85	73	1	99	45
2011	992	219	358	408	80	149	99		50	87	22

（HAS：Rapport d'activité, 2008-2011より著者作成）

Ⅳ. 欧州の取り組み事例

効性，疾病態様，対象人口，公衆衛生上の影響度，医療機関への影響度等を考慮のうえ，償還率の決定を行う（**表4** 3-B）。一般にこの償還率はHASによるSMR評価と対応している（**表5**）。HASが「重要」と評価することが多いため，償還率が65%に位置づけられる医薬品が多くなり，結果として医薬品の平均償還率も65%に近いのが現状である（**表6**）。

償還率評価と並行して保健省内にある保健製品経済委員会（CEPS：Comité

表3 医薬品の有用性評価（SMR）の実施件数と評価内訳（2005年から2011年まで）

(件)	償還希望時					適応変更・再評価				
	重要	並	低	不十分	他	重要	並	低	不十分	他
2005	393	29	13	16	1	422	107	63	63	2
2006	238	23	13	10	1	38	2	1	1	0
2007	205	19	12	8	0	41	4	1	2	0
2008	252	17	11	13	2	40	1	2	1	1
2009	249	30	14	17	5	26	3	1	0	0
2010	191	19	10	16	4	17	3	1	3	0
2011	40	1	1	20		11	3	1	5	

（HAS：Rapport d'activité, 2006-2011およびHounkanlinHetalより著者作成）

表4 上市申請から使用までの評価の流れ

評価ステップ	評価内容と評価機関			所要期間
ステップ1 リスク効果評価	販売申請→承認 （EMAまたはANSM）			
ステップ2 有用性評価 （Assessment）	HAS			3～6カ月
	【医薬品】 CTが評価	【医療機器，医療手技，診断方法】 CNEDiMTSが評価		
ステップ3 償還判断と 価格設定 （Appraisal）	3-A 保険償還リスト への掲載 （政府決定）	3-B 償還率決定 （UNCAM決定）	3-C 価格 （CEPSとの交渉）	3カ月 ～3年
	官報掲載→保険償還開始			2カ月

表5 医薬品に対するHASの評価と償還率 [3]

HASの評価内容（SMR）	UNCAMの決定する償還率
重要（Important）	65%-100% [4]
中程度，並み（Moderate）	30% [5]
低い（Low）	15% [6]
不十分（Insufficient）	償還しない（全額自己負担）

(CHICOYE. A : Introduction of Health Economics at the HAS in France. ESSEC Institute of Health Economics and Management, 東京, 2012 より著者作成)

表6 医薬品償還率別償還額推移（2010-2011）

	2010		平均※2 償還率	2011		平均 償還率
	売上高※1	償還額		売上高	償還額	
15%	899	135		1,131	170	
30%	―	―		1,547	464	
35%	2,629	920		557	195	
65%	20,713	13,464	66.10%	20,841	13,547	66.30%
100%	2,962	2,952		3,153	3,153	
100% 院内処方	1,488	1,488		1,561	1,561	
ONDAM換算 合計額	28,681	18,958		28,790	19,089	

地域薬局と医療機関における処方薬の売り上げから推定
※1 売上高，償還額：単位百万ユーロ（VAT込）
※2 慢性疾患患者の償還率は100％であるため，実際の償還率はこれより高くなる。
(CEPS : COMITE ECONOMIQUE DES PRODUITS DE SANTE RAPPORT D'ACTIVITE 2011 : p 12, table 10, 2012 より著者作成)

---

[3] 医療機器の償還率は70％に固定されている。
[4] 価格が高く代替性の低いものについては100％，STAで評価が高く重要性の高いものは65％となっている。またフランスの保険制度の原則は社会連帯であるため，がん，糖尿病，心筋梗塞等の重症な慢性疾患患者等は償還率が100％に設定される。
[5] 2011年5月2日から35％から30％に変更された。
[6] 2010年に新設された。

Ⅳ. 欧州の取り組み事例

Economique des Produits de Santé/Economic Committee on Health）が周辺国における平均価格を参照し，メーカーと交渉のうえ公的保険給付料金（タリフ）と市場上限価格（プライス）[7] を決定し（**表4** 3-C），一般公開を経た後流通が開始される。

　評価所要日数内訳を見てみると，HAS内の委員会（医薬品はCT，医療機器はCNEDiMTS）における評価期間（ステップ2）よりも，価格決定手続き（ステップ3-C）が上市時期に大きな影響を与えていることがわかる（**表4**，**表7**，**表8**）。

表7 医薬品に対する評価所要日数内訳（2011年）

（日）	ステップ2	ステップ3-C				2+3計
	HAS内CTの評価	評価	交渉	合意	公表手続き	
後発薬	3	14	7	20	38	82
後発薬以外	56	24	75	14	41	209
平均	—	16	20	19	39	107

（CEPS：COMITE ECONOMIQUE DES PRODUITS DE SANTE RAPPORT D'ACTIVITE 2011：p16, table17, 2012 より著者作成）

表8 医療機器に対する評価所要日数内訳（2011年）

（日）	ステップ2	ステップ3-C				2+3計
	INS内CNEDiMTSの評価	送致期間	第1回	第2回	最終評価から決定	
上市時	88	10	60	40	79	277
再評価時	163	9	65	54	157	448
追加変更	97	18	53	22	144	334
償還率変更			42	35	7	84

（CEPS：COMITE ECONOMIQUE DES PRODUITS DE SANTE RAPPORT D'ACTIVITE 2011：p40, table26, 2012 より著者作成）

---

[7] なお，公定価格はあくまでも公的保険による償還価格の上限であり，市場価格は医療機関と販売業者・卸等を通して自由に交渉されている。

4 HASにおける技術評価

1. 個別技術評価による有用性評価

　前述のとおり，新たに保険償還リストへの掲載を希望する医療技術はHASによる評価を受けねばならないこととされており，適用や償還範囲を変更する場合も同様である。個別技術の有用性評価により既存のものより有効性が高いか，価格が安いと評価されないと収載されない。CTのトップであるBouvenot博士によると，以前は対象となる疾患の重症度に重きが置かれていたが，最近は有効性がより重要性を増している。

2. 複合技術評価による追加有用性評価

　HASは臨床的な効用評価だけではなく，経済，社会，倫理，組織，法律といった観点から多面的に追加有用性をみる複合技術評価を行う場合がある。これを医薬品ではASMR（Amelioration du service rendu），医療機器ではASA（Amelioration du service attendu）という。複合技術評価で扱われるテーマは幅広く，アルツハイマー予防医薬品，全股関節プロテーゼ，包帯，自己監視血糖装置，人工内耳，消化器外科用インプラント，心臓ペースメーカー，第三世代経口避妊薬等に関する評価のほか，頸動脈狭窄症の管理に関するガイドライン作成等も行われている。

　評価項目は公的機関や利害関係者（保険者，政府，学術機関，患者団体）からの求めに応じてその都度設定される。製品上市時に実施されることが多い個別技術評価とは違い，毎年計画的に実施される。

　評価ランクは5段階で上位3ランクが，CEPSとの価格交渉時有利に働く「有効性あり」とされるが，最近高評価の割合は少なくなってきている（**表9**，**図3**）。つまり，HASが時間をかけて多面的に評価を行っても，価格への影響度が低い現実がうかがえる。

Ⅳ. 欧州の取り組み事例

表9 HASによる追加有用性評価（ASMR, ASA）ランク

評価ランク		評価内容
Ⅰ	有効性有	十分な臨床的進歩がみられる
Ⅱ		重要な進歩がみられる（効果，副作用）
Ⅲ		顕著な進歩がみられる（明らかに追加有用性がある）
Ⅳ		わずかに改善がみられる（有用性は限定的）
Ⅴ		特に改善事項がない（類似薬有またはジェネリック）

（HAS：Rapport d'activité, 2011 より著者作成）

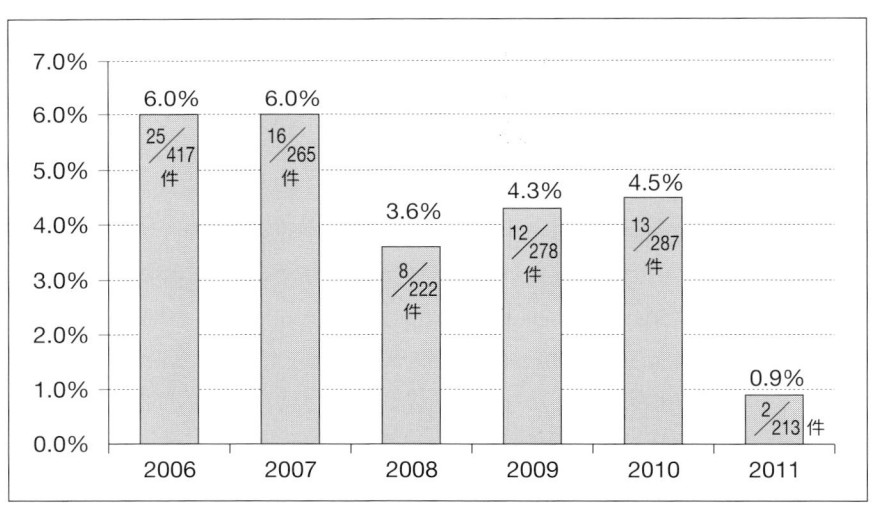

図3 新規収載医薬品のASMR※評価のうち追加有効性あり（ⅠⅡⅢ）と評価された割合
※ ASMR：Amélioration du Service Médical Rendu/Improvement of the Medical Benefit
（HAS：Rapport d'activité, 2006-2011 より著者作成）

3. 経済評価

　経済評価は2008年から開始され，年々増えてはいるものの，現在でも件数が限られている（**表10**）。異なる技術のコストと効果を比較する多面的な検討には相応の時間を要すると考えられている。そのため，経済評価は価格改定を伴う再評価の際等に行われる。

216

表10 HASによる経済評価の実施件数

2008年	2009年	2010年	2011年
6件	18件	18件	25件

（HAS：Rapport d'activité, 2008-2011 より著者作成）

　経済評価を行うHAS内の委員会CEESPは医療専門家，患者の代表者，および8つの異なる分野（経済学，公衆衛生，管理，運営，疫学，薬理学，社会学，哲学）の専門家25人で構成されている。方法論は確立されておらず，対象技術に合わせて効果と費用の指標はつど選択される。安全性有効性が同等な製品の比較においては費用のみが評価の基準となるが，長期観察を必要とする製品の場合は疾病経過全体の費用を勘案して評価される。安全性と有効性に差がある複数技術を評価する際に行う費用効果分析においては，医療制度が違う国における研究が参照されることもある。方法論を確立させてから行うよりも，外国のHTA機関と連携を図りながら少しずつ実際のケースを積み上げていく，というスタンスである。

4. 不確実性の対応

　新技術は，データが不十分で現実社会における有効性が担保されない場合もある。こういう場合HASは償還決定後の観察研究を前提として評価を行う場合もある（有効性ではなく安全性に疑義が生じる場合は，医薬品規制機関と共同でリスク管理を行う）。

　一般に医療機器は医薬品よりも臨床データが限られているため，革新的な医療機器や手技は大きな可能性を秘めているものの，長期間の有効性については不明点も多い。経皮的大動脈弁形成術に関しては期限を3年として償還決定を行う等，特例的な承認 [8] も行われている。

---

[8] 2008年には，大動脈弁狭窄症患者のための経カテーテル大動脈弁留置術（transcatheter aortic valve implantation：TAVI）については，条件付きで早期承認を行った。Rapport d'activité 2011. Haute Autorité de santé, 2012

5. HAS のネガティブ評価と政策への影響

　前述のとおり政府の判断は HAS の評価に対応することが一般的ではあるものの，政府はその決定に従う必要はない。

　1999年から2001年にかけて保険償還リストに収載されている医薬品すべてが HAS に統合される前の CT により再評価された。その結果，4,490の薬剤のうち835品目に対して有効性が低いと判断された。それを受けて償還率が下げられたり，リストから除外がされているものの，政府の判断はそれと一致していない。フランスにおける評価プロセスは技術評価機関の評価過程で透明性を高める努力をしても，政策の実行段階で不透明感を残すものとなる可能性を示している（**表11**）。

6. 償還率変更と売上高変化

　既収載品に対する定期的な再評価により，償還率の変更あるいは収載リストからの除外のため，処方される機会は減る。しかしその量的な減少に比べて，売上高の減少が少ないという結果が示されている[5)]。これは，償還率が下がると，企業が価格を引き上げる行動をとることを表している[9]。

5　リスク・ベネフィット比較評価

1. ANSM 設立による薬物監視の強化とリスク・ベネフィット評価

　医薬品等の販売承認を担う ANSM は2012年5月に AFSSAPS（Agence Francaise de Sécurité Sanitaire des Produits de Santé/ French Health Products Safety Agency）から任務を継承した。その際に医薬品等のリスク監視ならびに医薬品のリスクと便益の比較検討（リスク・ベネフィット評価）

---

[9] ただし，医薬品はデリストにより VAT が2%から5.5%に上昇するため，利幅を増やそうとするのか，増税分を転嫁しているのかは不明である。

5. フランスにおける医療技術評価の政策利用とHAS

表11 医療担当大臣の在任期間と償還リストの見直し時期

大臣在任期間	償還リスト 見直し時期	見直し内容
CT（HAS発足前）が償還リスト掲載医薬品4,490品目のうち 835品目の有効性が低いと評価		
2002年5月–2004年3月 Jean-François Mattéi	2003年8月	84品目がリストから除外される
2005年6月–2007年3月 Xavier Bertrand #Dominique de Villepin 内閣	2006年3月	282品目がリストから除外されるが48品目は残される
		有効性の低い製品の救済策，償還率15%が新設される
	2007年1月	HASが有効性が低いと意見した89品目は除外せず。一部は償還率65%のまま，その他は15%に下げられる
2007年5月–2010年8月 Bachelot-Narquin	2008年	上記医薬品が完全に除外される
	2010年4月	150品目の償還率が35%から15%に下げられる
2010年8月–2012年5月 Xavier Bertrand Francois Fillon第3次内閣	2011年3月	486品目が有効性不十分（除外すべき）と判断され，うち369品目（76%）が除外されるが，112品目（23%）の償還率が15%に下げられ，2品目が35%に下げられる
	2011年5月	償還率35%が30%に変更される
	2011年10月	9品目がリストから除外。17品目は残され，償還率が15%に下げられた

（Pichetti S, et al: Analysis of the Impact of Drug Delisting in France between 2002 and 2011. を参考に著者作成）

および再評価を行うこととなった。

　ANSMの役割は，臨床現場での薬剤の有効性情報に対する科学的評価，リスクの予防または軽減の手段の検討，薬物監視方針の決定および薬物監視制度の遵守の監視である。販売許可（AMM：Autorisation de Mise sur le Marché/MA：Marketing Authorization）交付後であっても医薬品の効果に疑義が生

Ⅳ．欧州の取り組み事例

じた場合は，製薬企業等に対し，安全性または効果に関する追加研究の実施要請とデータ提供を要求することができる。さらに ANSM は，要請に応じなかった企業等に対して製薬企業等が後述の薬物監視制度の実施もしくは医薬品等の好ましくない効果の申告を怠った場合または未承認薬の宣伝を行った場合に，行政罰として最高 100 万ユーロの課徴金を課すことができる。

また，これまで，AMM の変更，停止，取消しは，医薬品等の効能の不良が判明した場合，申告された医療効果が得られない場合または申告された質的および量的構成を有していない場合にのみ実施することができが，さらに医薬品のリスクと効果の比率が好ましくない場合なども AMM へ変更を加えることが可能となった。

2. 利益相反と財源

医薬品は国民の健康に大きな影響を与えるために，その評価にあたっては高度な中立性が求められるにもかかわらず，フランスでは利益相反管理が緩いとされ問題となっていた。

欧州内他国で販売中止から 2 年以上も販売が継続できた Mediator 問題 [10] では，自国のメーカー Servier 社が販売している医薬品であったことからさまざまな憶測を呼ぶことになった。

ANSM の前身である AFSSAPS ではその主な財源をメーカーからの分担金で担っており，決定過程で産業界の意見の影響も大きかったが，ANSM は 1 億 4,000 万ユーロにも及ぶ予算の全額が政府からの財源で賄われることとなった。これは依然としてメーカーからの資金が財源の大きな割合を占める HAS

---

[10] 2009 年に販売が停止されたフランス国内企業 Servier 社の糖尿病薬 Mediator（適用外のダイエット目的で多く使用された）の副作用問題に端を発し，利益相反問題がクローズアップされた。フランス医薬品安全庁（AFSSAPS）の科学顧問を兼任する Eric Abadie 氏が 2012 年 4 月に欧州医薬品庁（EMA）を突然辞任した。Mediator はスペイン，イタリア等では流通を禁止された以降もフランスでは 2009 年まで使用が認められ，当該薬によって引き起こされた死亡は 1976 年から 2009 年 11 月までに 500 人から 2,000 人ともいわれる。

と対照的である。

6 国際連携

　フランスは評価にあたって他国の評価機関における評価内容を参照するほか，現在欧州内HTAネットワークとの連携を強めている。欧州委員会のサポートのもと，以下のとおり3年ごとのプロジェクトが進められている。フランスでは評価：assessmentと判断：appraisalを区別し，assessmentはHAS内の組織が，appraisalは外部組織が行っている。このうちassessment部分に関しては国際的な調和により共通化することで，政府と企業双方の手間を省くことができるのではないかという検討がなされている[11]。

　さらに，国境を接している欧州内では医療機関グループが国境をまたいで病院を設立することもあり，国民の移動頻度も多く，保険者は他国の医療機関に診療報酬を払うケースも増えてきている。欧州特有の状況下で患者の権利を確保するためにHTAがどう関わっていくか，という問題についても提起されており，フランスはこうした議論に積極的に関わっている。

7 おわりに

　フランスでは医療機関らが自らの経営判断に資する技術評価を行うとともに国民が公的に受ける医療技術に対する評価がHASにより行われている。医療の技術評価というと医薬品等の薬価算定機能を想起するかもしれないが，HASの業務は医療に関わる技術を幅広く扱い，医療機関の認証や臨床家に対するガイドラインの作成や講習会，公聴会等幅広く，その活動は400を超える職員のほか多数の外部の協力臨床家に支えられ，同国の医療の質向上に役立っている。

---

[11]「First EUnetHTA project 2006-2008」,「EUnetHTA as a Joint Action 2010-2012」,「Future EUnetHTA Joint Action 2 2012-2015」

Ⅳ. 欧州の取り組み事例

　保険償還に関わる製品の評価は主に有効性に関するデータをレビューするもので，経済評価は限定的な実施にとどまり [12]，ドイツのように独特な手法の採用も英国のように QALY を基礎とした上限価格設定も行っていない。さらに，評価の高い 65％ の償還率区分に多くが分布し，価格は別途交渉にて決定されることから，個別製品に対する支出圧縮ツールとしての機能は高いとはいえない。しかし，公的保険で給付すべきかどうかのゲートキーパーとしての役割は最近重要性を増しているほか，短期間で完了する評価は，全件評価および再評価のみならずガイドラインの改訂を可能とし，データやノウハウの蓄積の面でも注目に値する。

　フランスでは政府における価格決定判断に時間を要しているが，日本ではすでに厳密なスケジュール管理により短期間で処理されており，日本の償還決定過程に HAS のような機能を追加してもフランスよりも短期間で決定が下される可能性がある。

　一方，時の政権による政策判断は HAS の評価との連続性が見えにくい場合もあり，判断過程を明らかにすることが難しいこともフランスの例から見えてきたことである。医療等，国民の生活に関わる分野における科学技術に対する評価と政策決定との関係からも興味深い。

　政権交代によって現在採用されている SMR，ASMR 評価等の評価手法を変更するとも伝えられており，今後もフランスの動向から目が離せない。

---

[12] 2013 年 2 月現在では実例はないものの，2012 年 10 月 3 日から経済評価に関わる新制度（※）が採用されたことから，今後，経済評価実施件数の増加が見込まれる。
　※ ASMR 評価において Ⅰ から Ⅲ にランクし，財政影響が大きいと予想される製品は上市時と以降 5 年ごとに経済評価の実施が求められる。一方で欧州他国の薬価を参照した上限額は適用されないというメリットがある。
　参考：http://www.sante.gouv.fr/IMG/pdf/accord_cadre_du_051212.pdf

---

1) Health data 2012（OECD），The world Factbook（CIA）
2) Key French Social Security Figures 2011, p 12

3) The healthcare market in France. IMS Health Country report.
4) Weill C, et al: Development of health technology assessment in France. Int J Technol Assess Health Care, 25 (Suppl 1): 108-111, 2009
   池田俊也：フランスにおける診療ガイドラインの動向．あいみっく，24(4)：11-15, 2003
   INSERM ウェブページ http://www.inserm.fr/［最新アクセス 2013 年 1 月 6 日］
5) Pichetti S, et al: Analysis of the Impact of Drug Delisting in France between 2002 and 2011. Issues in Health Economics (Questions d'économie de la santé), n° 167, 2011

(参考文献)

・Issue Brief July 2009 National Authority for Health: France
  http://www.commonwealthfund.org/~/media/files/publications/issue%20brief/2009/jul/chalkidou/1295_rochaix_cer_france_issue_brief_724.pdf［最新アクセス 2013 年 1 月 16 日］
・フランス医療関連データ集【2011 年版】
・真野俊樹：フランス医療制度から日本への示唆：日本に近い制度を持つ国からの学び．共済総合研究，63：64-81, 2011
・Haute Autorité de santé: Rapport d'activité 2011, 2012
・Haute Autorité de santé: Rapport d'activité 2010, 2011
・Haute Autorité de santé: Rapport d'activité 2009, 2010
・Haute Autorité de santé: Rapport d'activité 2008, 2009
・Haute Autorité de santé: Rapport d'activité 2007, 2008
・Haute Autorité de santé: Rapport d'activité 2006, 2007
・Pichetti S, et al: Analysis of the Impact of Drug Delisting in France between 2002 and 2011. Issues in Health Economics (Questions d'économie de la santé), n° 167, 2011
・Perronnin M, et al: Complementary Health Insurance in France: Wide-Scale Diffusion but Inequalities of Access Persist .Issues in Health Economics (Questions d'économie de la santé), n° 161, 2011
・外国の立法 (2012.2). 国立国会図書館調査及び立法考査局
・フランス政府：Key French Social Security Figures 2011. 2012 年 9 月
・Weill C, et al: Development of health technology assessment in France. Int J Technol Assess Health Care, 25 (Suppl 1): 108-111, 2009
・INSERM ウェブページ http://www.inserm.fr/［最新アクセス 2013 年 1 月 6 日］
・池田俊也：フランスにおける診療ガイドラインの動向．あいみっく，24(4), 2003
・葛西美恵，他：医療技術評価 (HTA) の政策立案への活用可能性 (後編) ―海外の動向と我が国における課題―．医療と社会，121(3)：233-247, 2011

Ⅳ．欧州の取り組み事例

・Benzaqui M: Comment expliquer les écarts de prix des médicaments similaires?. Mickael Benzaqui – le blog, 2012
・CEPS: COMITE ECONOMIQUE DES PRODUITS DE SANTE RAPPORT D'ACTIVITE 2011, 2012
　http://www.sante.gouv.fr/IMG/pdf/Rapport_Activite_CEPS_Final_2011-2.pdf

6 オランダ医療制度の管理競争と医療技術評価

西村 智子

1 はじめに

管理された民間医療保険市場が特徴的なオランダでは，医療に関する評価が高い。医療保険のマーケットメカニズムを活用したオランダの医療は制度が似たドイツと同様に分類されることがある。しかし医療経済評価においてQALYの使用を推奨しないドイツに対して，オランダではQALYを評価，採用している。本稿では医療の質向上に資する医療技術評価の在り方の糸口を探して，オランダの例を概観する。

2 オランダの医療制度

1. 国の特徴

女王が国家元首を務める立憲君主制国家。人口は約1,653万人，うち15歳以下が18％，60歳以上が21％を占める。金融・流通を中心としたサービス産業にGDPあたり2/3が従事し，人口の82％が都市部に居住している。肥満率は増加傾向にあるものの，11.4％とOECD平均（15.0％）と比較し低い（日本は3.5％）。GDP成長率は2011年に1.75％，2012年は1.5％と，堅調な成長

が予測されているものの財政赤字はEU基準を上回るため，財政再建は同国にとって喫緊の課題である。また，医療費に関しても，収入よりも支出が多い状況が2004年から続いている[1)]。

2. オランダ医療概観

オランダの医療はOECD等から高い評価を受けている。消費者目線で欧州内医療を評価するEuro Health Consumer Indexでは2010年から3回オランダが1位をとりつづけているが，872点[1]を獲得した2012年レポートで特徴としてあげているのが，政府や支払者よりも患者と医療者の声が政策に反映していることである。特に高得点だった指標は，提供される医療と予防医療の範囲の広さ[2]と患者の権利策に生かされていること，情報へのアクセス性の良さ[3]である。

国民はGP（かかりつけ医）に登録しなければならず，専門医の診察にはGPの紹介が必要である[4]。医師数，看護師数はそれぞれOECD平均よりもやや少ない2.9人／千人，8.4人／千人。急性期病床数は入院期間の短縮化傾向と日帰り入院の増加に伴い減少を続け3.0人／千人でOECD平均の3.4に比し少ない。CTの数は平均的であるが，MRIは12.3台／100万人でOECD平均の22.6台に比較すると極めて少ないものの増加傾向を示している[2)]。

医療費支出は2006年から加速度的に上昇，GDP対比では2010年には12％

---

[1] 2位のデンマーク822点，フランス766点，英国721点，ドイツ704点。
[2] 以下小項目において優位であるとしている。①医療費における公的資金割合，②高齢者の白内障手術件数，③肝臓移植件数，④歯科の保険診療，⑤健康診断，⑥マンモグラフィーの数，⑦医師へ診療報酬外の支払いがない，⑦高齢者への介護，⑧自宅での透析が20％以上
[3] 「患者の権利と情報へのアクセス性」の以下小項目において優位であるとしている。①患者の権利に関する法の整備，②意思決定における患者団体の関与，③無過失補償制度あり，④セカンドオピニオンの権利，⑤自身の診療録へのアクセス，⑥善良な医師の登録，⑦ウェブや電話による医療情報へのアクセス性，⑧他国での医療受診，⑨医療機関の質情報，⑩電子カルテ導入，⑪ネット処方箋
[4] かつてはGPの予約が取りにくいことが問題であったが，現在では解消されている。

に達し,欧州一医療費が高い国[5]となっている。しかし2012年1月の自己負担額の増額,慢性疾患に対する理学療法への自己負担導入,禁煙補助薬を保険適用から除外する等の制度変更理由は,財政的影響のみではなく国民のコンセンサスを得たものであった。

3. 医療保険制度

オランダの医療は経済的弱者や若年者等を除き,民間保険会社が担う保険制度で賄われる。居住者および所得税納税者全員に医療保険への加入を義務づけ,保険会社は加入を求めてきた者全員を受け入れる義務を負う。

給付財源は,加入者の所得に応じた所得比例保険料と,国による公的補助金,加入者が民間保険会社に直接支払う保険料からなる。所得比例保険料と公的補助金は医療保険基金に集められ,加入者のリスクに応じて調整された保険料が各保険会社に医療基金から支払われる(図1)。

保険者は公的保険外の補償を含め給付範囲,自己負担額を設定すること,医療機関を選択することができる[6]。疾病金庫から民間に転じたものを含め規模の大小さまざまな医療保険会社があり[3],被保険者は保険者を選び毎年変更が可能である。

4. 医療保険市場を管理する主な行政機関と役割

1) CVZ[4]

民間に任せきりでは過度な競争に走ることで国民が十分に医療を受けられな

---

[5] なお,オランダでは「医療費」の定義が他国と違うことから,他国よりも多く見えてしまう,というレポートもある。多くの国では労災は医療費と別勘定であるが同国では一本化されているほか,同国では食品や衛生管理,健康に関する研究,医療者の人材育成などに関わるコストが「health related」に含まれているが,OECDの基準ではこれらは含まない。また,2006年に導入された現行の区分方式ではComponent 1にいわゆる日本では介護保険で賄われる費用が含まれることとされており,実際,2006年から同国における「医療費」が急激に増加に転じている。
[6] 保険会社が契約していない医療機関にかかった場合は,保険会社が定めた範囲まで保険償還される。これは海外で診療を受けた場合も同様である。

Ⅳ．欧州の取り組み事例

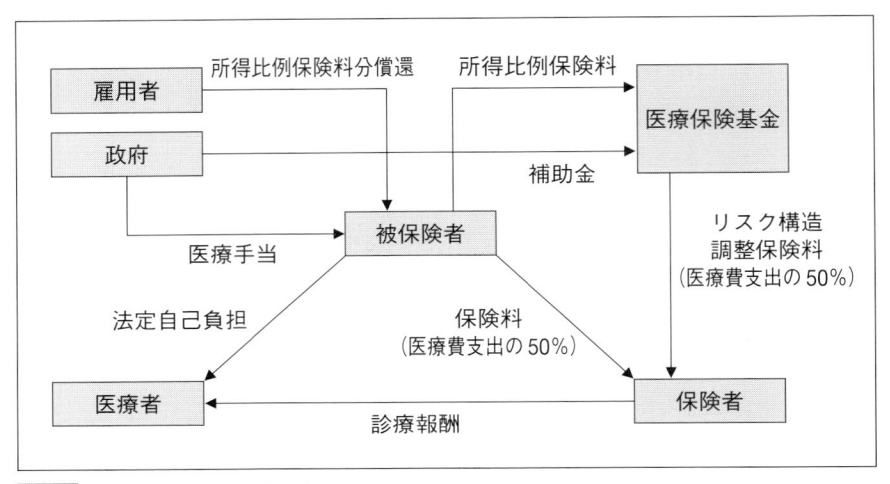

図1 短期医療保険制度の資金の流れ

(Health insurance in the Netherlands p.31 より著者作成)

い懸念から，適切に医療が提供される環境を管理するため CVZ (College voor zorgverzekeringen，英訳：Health Care Insurance Board，社会保険局あるいは医療保険審議会と一般に訳されている) が設置され，約400人の職員，約5,000万ユーロの予算規模により以下に関する業務が行われている。

・医療保険の標準パッケージに関する助言，管理
・保険料の徴収分配とリスク調整
・年金生活者・経済的弱者等，特定者に対する制度運営

医療保険の標準パッケージに関する決定は政府が経済，社会的な側面に配慮し行うが，それに資する助言，保険者と被保険者間の紛争調停，ガイドラインの作成，広報活動等を CVZ が担う。

CVZ 内の CFH (Commissie Farmaceutiche Hulp，英訳：Pharmaceutical Care Committee) が新薬の保険償還判断過程で経済評価を行うが，これは CVZ の業務のごく一部であり，医療介護のサービス範囲の判断に資する情報について幅広く収集，評価を行っている。そのため，たとえば，統合ケアにおける院内外での食事，重度の肥満の小児に対する肥満解消手術，介護施設から

の退院条件,低侵襲性手術について等,幅広いトピックに関するレポートを発表したり,医薬品の効能等を一覧にした携帯・タブレット端末用一般国民向けアプリケーションの提供等も行っている(**表1**)。

2) NZa (The Dutch Healthcare Authority)

Healthcare Market Regulation Act (2006, Wmg)[5]によりNZa[6]が創設された。Wmgは医療における効率性と費用管理について規定したもので,NZaは市場監視,保険料率や活動に関する規制を担い,償還申請時以外の評価実施をCVZに対して指示することがある。その他公正取引委員会,地方保健監督局,金融庁,情報保護委員会等と連携しヘルスケア分野の規制機関として機能している。

5. 民間保険制度におけるリスクの調整

オランダの医療保険市場では被保険者選択はできず,年齢,性別,健康状況などの個人の特性にあわせた保険料の差別化も禁止している。このままでは,(高齢者やすでに疾患をもっている等)リスクプロファイルが好ましくない被保険者を引き受けた保険会社が不利になるため,人口統計学的特性の違いに起因する費用差を緩和する,リスク調整交付金制度が設けられ,CVZが保険料

表1 CVZの扱うトピック

規定法	カテゴリー
AWBZ*に規定されるもの	情報提供の在り方,長期治療,新生児血液検査(18疾患),設備機器,パーソナルケア,予防接種,滞在施設,滞在治療,レンタル介護用品,介護ケア,交通輸送,長期滞在施設,自己負担
ZVW**に規定されるもの	ディスレクシアケア,薬学的ケア,メンタルヘルス,GP,エイズ,母性,専門医療,口腔,救急,産科,パラメディカルケア,交通輸送

* AWBZ (Exceptional Medical Expenses Actおよびそれに規定される特別医療費保険)
** ZVW (Health Insurance Actおよびそれに規定される医療保険)

(CVZホームページ http://www.cvz.nl/zorgpakket より著者作成)

の徴収分配過程で調整を行っている。

　リスク調整[7]計算のパラメーターは，年齢，性別，収入の状況（定職あるいは就労不能給付を受給している等），居住地域，使用薬剤費用群（院外薬局で薬を買う慢性疾患），既往症群，社会的立場（家族構成による分類）等である。なお，この調整にあたり税務当局，社会保障事務局等と情報を交換している CVZ は診療歴，使用薬剤と医療費支出等，医療関係情報に加え，国民の居住地，職業，所得等の情報を利用できる環境にある。

3 薬価制度の概要

1. 医薬品の保険償還におけるポジティブリストと経済評価

　かつては周辺諸国より薬価が高かったため，薬局がメーカーから購入する卸売価格の上限額を設定する権限を政府が有することとなった（WGP：Wet Geneesmiddelprijzen, 英訳：Price of Drugs Act, 1996）。院内薬については病院と製薬企業の交渉で決定されるが，外来医薬品はポジティブリストである GVS（Geneesmiddelenvergoedingssysteem, 償還医薬品リスト）に上限薬価が掲載される。政府から保険適用申請書を受け取った CVZ は，上市時申請窓口である CBG-MEB（College ter Beoordeling van Geneesmiddelen, 英訳：The Medicines Evaluation Board, 医薬品評価部会）[8]に製造業者が提出したデータをもとに，評価ドラフトを作成する。外部有識者を集めた CVZ 内の委員会 CFH が有効性（Efficacy, Effectiveness），副作用，経験，適用性，使用しやすさを基準に評価ドラフトをレビューし得られた結果が政府に戻され，償還可能であれば価格とともに GVS に掲載される。償還判断に時間を費やすことはアクセス性阻害要因と考え，評価を含めた償還判断は 90 日以内に行わ

---

[7] 保険会社が余裕をもって保険料を徴収することを防ぐため，リスク調整交付金は見込みと実態の差を遡及して年度末に再計算，修正する。
[8] 人間と動物に対する医薬品の安全性，有効性を審査する。登録薬は 4,000 ホメオパシー医薬品を含む約 16,000（CVZ ホームページ）［最新アクセス 2012 年 12 月 25 日］

れ，追加的な情報がある場合は90日の延長が認められる[9]。なお，希少薬[10]や入院時に使用される高額で革新的な医薬品[11]についても，上市から3年を経過すると評価が行われる。

医薬品は，「効果があること」に加え「保険償還される医薬品は費用対効果に優れ，社会的要請として償還する必要性があり，かつ十分な供給量があること」とされている。CVZはこの基準を満たすかどうか評価を行う（**図2**）。

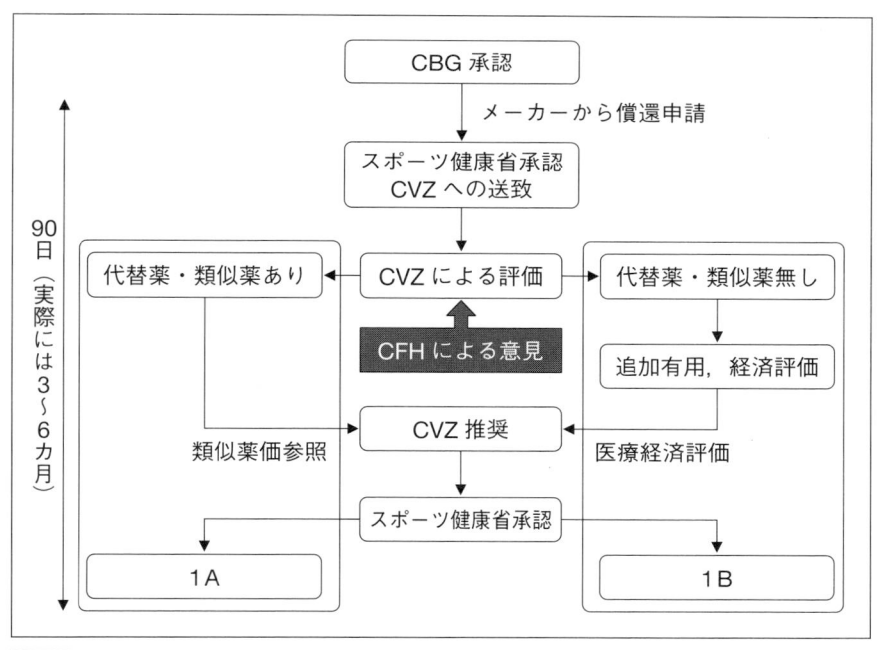

図2 償還可否，価格決定の流れ
（Zuidberg C：The pharmaceutical system of the Netherlands, Pharmerit資料，CVZ資料28枚目を参考に著者作成）

---

[9] しかし，CVZがメーカーに問い合わせ，メーカーが回答の準備に費やす時間は処理期間に含めないことから，実際には3カ月から6カ月を要しているようである。
[10] EMAの基準から，オランダの場合対象患者が8,000人以下の場合希少薬と認定。大学病院のみで使用されるが，1病院あたり年間60万ユーロ以下という基準がある。
[11] オランダでは入院時に使用される医薬品コストは総コストの0.5％以内であるべきとされている。

Ⅳ. 欧州の取り組み事例

　GVS は革新性に応じた3つのカテゴリーに分けられている（**表2**）。革新的な医薬品を対象としたリスト1B に掲載されるためには経済評価が行われる。しかし価格決定においてはいずれも参照価格制が採用されており，CVZ が価格設定において大きな裁量権限をもつわけではない。国内に参照すべき既存薬がない場合は外国価格［12］が参照され，見直しは2年おきに行われ，薬剤支出は近年毎年3～4％減少している。

2. 特定医薬品の優遇政策

　1年ごとに選択される可能性のある保険会社は，医療者から消費者たる国民に対してより良いサービスを供給してもらえるよう努力する一方，処方薬剤については同じ薬効であればより低い価格を求める。そこで，GVS 掲載薬のうち類似薬内で薬価が下限から5％の範囲内の十分な供給量がある医薬品のみを償還する取り組みがなされている［13］。医療者や薬局はこのリストに合わせて

表2 GVS のカテゴリーと薬価設定

分類	基準	薬価設定方法
リスト1A	代替可能な既存薬がある場合	既存薬の価格を参照し価格が決定される［14］
リスト1B	代替可能な既存薬がない革新的な医薬品の場合	外国価格参照方式により政府が上限価格設定した範囲内でメーカーの希望価格
リスト2	適応や使用方法に特殊な条件を設定することを前提に償還する	外国価格参照方式により政府が上限価格設定した範囲内でメーカーの希望価格

（なお，この分類は CBG の求めに応じて随時変更がありうる。特許が切れた場合等も1B から1A に移される）（Zuidberg C：The pharmaceutical system of the Netherlands, p10 を参考に著者作成）

---

［12］イギリス，フランス，ドイツ，ベルギーの4カ国の薬価リストを参照し，平均価格からオランダ国内の最高価格を求めている。
［13］もともとこの制度は2005年に，シンバスタチン（simvastatin，高脂血症治療薬），プラバスタチン（pravastatin，高脂血症治療薬），オメプラゾール（omeprazol，胃酸を抑える薬剤）の3つの薬剤群に対して，国内マーケットシェアの半分を超える保険会社群が選択的採用を行ったことから始まった。

処方を行う。なかには30種以上の医薬品をリスト化している保険会社もあり，政府はメーカーと直接的な価格交渉を行わずに薬剤支出を抑えられている。

3. 医薬品支出の傾向

革新的医薬品の影響で500ユーロ以上の高額薬は前年との比較では2011年は1億ユーロ以上増え，総医薬品費に占める割合は2004年の10.0％から2011年は22.3％と増加した[7]。

しかしながら，価格の安いジェネリック薬普及と適切な薬剤処方促進政策により，人口の高齢化にもかかわらず総医薬品費は7,800万ユーロの増加にとどまり，西欧諸国平均に比べて国民一人あたりの医薬品支出は約14％低く抑えられている（**図3**）。

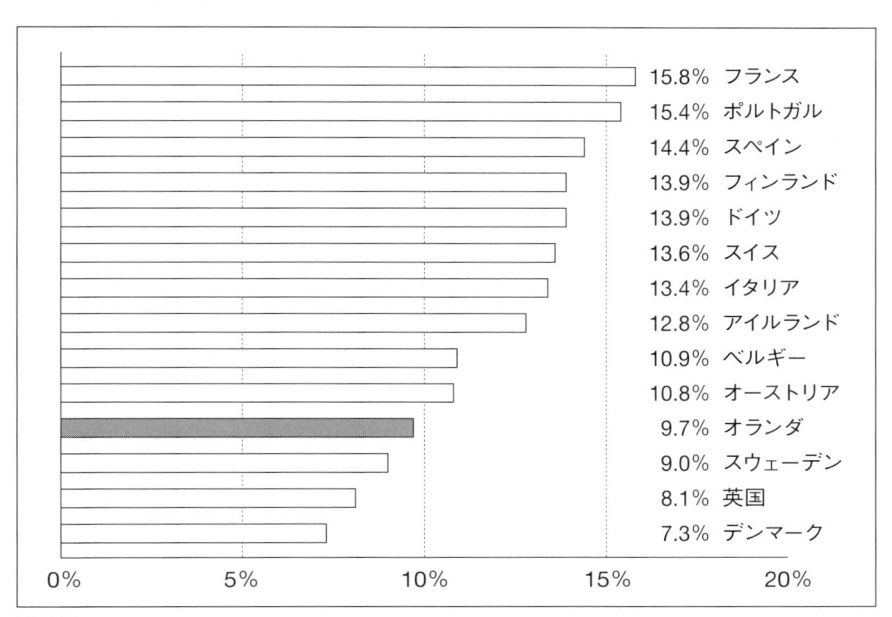

割合	国
15.8%	フランス
15.4%	ポルトガル
14.4%	スペイン
13.9%	フィンランド
13.9%	ドイツ
13.6%	スイス
13.4%	イタリア
12.8%	アイルランド
10.9%	ベルギー
10.8%	オーストリア
9.7%	オランダ
9.0%	スウェーデン
8.1%	英国
7.3%	デンマーク

図3 薬局や外来で処方される医薬品費の総医療費に対する割合
（2010年オランダは9.7％）（オランダSFK, Foundation for Pharmaceutical Statistics）

---

[14] すでにリスト1Aに区分される薬と類似薬効をもつジェネリック薬が輸入された場合は，CVZへの諮問なしで直接政府がポジティブリストであるGVSに追加判断を行う。

4 オランダにおける医療経済評価

1.医療経済評価導入の歴史

1982年:Health Insurance Councilが保険パッケージ拡大の限界についてレポート ―費用対効果についての検証の必要性
1999年:医療経済データの利用に関する計画発表
2002年:医療経済評価の任意提出開始
2005年:医療経済評価データの提出義務化
2006年:医療保険法成立 CVZによる医療経済評価が開始される

2.予算制約上の償還判断と医療経済評価の導入

前述のように参照価格制によるところが大きいため,一から償還上限価格を計算するのは,他の国に先駆けてオランダで上市した革新的な製品に限るケースである[15]。

高額となりがちな革新的な医薬品については費用対効果に加えて,年間国民健康保険予算(JOZ:Jaaroverzicht Zorg)上の影響を鑑み判断することとなっており,CVZはこの部分で存在意義を発揮する。CVZは記述疫学(発生率と有病率のデータ),代替効果が予想される患者群(既存治療が置き換えられる程度),薬物の使用(薬量,治療期間等),価格等から医薬品売上高と総治療費に与える影響等を評価する。

ところで,費用対効果分析導入までの10年近く,コスト抑制ツールといえば処方制限であった。つまり,財源への影響が大きいことから,対象患者が多く高い医薬品は追加有用性が認められても償還されにくかった。しかし,償還されなければ認知度は上がらないし,金銭的負担から当該薬剤を利用する患者

---

[15] 世界同時申請が進むと,承認が早い同国では他国に先駆けて保険償還価格が決定することも増えてくるかもしれない。

は限られ，臨床データの蓄積ができないことは将来にわたって国民に不利益となるとし，方針を転換した。その結果，2005年7月1日にはこれまで処方制限されていた47薬（または薬効グループ）が保険償還されることとなった。

3. CVZにおける医療経済手法

現行のガイドラインによると，一般的には費用効用分析（cost-utility analysis：CUA）を行い，難しい場合は，費用効果分析（cost-effectiveness analysis：CEA）を採用するとしている[8]。なぜなら，費用対効果は十分な情報量があると考えられる他の基準（費用，生存率，QOL）で構成された基準をもとに計算される，より計算の難しい基準だからである。そこで，CVZでは新薬について他剤で代用できない（リスト1Bにカテゴライズ），社会的余剰価値がある，追加費用を伴いそうなものにのみ，費用対効果を審査する。なお，ここでいうコストには社会的観点から，直接的な費用のみならず「生産性低下」のような間接費用を含むとされている[9]。この場合，代替人員によって補充できるまでの期間のコストのみを考慮するのは，同国における医療は労働災害と同じ勘定で管理されるという独特な状況によるものであろう。

上市時に得られるランダム化比較試験のように短期間でかつ管理下のデータをもとに評価を行うことの限界を認識しつつもこれらを採用し，これらと現実社会で集められたデータとを比較していくこととしている[10]。なお，政府による比較対象薬選定はなく，臨床データに関しては英国，オーストラリア，カナダにおけるデータを提出してもよく，コストについても外国データでもよいことから，メーカー側の負担は比較的軽い。

4. CVZにおけるQALYと閾値に対する考え方

CVZでは30年間に及ぶ疫学的調査をもとにQALYに対する見解を発表している[11]。

「保健医療サービスのほぼすべての治療の費用対効果を審査することができる，最も効果的かつ実用的な指標である」としてQALYを採用している。しかしQALYは「介入の必要性」「確実性」「実施可能性」という尺度と相互比

較され，さらに上限額，つまり厳然たる切り捨て値は設けずに評価に利用される。なお，予算が限られている局面では他の指標よりも「費用対効果」指標が重みづけられる。

QALYに閾値を設けない理由として，評価方法がQALY以外の尺度の重要性とそれらの尺度のパッケージであること，提供者が戦略的に閾値近くまで価格を常に引き上げる可能性があること，保健医療介護の費用については「支払意志調査」実施が困難であることから標準的価値基準の計測が困難なことをあげている。一般的な医療行為は4万ユーロ/QALYを中点とする範囲に分布しているものの，疾病の希少性や患者の負担が顕著である場合はQALYが低くても評価が高くなるし，逆に必要性が低い場合はQALYが高くても評価が低くなる場合もある。軽い疾病負担に対しては1万ユーロ/QALY，重い疾病負担については8万ユーロ/QALYの「範囲値」の使用が発表された際は注目を集めたが，あくまでもこれは「閾値」ではないとされる。財政影響と社会で負担すべきかどうかという問題は経済的な問題だけではなく，倫理的な問題であるととらえ，継続的に研究する別の機関からCVZが総合的な情報を得ることで，QALYを採用しつつ多様な指標による総合的判断が可能となっている。

5. CFHにおける評価の実例 [12]

1）フェニル酪酸ナトリウム（アンモナプス® #ZA/2012008303）

CVZは2011年7月12日に評価依頼を受け付け，同年11月28日のCFH会合で慢性尿サイクル異常症を適応とし，GVSへの掲載を推奨。ナトリウムは1Aに含めることはできないため，1Bに掲載することが適当と評価した。追加コストは1年あたり435,000ユーロと推定される。希少疾患に用いられるため，経済評価は免除。

2）ゲフィチニブ（イレッサ® #ZA/2010005031）

CVZは2009年8月7日に評価依頼を受け付け2010年1月10日に答申。

当該薬は毎年8,000人が罹患する肺がんに対し治療効果があるが，すでにリスト1Bに掲載されているエルロチニブ（タルセバ®）で代替可能であるため，

1Aに掲載するのが適当と評価し経済評価は免除。

3) チカグレロル（ブリリック® #ZA/2011056166）
　CVZは2011年2月10日に評価依頼を受け付け，同年5月26日に答申。
　当該薬は急性冠症候群患者において，クロピドグレルに比べ心筋梗塞と心血管死の発症を抑制するとして，リスト1Bに掲載することが適当と評価した。上市3年後には年間1,700万ユーロの追加コストが見込まれる。クロピドグレルを代替した場合は年間2,400万ユーロの追加コストが見込まれるが，クロピドグレルやプラスグレルからチカグレロルへ移行する割合とクロピドグレルのジェネリック薬の使用率の増加等，不確定要素が多く当該時点での正確な予測は難しい。

4) トラスツズマブ（ハーセプチン® #ZORG/ZA/2011002887）
　2010年4月27日に評価依頼を受け付け，2011年1月14日に答申。
　当該薬はHER2過剰発現が確認された転移性乳癌に対して効果を示したが当該薬を必要とする患者はEMAの試算よりも少ないことが想定される。194～224人の患者に対して年間330万～380万ユーロかかる高額薬であるため，4年後に再評価を要する。

5) Bimy conase（グルコアミラーゼインベルターゼ #CVZ 29069747）
　保険会社からの問い合わせに対して2009年9月28日にCFHが回答。
　当該薬は16世紀頃から存在し，現在は薬局製剤として販売されている。
　既出論文4件から判断すると，薬理学，免疫学的な代謝作用がみられ，乳幼児の下痢症状に効果を示し，合理的な薬物療法である。

6. イノベーションへのアクセス

　同国におけるイノベーションへのアクセス性の要因は経済評価ではないという研究結果[13]がある。1999年から2010年のデータにより，オランダの医療はイノベーションが促進されたということが示された。しかしこれは，革新的な

製品が数多く開発された，ということではなく，革新的な製品の浸透度合い，アクセス性の高まりによるものである。その理由として，現行の保険者による競争促進によって，患者団体や医療者，利害関係者等が共同で評価判断を行う過程で技術評価や政策決定に参画する機会が増えたことがあげられる。これまで政府やメーカーしかもちえなかった医療技術に対する理解・関心が高まり，ライバル，ステークホルダー間の信頼感が醸成されたところによるところが大きく，経済評価そのものの効果ではないという結果である。

5 その他の医療技術評価

1. オランダ健康審議会[14]

　オランダ健康審議会，Gezondheidsraad は政府と連邦議会に対して公衆衛生や医療サービスに関する政策提言を行う権限が与えられている独立科学助言機関である。寿命を延ばし健康に生きるための方策や，ケアに対する期待の推移，上質で安全なケア，治療の限度設定，役割と責任の明確化等テーマは多岐にわたり［16］，主に既出文献による調査を行う。

　機関内の研究者は200人程度で，プロジェクトに応じて機関内外の専門家による検討委員会で作られたレポートが8人の独立委員のチェックを経て担当大臣に送られる[14]。

　透明性，中立性，公開性を保つために，テーマは社会の要請に従って定められ，分野を事前登録した機関内外の専門家が都度集められる。また利害関係者は研究班ではなく，アドバイザーとして関わる。下部組織である医療研究助言委員会では，テーマ探しとどの組織のもとでいつ行うべきかが議論されている。

---

[16] 具体的には乳がんスクリーニングテストの効果や幹細胞研究，肥満予防，自然な遊泳可能な水の品質，夜間の人工光が人間や動物に与える不快影響，ディーゼル排気ガスクロロトリメチルシランの職業性暴露量等。Gezondheidsraad/Work Programme. 2011, 2012, 2013

2. 医療技術評価委員会
（MTA：Commissie Medical Technology Assessment）

　健康審議会内の常設委員会。新しい技術の可能性，安全性，費用対効果，標準医療に影響を与える兆候について検討される。最近では予防（ワクチンや健康診断，輸血血液等），栄養（ビタミンD等どのような食品が健康に有効か等），環境（電磁石の影響等），労働環境（労働環境リスク）等がテーマにあげられている。

3. 医療倫理センター（CEG：Centrum voor ethiek en ge-zond-heid）

　技術の進歩がめざましく，価値観が多様化し，財源に制約がある社会において，技術的に可能なことすべてを行ってもよいものか，という問題を解決することは簡単ではない。そのため，2003年に，RVZ（Raad voor de Volks-ge-zond-heid en Zorg，英訳：Council for Public Health and Healthcare）と健康審議会の共同組織であるCEGが政府の財源をもとに設立された。政策決定に資するシンクタンクとして，医療（あるいは健康）に関する倫理問題について政策決定者，医療者，患者等さまざまな立場で検討する。これまでに取り上げられたテーマには，胎児治療，臓器提供者への金銭的インセンティブ，胚性幹細胞等，先進医療に関する倫理問題や喫煙者に対する割り増し保険料設定の是非等，医療現場や日常生活における倫理的問題のほか，費用効用分析やエビデンスの使用における倫理的問題等に関するレポートがまとめられている。結果がウェブで公開されている[15]うえに，ネット上でコメントを付すことも可能である。

4. 国立公衆衛生環境研究所（RIVM：The National Institute for Public Health and the Environment）

　環境の保持と健康の維持に関する研究および政策提言を行う国立研究機関で1,500名が従事する。感染症の管理，消費者の健康安全，環境問題を担当し，公衆衛生，栄養，医療，自然環境問題による災害管理に関する報告を行い，

Ⅳ．欧州の取り組み事例

CVZと連携することがある。

5. 医療保険会社による評価

2013年に保険会社を変更する被保険者は前年の6%に対し7.5%と予測されている[16]。保険会社は被保険者から選ばれようと情報を提供するほか，医療保険取扱い会社の連合体であるZN（Zorgverzekeraars Nederland）は医療機関選択の参考となるデータを収集公表している[17]。

6. 医療分野の情報化による技術評価

国民の医療保険データは一元管理され，被保険者，医療関係者はVECTISのサイト[18]から補償内容，償還範囲等さまざまなデータにアクセスすることができる。また，薬局やGPがデータ入力する電子カルテシステムEPD（Elektronisch patiëntendossier）の運用のほか，保険者と医療機関間の報酬請求も電子的に行われてきたため，保険支出に関する金銭的な流れを追うことで医療行為を推定することは可能であった[19]。しかし日本と同様に独立した医療機関の判断によって治療や検査がされる同国では，医療の不連続性が長らく問題となり，現実の治療行為，患者の状態に関するデータベースの構築が望まれた。患者はネット上に散らばる情報と自身の医療記録を組み合わせ，直接医療者の技術を評価できるだけでなく，医療者と患者の間のコミュニケーションの溝を埋めることが可能かもしれない。学会等における医療技術レベル向上に資する取り組みはもちろん，過誤に関してもより効率的に早期に判断することもできるという期待もある。

「良い医療は良い医療情報から」。2002年に設立された国立医療ICT研究所（NICTIZ：national ICT Instituut in de Zorg）はそのミッションを掲げている[20]。2010年に下院を通過した電子診療録ポータルサイトの立ち上げ法案は翌年上院で否決された。国民の5分の1が移民である同国では医療情報による差別が懸念され国立のNICTIZから切り離されて民間で運用されることに落ち着いた。その結果ポータルサイトであるAORTA運営機関VZVZ（Vereniging van Zorgaanbieders voor Zogcommunicatie）が設立され，2013年1月から任

意参加のAORTAを通じて薬局や介護事業者を含む医療者は診療情報の閲覧が可能となるが，構築から1カ月の時点ですでに人口の約半分である800万人が登録をしている[21]。なお。このポータルでは医療者間の情報交換，公開範囲等は被保険者が任意に設定できることになっているほか，閲覧履歴を確認することができ，参加費用をパッケージに含む保険会社もある。

6 おわりに

　オランダは熟議の末にQALYを有効な指標と判断し「介入の必要性」「確実性」「実施可能性」という他の指標とバランスを保ちながら採用している。

　財源の制約下では，政府は上限設定の何らかの根拠を求められる。QALYの使用は，閾値の設定とセットでとらえられることも多い。しかし，閾値を設定しなくてもQALYが有効に機能しているオランダの例からは，セット運用は必然ではないことが認められる。それに，これまで社会の要請に応じて評価を積み上げてきた同国でさえも国民が受けるべき医療の費用上限に関する線引きができないことは，閾値の設定は政策決定過程において困難な作業であることを示唆するものであろう。

　参照価格制やマーケットメカニズムを前提とした短期間の経済評価は，支出圧縮とイノベーションへのアクセス性を担保している。医療記録が職業や所得や居住地を含めた個人情報と複合して管理・利用される透明性の高い政策決定も国民の納得感を醸成し，質の高い医療を支える効率的な資源配分に役立っていると考えられる。

　経済評価の導入が奏功している同国ではあるが，その成功要因は経済評価自体ではなく，その医療保険制度を背景とした関係者間の理解と信頼感の醸成による働きであるとの報告も非常に興味深い。今後日本が経済評価を実施するにあたっても，政府や評価機関とメーカーにおけるコスト増と情報の蓄積にとどまらず，医療者，患者，支払者等の質の高い医療に関する相互理解が進むような仕組みが作られることを期待したい。

Ⅳ. 欧州の取り組み事例

1) http://www.cvz.nl/en/healthcarestatistics, OECD health data 2012 ［最新アクセス 2012 年 10 月 5 日］
2) OECD health data 2012
3) Jaarcijfers 2012. ECTIS. 2012 年 9 月 http://www.vektis.nl/downloads/000%20000%20Vektis%20jaarcijfers%202012%20v2.pdf ［最新アクセス 2012 年 12 月 17 日］
4) http://www.cvz.nl/en/cvz ［最新アクセス 2012 年 12 月 17 日］
5) http://wetten.overheid.nl/BWBR0020078/geldigheidsdatum_24-12-2012 ［最新アクセス 2012 年 12 月 25 日］
6) http://www.nza.nl/organisatie/sitewide/english/ ［最新アクセス 2012 年 12 月 17 日］
7) SFK, Foundation for Pharmaceutical Statistics
8) Guidelines for pharmacoeconomic research, updated version. Valid from April 1st 2006, CVZ, p5, 2006
9) Guidelines for pharmacoeconomic research, updated version. Valid from April 1st 2006, CVZ, p7, 2006
10) Assessment of the reimbursement criterion — "current medical science and practice". CVZ, p7, 2007
11) A background study on the 'cost-effectiveness' package principle for the benefit of the appraisal phase in package management. CVZ
12) http://www.cvz.nl/publicaties/ ［最新アクセス 2013 年 1 月 11 日］
 （# 以下は CVZ の答申番号。）
13) E. Den Breejen, et al: PHP 126 From Innovation to Market Access: Reimbursement Strategies of Medical Industry in Dutch Health Care.ISPOR 2011 poster presentation, 2011
14) http://www.gezondheidsraad.nl/ ［最新アクセス 2013 年 1 月 11 日］
15) http://www.ceg.nl ［最新アクセス 2012 年 12 月 25 日］
16) https://www.zn.nl/nieuws/pers/persbericht/?newsId=449148b8-a7a1-4562-95ef-db14e61a6d63 ［最新アクセス 2013 年 1 月 9 日］
17) http://www.minimumkwaliteitsnormen.nl/Normen.htm ［最新アクセス 2012 年 12 月 17 日］
18) http://www.vektis.nl/index.php/sa-zorgverzekeringen2 ［最新アクセス 2012 年 12 月 17 日］
19) http://www.vektis.nl/index.php/producten-en-diensten/standaarden ［最新アクセス 2012 年 12 月 17 日］
20) http://www.nictiz.nl/page/Over-Nictiz/Missie ［最新アクセス 2012 年 12 月 17 日］
21) M Sprenger: National Health situation in the Netherlands: history, status, future.

MIC 2012, Antwerpen, 配布資料. 18, 2012

（参考文献）
・須藤康夫：オランダの医療保険―民間保険会社が運営する新しい健康保険制度，MS&AD基礎研review，11：54-87・12：34-71, 2012
・財務総合政策研究所研究部―医療制度研究班―：海外の医療制度を訪ねて〈第4回～オランダ・EU（その2）・まとめ編〉．ファイナンス，2010年1月
・大森正博：オランダにおける医療と看護の機能分担と連携．海外社会保障研究，156：75-90, 2006
・医療経済評価の政策応用とガイドライン開発に関する予備的研究班（班長　福田敬）：医療経済評価研究の政策への応用に関する予備的報告書（詳細版）．49-58・213-256, 2012
・Euro Health Consumer Index, 2012 Report. Health Consumer Powerhouse, 2012年5月
・Health Care Systems. OECD Economics Department working papers, No.769, 2010
・Zuidberg C: The pharmaceutical system of the Netherlands. Pharmaceutical Pricing and Reimbursement Information, pp 1-56, 2010
・Guidance for Outcomes Research 'for the assessment of the costeffectiveness of in-patient medicines'. Approved on 1st December 2008 and sent to the Minister of Health, Welfare and Sport, CVZ
・Guidelines for pharmacoeconomic research, updated version. Valid from April 1st 2006, CVZ, 2006
・Assessment of the reimbursement criterion — "current medical science and practice". CVZ, 2007
・Framework for assessing medical aids. CVZ, 2008
・Conditional reimbursement of health care. Issued to the Minister of VWS on 6 April 2012, CVZ
・Taking care of health care-Information about the Health Care Insurance Board. CVZ, 2011
・Executive summaries 2010. Health Council of the Netherlands, June 24, 2011
・Work Programme 2011. Health Council of the Netherlands, September 21, 2010
・Forthcoming and published reports. Centre for Ethics and Health, CEG
・Facts and Figures 2012 On pharmaceutical care in The Netherlands. SFK, 2012
・Sprenger M: National Health situation in the Netherlands: history, status, future. presentation slide for MIC, 2012
・Flim C, et al: Country Brief: Netherlands. ehealth strategies, October 2010
・Chris van Weel, et al: Health Care in The Netherlands. J Am Board Fam Med, 25: S12-17, 2012

その他の外国での取り組み事例

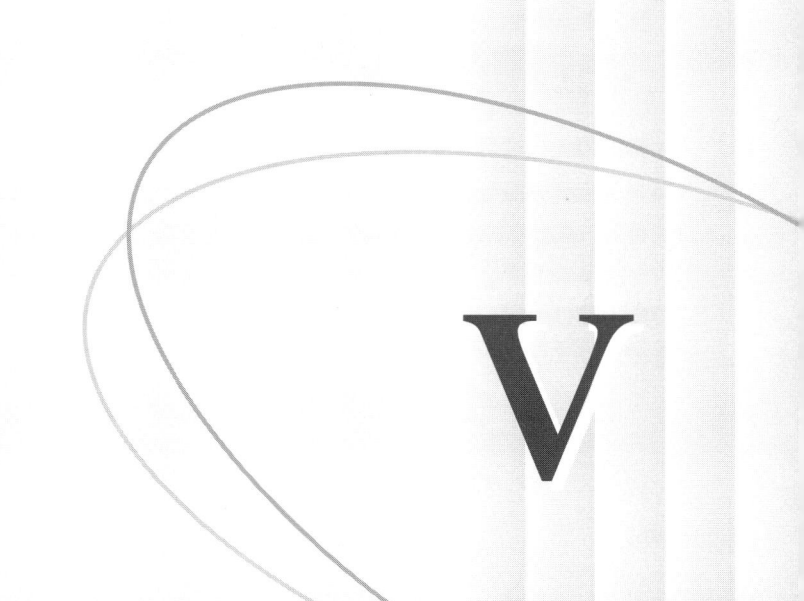

V

V. その他の外国での取り組み事例

アジアにおける医療技術評価の萌芽

五十嵐 中

1 はじめに

アジアのいくつかの国・地域では，医療経済評価をすでに公的医療制度の給付の有無の判断に導入している。本稿ではこのような「先行事例」として，韓国およびタイの状況を紹介したい。

2 韓国の公的医療制度と薬剤経済評価

1. 韓国の医療制度・概要

韓国の人口は約5,000万人（2011年，世界銀行データ）で，面積は10万平方キロ（日本の約1/4）である。人口の40%・2,000万人強が，首都ソウルの都市圏に集中している。韓国の購買力平価換算1人あたりGDPは約30,000ドル（2010年）で，日本（約34,000ドル）をやや下回る[1]。

韓国では全国民に対し，保険料方式による公的医療制度が整備されている。皆保険システムは，1989年から導入されている。日本とは異なり保険者は単一であり，一部の低所得者（公的扶助制度の対象，約3%）を除いたすべての国民が国民健康保険公団（National Health Insurance Corporation：NHIC）の

被保険者となる。日本の被用者保険と同様に，被用者の場合は雇用主が保険料を半額負担する。保険料率は，被用者の場合は収入の5.08％となっている（2012年現在）。

2009年のNHICの支出は31.5兆ウォン（2.3兆円，KRW100＝JPY7.32）で，そのうち83％の26.1兆円が保険料から支出されている。残りの17％の大部分は政府支出となるが，通常の会計からの支出の他，3％はたばこ税から支出されている。

保険診療の自己負担割合は，医療機関の種類によって変化する。

入院の自己負担割合は20％で固定されているが，外来診療の場合は診療所が30％・通常病院が40％・総合病院（general hospital）が50％・専門病院（tartially hospital）が60％と，専門性が高くなるに伴って自己負担割合が上昇する。なお診療所の場合，総額が15,000ウォンを下回ったときは，最低負担額の3,000ウォンを支払う。

高齢者や6歳未満の幼児については，最低負担額や自己負担割合が軽減される場合もある。

また，がんやリウマチ等，一部の重篤な疾患については，入院の自己負担割合が5％もしくは10％まで引き下げられる。さらに日本の高額療養費制度類似の，自己負担金額に一定の上限を設定するシステムも整備されており，年間の自己負担金額が200～400万ウォンに達した場合，それ以降の金額は公団から支払われる。上限額の水準は，所得によって変動する。

2. 保険償還と薬価設定に関するHIRAとNHICの役割

韓国の薬剤費支出は，比較的高い水準で推移していた。医療費全体に占める薬剤費支出の割合は，2001年に23.5％だったものが一貫して伸び続け，2006年には29.4％に達した。薬剤費支出の伸びを抑えるために，2006年12月からポジティブリストシステム（自動的ではなく，保険者が認めた医薬品のみを保険償還するシステム）が導入された。ポジティブリストの導入後も薬剤費そのものは上昇しているものの，医療費に占める割合の伸びは一段落している。

ポジティブリストシステムのもとで医薬品の償還の可否を決定するのは，健

Ⅴ. その他の外国での取り組み事例

康保険審査評価院（Health Insurance Review and Assessment Service：HIRA）である。HIRA の本来の機能は日本の支払基金・国保連合会と同様の審査・支払業務であるが，同時に償還の可否の決定も行っている。審査・支払業務を担当するため，年間予算は1,700億ウォン（120億円），職員数は1,700人と大きな組織になっている。しかしこの数字はあくまで「組織全体」のもので，医療経済評価にこれだけの予算・人員を要するわけではないことには注意が必要である。

韓国は日本と異なり，混合診療が可能である。そのため，高額な医薬品については，製薬企業が保険償還を希望しない場合もある。この場合は該当する医薬品の価格は自由価格となる。

保険償還を希望する場合は，製薬企業はまず HIRA に申請する。HIRA が償還を認めた後，NHIC との間で価格交渉がなされ，この場で償還価格が決定される。

制度上は「HIRA が保険償還の可否を，NHIC がその償還価格を決定する」こととなり，薬価は NHIC が決定することになるが，実際には HIRA の交渉中でも価格に関する議論がなされており，HIRA と NHIC の双方が価格に関する影響力をもつといえる。

なお NHIC と企業との間での価格交渉が不調に終わった場合，重要な医薬品については MOHW（保健福祉部，日本の厚生労働省に相当）の Drug Reimbursement Coordination Committee で調停がなされ，償還価格が決まる。

3. 医療経済評価の関与

新規有効成分を含む医薬品について，製薬会社が保険償還を希望する際には，経済評価データの添付が必須となる。実際に HIRA において保険償還の可否を判断するのは，HIRA の内部組織・Drug Benefit Coverage Assessment Committee（DBCAC）である。製薬企業から提出された経済評価のレビューは，DBCAC 内の Economic Sub-Committee（ESC）が担当する。DBCAC は申請から150日以内に評価結果を提出する。HIRA の評価結果はあくまで「保健福祉部への推奨」であるが，実質的には保険償還の可否を決定している。

DBCACのメンバーは18名で，HIRAからの委員に加えて，KFDA（Korean Food and Drug Agency）や消費者・医療専門職からの委員も参加している。一方ESCのメンバーは5人で，HIRAからの委員と，医療経済学者・統計家・医学専門家などによって構成される。

　他の国と同様，HIRAも医薬品の費用対効果のみによって保険償還の可否を判断するわけではない。判断の際には費用対効果のみならず，臨床的な有用性・医療費へのインパクト・諸外国での保険償還の状況・公衆衛生への影響等，さまざまな要素を考慮する。また代替の治療法が無い医薬品や，希少疾病に対する医薬品について特別の配慮を行う"rule of rescue"システムも整備されている。

　製薬企業がHIRAに提出する経済評価を実施する際のガイドラインも2006年に公表され，2011年に改訂版が発行された。

　分析の立場は社会の立場を基本とし，追加的に保険者の立場からの分析を実施すべきとする。ただし社会の立場をとりつつも，生産性損失については，推計方法によって結果が大きく変動しうること等を理由に「基本分析には含めず，補助的に提示すべき」と推奨されている。

　分析の手法については，効果が同等と見なせる場合は費用最小化分析（cost-minimization analysis：CMA）を，効果が異なる場合には適切なアウトカム指標を選択したうえで，費用効果分析（cost-effectiveness analysis：CEA）もしくは費用効用分析（cost-utility analysis：CUA）を実施することを推奨している。アウトカムをも金銭換算する費用便益分析（cost-benefit analysis：CBA）は，他の分析の補助として実施すべきとされている。英国のNICEとは異なり，QALYをアウトカム指標とすることは必須ではない。アウトカム指標がQALYに限定されていないこともあり，HIRAは費用対効果の評価について，明示的な閾値を設定していない。ただしこれまでの実績等からは，1QALY獲得あたり2,000～3,000万ウォン程度が「閾値」とされている。

　2007年～2010年までの4年間に保険償還申請された医薬品のうち，34％に経済評価のデータが添付されている。分析の立場や経済評価の手法についての内訳は**表1**の通りである。

V. その他の外国での取り組み事例

表1 2007–2010 に HIRA に提出された経済評価の内訳

		割合
分析の立場	社会の立場	85%
	支払者の立場	15%
経済評価の手法	費用最小化分析（効果差なし）	50%
	費用効果分析（QALY 以外で評価）	29%
	費用効用分析（QALY で評価）	21%
アウトカム	QALY（質調整生存年）	21%
	LY（生存年数）	9%
	代理アウトカム	71%

　HIRA の評価結果は，ウェブ上で公開されている[2]。しかし実際に用いられた価格や増分費用効果比の数値は伏せられており，費用対効果に関する記述も簡素なものにとどまる。他の国のように，分析の詳細を公開資料から判断することはやや困難である。

3　タイの公的医療制度と医療経済評価

1. タイの医療制度・概要

　タイの人口は約 7,000 万人（2011 年，世界銀行データ）で，面積は 51 万平方キロ（日本の約 1.3 倍）である。人口の 1 割強の約 900 万人が，首都バンコクの都市圏に居住している。タイの購買力平価換算 1 人あたり GDP は約 10,000 ドル（2010 年）で，日本（約 34,000 ドル）の 3 分の 1 程度である。

　タイは Universal Coverage Scheme (UCS), Social Security Scheme (SSS), Civil Servant Medical Benefit Scheme (CSMBS) の 3 つの公的医療制度を組み合わせて，全国民をカバーしている。

　カバーしている人数の割合は，UCS が 74%，SSS が 13%，CSMBS が 12% である。どの制度に加入するかは日本と同様，職種によって決定される。民間

企業の被用者はSSSに，公務員はCSMBSに加入する。ただし日本とは異なり，民間企業の被用者対象のSSSは本人のみがカバーされ，家族は対象外となる。CSMBSは家族もカバーする。

自営業者その他と，民間企業の被用者の家族には，公的医療制度が整備されていなかった。2002年にこれらの国民をカバーするUCSが新設されたことで，国民皆保険が実施された。財源はSSSが保険料，UCSとCSMBSは税金である。割合は少ないものの，保険外の先進医療や休業補償等をカバーし，診療の待ち時間も少なくなる民間保険に加入する人もいる。

患者の自己負担は，入院・外来ともに無料である。2002年にUCSが導入された当初は，1回あたり30バーツ（約80円）の定額負担制度が導入されていたが，その後2006年に撤廃された。

公的医療制度で給付される医薬品は，National List of Essential Medicines（NLEM：国家必須医薬品リスト）に収載されている医薬品が基本となる。2011年現在，637品目がNLEMに収載されている。UCSおよびSSSでは1人あたりの給付額に上限が設定されているため，NLEMに収載された医薬品でも高額なものに関しては処方が制限される傾向がある。一方CSMBSは出来高払いのシステムをとるため，医療上の必要があると医師が認めた際にはNLEM非収載の医薬品も使用できる。

2. 保険償還に関するHITAPの役割

2002年のUCS導入により，公的医療制度の対象となる人口は一気に増加した。さらに折からの経済危機も相まって医療予算は逼迫し，医療資源の適正使用のニーズが高まった。これを受け，意思決定プロセスの透明化と科学的根拠に基づく医療資源の適正配分を目指して，Health Intervention and Technology Assessment Program（HITAP）が2007年に設立された。

HITAPはすべての医薬品の評価を実施するのではなく，NLEMへの収載の可否を判断する際に，NLEMの小委員会（subcommitee）が必要と認めた医薬品について，評価を実施する。対象となるのは主に高額な新薬であるが，医薬品以外の医療技術も，要望があればHITAPが評価を実施する。なおHITAP

V. その他の外国での取り組み事例

に評価を依頼しうる機関はNLEMの小委員会に限定されておらず,個別の保険者(UCS, SSS, CSMBS)やその他の政府機関の要望で評価を実施することもある。

他の医療技術評価機関とは異なり,HITAPは製薬企業の提出した経済評価をレビューするのではなく,自身で経済評価を実施するのが原則である。ただし企業が早期のNLEM収載を希望する場合等は,企業があらかじめ評価を提出し,それをHITAPがレビューする形態もとりうる。

HITAPは半独立形式のNPO組織であり,タイ保健省(Ministry of public health)のほか,世界銀行や世界保健機関(WHO)など,国内外のさまざまの組織からの資金を受けて運営されている。年間の予算は2,000万バーツ(約5,500万円)で,50人のスタッフを擁する。事務方の9名を除いた41名が医療経済評価に従事しており,半数以上は薬剤師が占める。その他,医師が4名,歯科医師が1名在籍している。

なおタイでは,一部の医薬品については公立病院での納入価格をコントロールする目的で"reference price"が設定されているものの,基本的には薬価は自由価格である。

3. 医療経済評価の関与

前述の通り,NLEMへの収載の可否を判断する際に,高額な医薬品についてはHITAPが経済評価を実施して推奨を出す。HITAP自身が評価を実施する際の「ガイドライン」は,2008年に公表されている[3]。

分析の立場は社会の立場を基本とし,医療費支払者の立場は社会の立場からの分析が困難な場合にのみ用いるべきとする。なおタイのガイドライン上では,生産性損失のうち治療を受けることに伴う生産性損失(会社を休んで病院に通うなど)はdirect non-medical cost(直接非医療費)に分類され,病状悪化および早期死亡に伴う生産性損失のみがindirect cost(間接費用)に分類されている。

分析の手法は,QALYをアウトカムとする費用効用分析(CUA)を推奨する。特定の健康状態の効用値(1.0が完全な健康・0が死亡)を算出する際のツー

ルは，EQ-5D が第一選択になっている。またタイ人を対象としたデータが得られないときには，人口構成のよく似た他国のデータを用いることや，海外のデータをシステマティック・レビューで統合したものを使うことも許容されている。

英国 NICE と同様に，費用対効果の閾値が明示されている。ガイドライン上では1人あたりの GDP の3倍を閾値に設定して，300,000バーツ（約80万円）／QALY が使用されているが，その後実際の運用では1人あたり GDP と等しい金額が閾値として使用されている。なお2011年のタイの1人あたり GDP（名目）は約160,000バーツ（約45万円）である。

さらに，実際に UCS での使用の可否を判定する際には，1 QALY 獲得あたり160,000バーツの「増分費用対効果比（incremental cost-effectiveness ratio：ICER）の閾値」のみならず，医療予算全体へ与えうるインパクトの大小の双方が考慮される。後者の医療予算へのインパクトの大小を規定する「閾値」は，2億バーツ（約5.2億円）である。

2010年1年間で，HITAP では32件の評価が実施された（12は終了，20は継続中）。2007年から2010年までに，60件の評価が実施されている。

2010年に完了した12件のうち，8件が CUA であり，2件がコストのみの分析，残り2件は CBA であった。

CUA が実施された8件のうち，重症ループス腎炎治療，禁煙治療，B 型肝炎治療の3件は費用削減となり，償還が推奨されている。歯科のインプラント治療は，ICER は5,000バーツ／QALY となったが，歯科領域での標準治療が確立していないことから非推奨とされた。

高齢者の尿漏れ用のおむつ，C 型肝炎治療，敗血症患者のモニタリングの3件は，ICER は54,000〜122,000バーツと閾値以下に収まったものの，医療予算へのインパクトが24〜52億バーツと高額なことや，タイ国内のエビデンスが十分に整備されていないことから非推奨とされた。

喘息患者への抗免疫グロブリン E 抗体は，ICER が410,000バーツ／QALY となり，「費用対効果が悪い」として非推奨とされた。

Ⅴ. その他の外国での取り組み事例

4 おわりに

　本稿で紹介した韓国・タイ以外にも，アジア地域では台湾等で医療経済評価が政策意思決定に導入されている。また中国やインドでも必須医薬品リストと連動した皆保険システムの整備が検討されており，特に中国では医療経済評価のガイドラインも発表され，導入の機運が高まっている。薬価算定の際には英米独仏の4カ国のみが参照されることや，アジア諸国には開発型の製薬企業が存在しないこと等から，これらの国々の医療制度はどちらかといえば「軽視」されてきた。しかし医療経済評価については，むしろ先進国よりも先行している部分もある。日本での導入を議論する際に参考にしうる部分も多くあり，今後の動きが注目される。

1）世界銀行データ
2）http://www.hira.or.kr/dummy.do?pgmid=HIRAA030010000000 ［最新アクセス2013年3月6日］
3）Journal of the medical association of Thailand, 91（suppl 2）：S1-139, 2008

2 オーストラリアにおける医療技術評価

五十嵐 中

1 はじめに

　オーストラリアの人口は約2,200万人（2011年，世界銀行データ）で，面積は769万平方キロ（日本の約20倍）である。6つの州（state）と3つの特別地域（terrirory）からなる連邦国家であり，首都キャンベラ（人口36万人）はオーストラリア首都特別地域（Australian Capital Territory：ACT）に，最大の都市シドニー（人口460万人）はニューサウスウェールズ州（New South Wales：NSW）に，第二の都市メルボルン（人口410万人）はビクトリア州（Victoria：VIC）に属する。オーストラリアの購買力平価換算1人あたりGDPは約58,000ドル（2010年）で，日本（約34,000ドル）を大きく上回る[1]。

　オーストラリアでは全国民に対し，税方式による公的医療制度が整備されている。またかかりつけ医（General Practicioner：GP）制度を基本とするプライマリ・ケアシステムをとっており，この点では旧宗主国である英国と類似している。

　そしてオーストラリアは，世界で最も早く（1993年）医療経済評価を公的医療制度に関する意思決定に導入した国として知られる。

　本稿ではこのオーストラリアの医療制度について，主に医療経済評価の活用法を中心に紹介したい。

2　Medicare システムの概要と MBS

　オーストラリアの公的医療制度は，薬剤以外の診療部分をカバーする Medicare と，処方せん薬剤をカバーする Pharmaceutical Benefits Scheme (PBS) とに大別される。公立病院と民間病院で給付内容は異なっているが，公立病院でも公的患者（public patient）と民間患者（private patient）のどちらを選択するかで，給付内容は変化する。

　Medicare のもとでは，公立病院での公的患者への医療は，National Healthcare Agreement に基づき無料で提供される。この部分は，州政府が償還を行う。

　一方で，診療所の外来患者と，公立病院の民間患者・民間病院の患者への医療は，連邦政府管轄の Medical Benefits Schedule (MBS) に基づいて給付される。償還割合は，**表1**に示すとおりである。診療所の外来患者は100％（GP）および85％（専門医），病院の外来患者は85％，入院患者は75％である。残りの自己負担分は，多くの場合民間の医療保険でカバーされている。

　なおここでの「診療報酬規定額」はあくまで Medicare が支払う価格であり，個々の医師あるいは病院がそれ以上の金額を報酬として課すことは自由である。個々の医療機関において，現物給付形式（自己負担分のみを支払う）をとるか，現金給付形式（いったん全額を支払った後，保険者に償還を請求する）をとるかは，医療機関および民間保険によって異なる。また民間保険でカバーされる「自己負担分」が，規定額と償還額との差分のみになるか，上乗せ分の一部または全部をもカバーするかは，個々の保険の条件による。

3　PBS の概要と PBAC の役割

　処方せん医薬品の給付を行うのが，PBS であり，ポジティブリスト方式をとる。現物給付システムを採用しており，患者は自己負担分を支払うだけでよい。

2. オーストラリアにおける医療技術評価

表1 Medicareのカバー範囲（2011年末現在）

病院・診療所種別			Medicareによる償還，患者負担 （民間保険でのカバーを含む）
診療所	一般医＝GP	外来	一括請求方式；100％償還（薬剤を除く） それ以外；診療報酬規定額の100％，請求額との差額は自己負担
	専門医	外来	一括請求方式；100％償還（薬剤を除く） それ以外；診療報酬規定額の85％，請求額との差額は自己負担
公立病院	公的患者	外来	100％償還（薬剤を除く），専門医については診療報酬表規定額の85％を償還
		入院	100％償還
	プライベート患者	外来	民間病院に準ずる
		入院	民間病院に準ずる
民間病院		外来	医師サービスの対価の85％を償還，請求額との差額は自己負担
		入院	医師サービスの対価の75％を償還（請求額との差額，入院料等は自己負担）

　自己負担は2012年8月現在，1処方あたり上限35.40ドル（約2,900円）[1]，年金生活者や低所得者層など約5,800万人の優遇被給付者（Concessional Beneficiary）の自己負担額は1処方あたり上限5.80ドル（約470円）となっている。日本の高額療養費制度類似のシステムであるセーフティーネット規定（Safety net provision）もあり，世帯あたりの年間自己負担額が1363.30ドル（優遇被給付者は348.00ドル）に達した場合，その後の自己負担額は引き下げられる（優遇被給付者は無料）。

　医薬品は，まず保健省（Department of Health and Ageing：DoHA）の下部組織であるTherapeutic Goods Administration（TGA）の承認を受け，Australian Register of Therapeutic Goods（ARTG）に登録されることで使用

V. その他の外国での取り組み事例

が可能になる。

その後，PBSへの収載を申請する。この際PBSへの収載，すなわち保険償還の可否を判断するのがPharmaceutical Benefits Advisory Committee（PBAC），PBACの償還決定の後，PBSでの償還価格を決定するのがPharmaceutical Benefits Pricing Authority（PBPA）である。ただしPBACも実質的には償還価格に一定の影響力をもつ。

先発医薬品の価格決定方法は，"cost plus methods"と"reference pricing methods"とに大別される。前者が日本の原価計算方式，後者が類似薬効比較方式にほぼ対応する。ただしオーストラリアの「薬価」は，日本でいう調剤料・調剤技術料部分も含むことには注意が必要である。また特許が切れた際には，一律25％価格が引き下げられる。引き下げられた後は，先発メーカーの作る特許切れ医薬品も，後発品メーカーの作る医薬品も，PBS上での区別はなくなり，PBSで償還される金額は同一となる。

PBACはDoHAの下部組織として，1953年に設立された。薬剤経済評価データの添付が必須となった1993年以降，提出されたデータのレビューを行い，「必要でかつ費用対効果に優れる医薬品へのアクセスを保障する」観点からPBS償還の可否を保健大臣に推奨する機能をもつ。PBACの委員会は年3回開催され，保健大臣に対して特定の医薬品のPBS償還の可否を「推奨」する機能をもつ。

年間予算は約1,400万ドルで，製薬会社がPBACのレビューに対して費用を支払う。ただし利益相反の問題を回避するため，直接PBACには支払わず，財務省経由でやりとりがなされる。PBACの下部にはEconomic Sub-Committee（ESC）およびDrug Utilisation Sub-Committee（DUSC）の2つの小委員会が組織されており，DUSCが患者数や年間の処方数推計を，ESCが経済性に関するレビューを担当する。

PBACは委員長（chair）と17名の委員で構成され，メンバーは医療経済学者，臨床医，薬学者，消費者団体代表等が含まれる。ESCは委員長と12名の委員，DUSCは委員長と14名の委員で構成される。

現状ではPBS償還を希望するすべての医薬品が，PBACの評価の対象とな

る。医薬品の製造・輸入承認の窓口となる TGA が絶対的な有効性・安全性（たとえば，プラセボ対照とした有効性）を重視するのに対し，PBS での償還の可否を決定する PBAC は，既存の技術と比較した際の有効性および安全性（comparative effectiveness／safety）に重点をおき，さらにその費用対効果を考慮する。新薬については，薬剤経済評価データの添付が必須となる。

　企業から提出された薬剤経済評価の結果は，保健省から委託を受けた4大学の Technical Advisory Group（TAG）に送られ，そこでレビューを受ける。TAG は企業が提出した評価結果にコメントをつけ，企業に戻す。コメントつきの評価結果は ESC に送付される。ESC および DUSC はそれぞれの専門性の観点から "Brief report" をつけ，PBAC に提出する。なお ESC の委員には業界団体 Medicines Australia からの代表も含まれる。

　PBS の償還価格については，まず PBAC で「費用対効果」の観点から適切な価格水準が推奨された後，PBPA で製造原価ベース（cost plus method）もしくは reference pricing によって正式な償還価格が決定される。ごく一部の例外を除き，PBPA の決定する償還価格は，PBAC が推奨した価格に等しいか，もしくはそれより安くなる。

　PBAC の医療経済評価ガイドラインでは，優越性が示された新薬については費用効果分析（cost-effectiveness analysis：CEA）もしくは QALY をアウトカム指標とする費用効用分析（cost-utility analysis：CUA）を，そうでない場合には費用最小化分析（cost-minimization analysis：CMA）を推奨している。英国 NICE とは異なり，QALY を使った分析は必須ではない。後述するように PBAC は増分費用対効果比（incremental cost-effectiveness ratio：ICER）の閾値を設定していないため，分析間でアウトカム指標を統一する必要がないこともその理由と思われる。ただし QALY を否定しているわけではまったくなく，ガイドライン中でも理論的には QALY が最適なアウトカム指標であるとしたうえで，十分なエビデンスが整備されているときには QALY を使った分析を実施することが望ましいことを示している。

　分析の立場は PBS の立場（すなわち，医療費のみをコストに算入する）が基本で，生産性損失等を組み込んだ社会の立場からの分析を実施する場合に

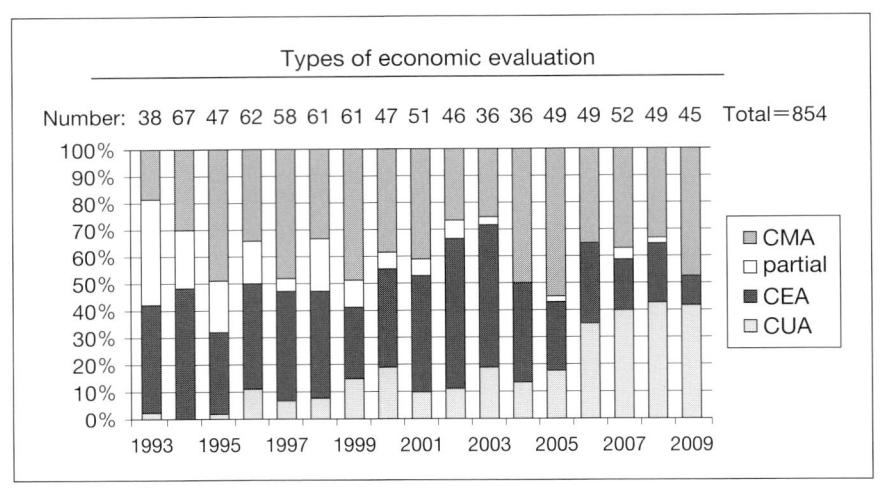

Ⅴ. その他の外国での取り組み事例

図1 経済評価の手法　　　　　　　　　　　　　　　　　　　　（DoHA提供資料）
CMA：費用最小化分析，CEA：費用効果分析，CUA：費用効用分析

も，医療費のみを算入して分析した結果とともに提示することを推奨している。

図1にメーカーから提出された経済評価の手法の年次推移を示す。経済評価導入当初は部分的な評価（partial evaluation．コストとアウトカムの双方を評価していない分析や，対照群をおいていない分析が含まれる）が多く見られたが，年を追うごとにpartialな評価データの提出は減っている。また，経済評価の約半数が優越性の示されていないCMAである。図1に示すとおり，近年は，CUAの割合が増加している。

PBACは英国NICEとは異なり，明示的な閾値（ICERの上限）は設定していない。償還に関する意思決定に際して，ICER以外にも「臨床効果」「PBSで償還されなかった場合の入手可能性」「PBSの予算への影響」「政府の保険予算への影響」等，さまざまな要素を総合的に組み込むためである。ただし過去の実績などから，40,000ドル/QALY（1QALY獲得あたり40,000ドル）付近が閾値と推定されている。Harris et al.(2008)によれば，1QALY獲得あたりのICERが1万ドル増えると，PBSで償還される確率は6%減少する[2]。

2. オーストラリアにおける医療技術評価

　なお PBAC の評価結果は公表されるものの，具体的な ICER の数値は示されず，"50,000～75,000 ドル"のように範囲で提示される。

　前述の通り PBAC は，既存の介入を対照とした相対的な有効性・安全性・費用対効果を重視する。PBAC の推奨する「対照」は，その医薬品の導入によって最も影響を受ける（すなわち，その医薬品に取って代わられる）医療技術である。直接比較の臨床試験がない場合には，間接比較による評価が求められる。TGA が認めた適応よりも，PBAC が償還を認めた適応がより狭くなる場合もある。もっとも，間接比較を実施すれば，結果の不確実性は必然的に増大する。"comparative effectiveness/safety" の追求により，不確実性の大きな経済評価の提出を強いられ，結果的に償還価格が安くなる，あるいは償還を拒否されるという「ジレンマ」も存在する。

　PBAC の決定は「推奨（recommend）」「非推奨（reject）」のほか，十分に有効性や効率生が示されていない際に，それらのデータが整備されるまで償還を先送りにする「延期（defer）」がある。いったん PBAC で非推奨や延期となった薬剤が，その後の臨床試験データなどを再提出したり，あるいは価格を引き下げることで，最終的に推奨となる例もある。

　PBAC が推奨したものの政府が償還を認めなかった過去の実例としては，バイアグラ® およびニコチン置換療法製剤（NRT）がある。NRT の場合は，もともと州政府管轄の禁煙プログラムに予算が認められていたため，改めて連邦政府管轄の PBS で償還する必要はないとの理由で，1994 年に償還を拒否された。しかしその後 2010 年になって，PBS 償還が認められている。なお禁煙補助薬バレニクリンは，NRT に先んじて PBS 償還が認められている。

　これらの「推奨されたものの償還を政府が拒否した」医薬品とは異なるが，2011 年 2 月，保健大臣は PBAC が PBS 償還を推奨した 7 種の医薬品および 1 種のワクチンについて，償還を延期（defer）すると表明した。延期の対象となったのは，パリペリドン（非定型抗統合失調症薬），オキシコドン／ナロキソン合剤（麻薬），ブテゾニド／ホルモテロール合剤（喘息治療薬），A 型ボツリヌス毒素（筋弛緩薬），ダルテパリン（抗凝固薬），ナファレリン（子宮内膜症治療薬），デュタステリド（前立腺肥大症治療薬）および肺炎球菌ワクチ

ンである。

　PBAC が推奨した医薬品の償還を政府が「延期」するのは，過去には一例もなかった。製薬企業や患者団体・医療従事者等，多方面からの批判を受けて，2011 年 9 月保健省は方針を転換し，ナファレリンまでの 6 製剤は 2011 年 12 月から，残りの 2 製剤（デュタステリドと肺炎球菌ワクチン）は 2011 年 9 月から PBS での償還を開始すると発表した。また 1 年間の期限は定めたものの，年間売上高が 1,000 万ドル未満の医薬品に関し，このような「償還延期」は行わないことも発表した。

　複数の製薬企業が，政府の「延期」によって PBS での償還が妨げられるならば，PBS への収載申請自体を先送りすると表明しており，予算削減を目指す政府の行動が，医薬品アクセスを困難にする可能性も指摘されている。

4　MBS と MSAC

1. MSAC の概要

　現在，MBS に新たな医療技術（手技・医療用具ともに）の収載を希望する場合は，まず MSAC（Medical Schedule Advisory Commitee）へ申請する必要がある。医療用具の場合には，当該製品が TGA の承認を受けていることも償還条件に含まれる。

　MSAC は 1998 年 9 月に，当時の保健大臣 Dr. Wooldridge の指示により PBAC を参考にして設立された諮問機関である。通常 MBS における償還価格は，Australian Medical Association（AMA，オーストラリア医師会）と政府との協議で決定されているが，エビデンスに基づいて適切な償還の可否・価格決定を行うために，この機関が設立された。なお MSAC は PBAC とは異なり，法的な位置づけが存在しない。そのため「MSAC が推奨しなかった医療技術が，政府の判断によって MBS に収載される」ことも起こりうる。

　MSAC の年間の予算は約 100 万ドルであるが，2011 年から始まった MSAC の組織改革（後述）のために，2 年間で 1,140 万ドルの予算が別に計上されて

いる。スタッフは19人で、そのうち15人が医療従事者、残りの4人は医療経済学者・疫学者・病理学者と、消費者代表からなる。

　日本とは異なり、医療機器・医療器具メーカー自身も、個々の医療技術のMBSへの収載を申請できる。これまでMSACで評価された技術のうち52％は、メーカーから申請されたもので、16％が学会その他の申請、31％が政府からの指示で評価が実施されている。

　なおここでの「政府」は保健省や保健大臣のほか、各州の保健大臣から構成される委員会（Australian Health Minister's Advisory Council：AHMAC）も含まれる。

　医療技術の種類別にみると、手術が41％、診断が9％、画像診断が20％、病理診断が19％、その他の医療技術が11％となっている。

　もともとMBSが民間病院および診療所での医療の給付を対象としているため、公立病院の公的患者（public patient）に対しての州政府の医療給付については、MBSおよびMSACの管轄外であることには注意が必要である。

2. MBSの収載プロセスとMSACの役割

　PBACとMSACで大きく異なる点として、評価の実施主体があげられる。製薬会社の評価をレビューするPBACとは異なり、MSACは申請主体に評価の基礎となるデータを整備して提出させ、実際の評価はMSACから委託された大学が行うのが原則である。ただし2011年のMSAC改革以降は、申請者自身が評価を実施することも可能になった。

　MBSの収載プロセスは、4段階に分けられる。

① Expression of interest stage（数週間未満）
　新規の収載申請があった場合、まず申請者と保健省との間で、申請された医療技術がMSACの評価対象となるかの議論（eligibility check）がなされる。MSACで評価可能と判断された場合は、保健省のMBS Management comittee に付託される。

② Determination of Approach to Assessment stage（37週間）

V. その他の外国での取り組み事例

医療技術の評価は決断分析（decision analysis）によってなされる。分析のプロトコールの詳細を決定するのがこの段階である。申請者が提案したプロトコールを公開したうえで，MSAC の小委員会である Protocol Advisory SubCommitee（PASC）に送る。PASC は専門家の意見の集約やパブリックコメントを経て2度開催され，プロトコール（decision analytic protocol：DAP）が確定する。初回の PASC までに約17週間，2回目の PASC を経て DAP が確定するまでに約20週間を要する。

③ Consideration of Evidence stage（25週間）

確定した DAP と，収集されたエビデンスをもとに，評価を実施してレポートを作成する。先述の通り，申請者自身が評価を行う "submission-based assessment report" と，MSAC から委託を受けた大学などが評価を行う "contracted assessment report" の二種がある。前者の方が，所要時間は短い。作成されたレポートは小委員会 ESC による批判的吟味ののち，MSAC に送られる。この資料をもとに MSAC が収載の可否を判断し，その結果を保健大臣に通知する。

④ Implementation stage

保健省が償還価格を決定した後に，政府に通知し，MBS に収載される。価格は保健省と医師会の協議によって決定されるため，薬剤における PBPA のような独立機関は存在しない。

MSAC にはこのほか，PSAC にアドバイスを行う専門委員会 MSAC Expart Standing Panel（MESP）がある。三つの小委員会ともに，2011年の改革で新設されたものである。

MBS に現在収載されている5,700件の医療技術のうち，MSAC の評価を受けたものは1割程度である。2011年の組織改革以降は，新規収載技術だけでなく一部の既収載技術に対しても評価が実施されている。改革以前の2009年に，眼科・大腸内視鏡検査・肥満・肺動脈カテーテルの4分野について，システマティック・レビューに基づく再評価が実施された。

過去5年間での償還可否の決定状況は以下の通りである。

(償還が推奨された技術の件数と，総評価件数を表示)
  2006年度：11/15（73％）
  2007年度：10/12（83％）
  2008年度： 7/9　（78％）
  2009年度：10/14（71％）
  2010年度：20件の評価が進行中

3. 医療経済評価の関与

　MSACでは，個々の技術の費用対効果のデータも考慮される。経済評価部分に絞ったガイドラインも公開されている[1]。

　現行のガイドラインでは，MBSの立場・医療費支払者の立場・社会の立場の3つから，適切なアウトカム指標を選択して費用効果分析（必要に応じて費用効用分析）を実施することが推奨されている。ただし，既存の技術と同等の場合は，費用最小化分析も許容される。

　PBACもMSACも，その評価結果は"public summary document"として公開されている。PBACの評価結果では，製薬会社との合意によって，ICERの具体的な数値は記載されずに範囲のみ（45,000ドル〜70,000ドル等）が表示されているのに対し，MSACの評価結果には具体的な数値がそのまま記載されている。なおPBAC同様，費用対効果の閾値は存在しない。

　PBSが「薬価」を定めた場合，患者定額分（35.4ドル）を除いた残りをPBSが負担し，一部の薬に付加された"brand premium"分は患者が改めて負担することになる。そのため，一部の高額な薬剤に関して価格を取り決めによって引き下げる"special pricing agreement"を導入することで，費用対効果の悪い医薬品の「救済」を図っている。

　一方でMBSでカバーされる医療技術については，MBSによってカバーされるのはあくまで「規定額（Fee）」のみで，実際に介入を行う医師の請求額は

---

[1] http://www.msac.gov.au/internet/msac/publishing.nsf/Content/D81BE529B98B3DB6CA2575AD0082FD1B/$File/Economics%20subcommittee%20guidelines%20June%202009.pdf（現在改訂作業が進められている。）

V. その他の外国での取り組み事例

任意である。そのため"special price agreement"類似のシステムで規定額を引き下げた場合，患者の自己負担分はむしろ増加する。それゆえ，同種のシステムは導入されていない。

5 おわりに

　薬価算定の際に参照される英米独仏4カ国に比して，オーストラリアは地場の製薬企業が存在しないことも手伝って，医療制度の注目度合いはどうしても低くなる。しかし医療経済評価の政策応用については，旧宗主国英国のNICEよりも，むしろ長い歴史をもっている。日本で医療経済評価を導入していく際にも参考になりうる部分は少なからずあり，今後の動向に注目していきたい。

---

1) 世界銀行データ
2) Harris AH, et al: The role of value for money in public insurance coverage decisions for drugs in Australia; a retrospective analysis 1994-2004. Med Decis Making, 28(5): 713-722, 2008

3 カナダにおける医療技術評価と医療経済評価の活用

白岩 健

1 カナダの公的医療制度

　カナダは米国の北側に位置し，NAFTA（北米自由貿易協定）を締結する等，経済的にも米国との結びつきが強い国であるが，社会保障に関しては税方式による"Medicare"とよばれる医療制度がある。

　カナダの人口は約3,400万人であり，10州（province）と3つの準州（territory）に区分されている。最大の人口を誇るのはトロント（約590万人）を擁するオンタリオ州（Ontario）で約1,300万人である。次いでモントリオールを含む東海岸のケベック州（Québec，約790万人），西海岸のブリティッシュコロンビア州（British Columbia，約440万人），内陸部のアルバータ州（Alberta，約360万人）と続く。準州は連邦直轄領であるが，連邦政府のコントロールのもとでさまざまな自治権が認められている。準州はイヌイット等の先住民族も多く居住するカナダ北部の地域であり，人口はいずれも5万人以下と小規模である。カナダの一人あたりGDPは約40,000ドル（PPP換算）と豊かな経済力を誇る。工業もさかんであるが，天然ガス等天然資源も豊富な資源国としても注目されている。

　独立運動もみられる仏語圏のケベック州に代表されるようにカナダは地方分権が高度に進んだ連邦国家であり，社会保障に関する権限も多くが州レベルに

Ⅴ．その他の外国での取り組み事例

委譲されている。そのため，医療制度についても州レベルでさまざまな独自の取り組みがみられる一方，Canada Health Act に基づき Medicare は連邦政府の管轄であり，原則として無料である。

　病院用医薬品はこのような Medicare で原則としてカバーされる。一方で，問題となるのは薬局で購入する処方薬である。処方薬は Medicare によってカバーされないため，多くの人々（約55％）は民間保険を通して処方薬にアクセスしているが，各州では処方薬を提供する公的保険（drug plan）も提供している。

　公的な drug plan の提供方法も州によって異なっており，たとえばアルバータ州やブリティッシュコロンビア州のように希望者には公的な drug plan を提供している州と，オンタリオ州のように条件を満たす集団（65歳以上等）にのみ drug plan を提供している州がある。また連邦レベルでは，原住民や退役軍人，連邦警察官等を対象にした drug plan も存在する。自己負担額については州や民間保険によって設定が異なるが，一般に自己負担（copayment）や免責金額（deductible）が設定されていることが多い。たとえばオンタリオ州では高所得の高齢者は免責が年間100カナダドル，その後は1処方ごとに6.11カナダドル，低所得の高齢者は1処方ごとに2カナダドルと設定されている。

　病院用医薬品は連邦管轄の Medicare でカバーされ，外来医薬品は州ごとの公的保険や民間保険でカバーされるのが原則である。ただし，病院用医薬品のフォーミュラリーは病院ごとに決定されるため，特に高額な抗がん剤の使用状況等は同一州内でもばらつきが大きかった。そのため，注射剤の抗がん剤に関しても公的な drug plan を作り公費による償還を行っている州もある。たとえば，オンタリオ州では1995年に New Drug Funding Program（NDFP）が設立され，Joint Oncology Drug Review の評価に基づき注射剤の抗がん剤の償還を行っている。

　薬価は原則として製薬企業によって決定される。製薬企業が基本的に自由に薬価を申請できるが，薬価が過剰に高額（excessive）にならないような規制がかけられる。特許切れ医薬品や後発品には価格規制が存在しない。また，価格上昇は CPI（Consumer Price Index）の範囲内に制限されている。過剰に

高額かどうかの評価は，the Patent Medicine Prices Review Board（PMPRB）が行う。PMPRB はカナダにすでに存在する他の医薬品や7カ国（フランス，ドイツ，イタリア，スウェーデン，スイス，イギリス，米国）の価格と比較して判断する[1]。

・カテゴリー1：既存の医薬品の用量変更や剤形変更。既存の医薬品の価格と比較して excessive かどうかを検討する。
・カテゴリー2：新規医薬品（治療の進歩や改善をもたらすもの）。比較可能な他の医薬品や海外の医薬品価格の中央値を超えている場合 excessive とされる。
・カテゴリー3：新規医薬品（いわゆる me-too drugs）。カナダで上市されている他の比較可能な医薬品価格を超えている場合は excessive とされる。比較可能な医薬品がない場合は，海外の医薬品価格の中央値を用いる。

ただし実際の償還価格は州によって異なるようである。

2　HTA 機関

カナダの HTA 機関としては CADTH（Canadian Agency for Drugs and Technologies in Health）がある。もともとは CCOHTA（Canadian Coordinating Office for HTA）として1989年に設立され，2006年に CADTH に改組された。CADTH は以下に示すようないくつかの活動を行っているが，システマティックレビューや医療経済評価等により新規医薬品を drug list に含めるべきかどうかを検討する CDR（Common Drug Review）は2003年から開始された。カナダは早くから医療経済評価を意思決定に活用している国の一つであり，CDR でも医療経済評価が大きな役割を果たしている[2,3]。

CDR 以前は各州・準州が独自に医薬品を drug list に含めるかどうか評価していたが，そのような評価の重複による無駄をなくし，質の高い評価に各州が

V. その他の外国での取り組み事例

アクセスできるようにするためにCDRは設立された経緯がある。ただしケベック州は参加しておらず，ケベックではINESSS（L'Institut national d'excellence en santé et en services sociaux）が評価を行っている。

CADTHの役割には以下のようなものがある。

- Health Technology Assessment：Technology Reportsとよばれる医療技術評価の報告書を出している。
- Health Technology Inquiry Service：簡易だが迅速な医療技術評価を行っている。
- The Common Drug Review（CDR）：各州の公的drug listに載せるべきか否かの推奨を行っている。
- Canadian Optimal Medication Prescribing & Utilization Service（COMPUS）：最適な治療戦略の作成等。

このような活動を行うCADTHの収入は連邦政府や各州・準州からの公的な資金による。

CDRでは各州のdrug listに収載するかどうかを検討するために始まった経緯から，連邦政府によってファンドされる病院用医薬品は対象外である。新薬や適応拡大した医薬品で，製薬企業やthe Advisory Committee for Pharmaceuticals（ACP），各州のDrug Plansが提出ないし要求するものが評価の対象となる。償還リストに載せるためには必ずしもCDRの評価が義務づけされてはいないが，ほとんどの医薬品はCDRの評価を要求される。

また，CDRでは抗がん剤のレビューは行わず，入院用・外来用ともにpan-Canadian Oncology Drug Review（pCODR）がその役割を担っている。ただし，経口抗がん剤はCDRがレビュー等を行うが，企業はpCODRにデータを提出し，推奨等もpCODRが行う（pCODRは2007年に開始されたJoint Oncology Drug Reviewに由来する。これはオンタリオ州にある既存の抗がん剤レビュープロセスに各州が参加した試行的な取り組みだった）。

CDRのレビューに基づき，最終的な勧告はCanadian Expert Drug Advisory Committee（CEDAC）が行う。この勧告に従う法的な義務はないが，

90％以上の医薬品で勧告と実際の意思決定が一致していると報告されている[4]。

実際に州のレベルでみるとたとえばオンタリオ州では高齢者等には Ontario Health Insurance Plan（OHIP）により，低所得者には Trillium Drug Program（TDP）により処方薬も提供されている。Ontario Drug Benefit Program（ODB）とよばれる drug list に医薬品を含めるかは Committee to Evaluate Drugs（CED）の評価による。各州は通常 CDR の結果をそのまま受け入れるのではなく，drug list に含めるか州ごとに最終的な評価・決定を行っている。ODB に含まれない場合でも，Exceptional Access Program（EAP）を通じて公的に提供されることもある。また，注射剤の抗がん剤は別枠で New Drug Funding Program（NDFP）によりカバーされる。

2011年4月の段階で CDR により評価対象となった医薬品とその評価結果は**表1，表2**のとおりである。なんらかの条件つきで償還される，あるいは償還することが推奨されないとの決定が多い。CDR の導入前後で比較すると，償還される薬剤の割合が減少していること，あるいは償還までの期間が一部の州ではむしろ延びていることも指摘されている[5]。ただし，償還が拒否される理由としては医療経済的な問題よりも臨床的有用性が不十分であるためであるとの報告もある[6]。

表1 評価の対象となった医薬品数

Year	Number of evaluation
2011	28
2010	21
2009	29
2008	30
2007	29
2006	28
2005	19
2004	15

V. その他の外国での取り組み事例

　CDRによる評価結果として公表されている文書の例を**図1**に示す。**図1**は2型糖尿病治療薬であるDPP4阻害薬に属する医薬品の評価結果である。すべての2型糖尿病患者ではなく，メトホルミンとSU剤を使用しても血糖コントロールが不良な患者でインスリン治療が適さない患者の第3選択薬としてlistに含めることを推奨している。

　CDRにおける評価データは，製薬企業が提出し，CDRが評価（レビュー）を行うのが一般的である。CDRの評価プロセスは**表3**のとおりである。

表2 CADTHによる評価結果

Recommendation	Number	Percentage
List	6	3%
List with criteria/condition	77	38%
List in a similar manner to other drugs in class	25	12%
Do not list	100	49%
(No recommendation and reason)	7	3%
合計	205	100%

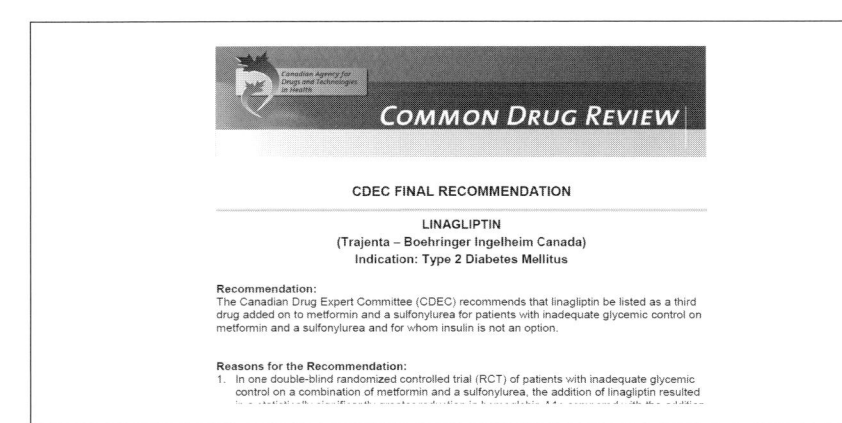

図1 CDRによる評価結果の例（DPP4阻害薬）
（CADHT：COMMON DRUG REVIEW；CDEC FINAL RECOMMENDATION LINAGLIPTIN, 2012
http://www.cadth.ca/media/cdr/complete/cdr_complete_Trajenta_February_18_2012.pdf）

表3 CDRの評価プロセス

	評価（review）プロセスのなかの業務	要する時間 (bussiness days)	週
管理業務			
1	データの提出	0	0
	提出の完了	5	1
	再提出や優先評価資料提出の完了	10	2
2	製薬企業からの資料バインダーをCDRが受領	5	1
3	製薬企業からの資料バインダーをCDRの評価者（reviewer）が受領	3	0.6
評価プロセス			
4	CDRの評価プロセス ・評価者の選定と契約 ・プロトコルの作成（患者グループからのインプットを含む） ・文献検索と選定 ・臨床データのシステマティックレビュー ・薬剤経済学的データの批判的吟味 ・製薬企業へ評価者のレビューを送付	45	9
5	評価者の報告に対する製薬企業からのコメントをCDRが受領	7	1.5
6	製薬企業からのコメントに対する評価者からの返答	7	1.5
7	要旨（CEDAC Brief）の作成と、CEDAC委員や参加するdrug planへの要旨の送付	5	1
8	CEDAC会議	10〜40	2〜8
9	CEDAC推奨結果をdrug planやACP, 製薬企業に送付：CDRによる最終評価結果を製薬企業に送付	5〜7	1〜1.4
10	embargo period：製薬企業は推奨結果の再検討要求や値引きした価格に基づく再提出もできる。Drug planはCEDACの推奨結果の説明を求めることもできる。	10	2
11(a)	CEDACの最終評価結果がdrug planやACP, 製薬企業に送付される（説明の要求や評価の再検討、値引き交渉等がない場合）。	5	1
11(b)	推奨結果の説明と最終評価結果がdrug planやACP, 製薬企業に送付される（説明の要求がある場合）。	5	1
	ここまでの評価に要する期間	94〜124	19〜25
11(c)	結果の再検討要求や値引きした価格に基づく評価の再提出がCEDACのアジェンダになる。	25（会議日程による）	5
12	CEDACの最終推奨結果がdrug planやACP, 製薬企業に送付される。	5	1

(CADTH：Procedure for Common Drug Review, 2010)

Ⅴ. その他の外国での取り組み事例

3 CADTHによる医療経済評価ガイドライン

　カナダの医療経済評価ガイドラインは「Guidelines for the economic evaluation of health technologies」というタイトルのもと，2006年に第3版がCADTHから出されている[9]。それ以前のガイドラインはCADTHの前身であるCCOHTAにより作成されていた。以下に現在の内容をまとめる。

1. リサーチクエスチョン（study question）：リサーチクエスチョンを明確にしなければならない。特に，対象とする患者集団，介入，比較対照等。
2. 経済評価の種類（types of evaluations）：健康関連QOLに意味のある差がみられる場合は費用効用分析（cost-utility analysis：CUA）を使用する。CUAが不適切な場合は費用効果分析（cost-effectiveness analysis：CEA）でもよい。費用便益分析（cost-benefit analysis：CBA）は通常は二次的な分析としてしか使用できない。
3. 対象集団（targeted population）：対象集団は明確にすべき。より均質なサブ集団に対しての解析も行うべきである。
4. 比較対照（comparator）：最も一般的あるいは高頻度に用いられており，新しい技術が導入されることによって置換されるであろう通常治療（usual care）。
5. 分析の視点（perspective）：公的医療制度（publicly funded health care system）の立場とする。ただし，より広い範囲の立場を考える場合，そこで含む費用は別に報告すべき。
6. 効果（effectiveness）：原則としてシステマティックレビューに基づくべきである。
7. 分析期間（time horizon）：関連する費用やアウトカムの差が検討できる十分に長い期間。
8. モデリング（modeling）：（モデルを用いる際に考慮すべきことがモデル構築とデータの点から記載されている）。

9. アウトカム評価（valuing outcome）：効用値を測定できる適切な尺度（measures）を用いるべき。直接法でも間接法でも可。直接法は基準的賭け法（standard gamble：SG）か時間得失法（time trade-off：TTO）を用いるが，二重計上（double counting）を防ぐために，余暇時間（leisure time）は失われること，治療費や逸失所得は全額補償されるとの想定下で測定する。支払い意思法（willingness to pay：WTP）は二次的な測定結果としてみなされる。

10. 資源消費と費用（resource use and costs）：臨床試験のプロトコルに由来する費用や移転費用（transfer costs）は含めるべきではない。通常の延命に伴う非関連費用（unrelated costs）は含めない。ただし，感度分析で非関連費用を含めることはできる。資源消費量について，海外データや臨床試験データ，実際に観測されていないガイドライン等に基づく算出の場合は，その値の正当化あるいはカナダ国内の状況にあわせるための調整をすべきである。費用はすべての費用（公的支払者，民間保険，患者負担）を含める。治療により失われる時間やインフォーマルケアの費用を含める場合は，別の分析として行うべき。生産性損失は摩擦費用（friction cost）によって計算する。

11. 割引（discounting）：費用とアウトカムをともに5％で割り引く。感度分析として0％と3％での解析を行う。

12. ばらつきと不確実性（variability and uncertainty）：治療環境や対象患者の多様性に由来するばらつき（variability）は，より均質な集団ごとに解析することによって取り扱う。感度分析は，あらかじめ定めた範囲内でパラメータを動かす決定的（deterministic）なものは少なくとも行うべきであり，確率分布を用いる確率的（probabilistic）なものを行うことが推奨される。

13. 公平性（equity）：年齢，性別，人種，地理的地域，社会階級，健康状態等のサブ集団ごとに解析を行うことも推奨される。ただし原則として同じアウトカムはすべて等しく取り扱う。

14. 一般化可能性（generalizability）：一般化可能性について言及すべき。特に，研究環境下での効果（efficacy）と一般的な医療環境下での効果（effectiveness），当該評価以外の目的で測定された費用や効用値のデータ，

275

Ⅴ. その他の外国での取り組み事例

海外臨床試験の結果等。
15. 報告様式（reporting）：定められた報告用のフォーマットを用いる。結果は増分費用対効果比（incremental cost-effectiveness ratio：ICER）で報告する。

4 おわりに

　カナダは以前より積極的に医療技術評価，医療経済評価をさまざまな意思決定に活用している国である。分権的な税方式の医療制度をもつカナダと日本の医療制度は異なる側面もあるが，その経験の蓄積や医療技術の評価体制・組織，プロセスの透明性，整備された医療経済評価ガイドライン等，医療技術評価，医療経済評価のいわば「先進国」として，わが国においても活用できる知見はさまざまにあると考えられる。

---

1) OECD: Pharmaceutical Pricing and Reimbursement Policies in Canada. 2006
2) Laupacis A: Economic evaluations in the canadian common drug review. pharmacoeconomics, 24(11): 1157-1162, 2006
3) McMahon M, et al: The Common Drug Review: a NICE start for Canada?. Health Policy, 77(3): 339-351, 2005
4) Tierney M, et al (members of the canadian expert drug advisory committee): Optimizing the use of prescription drugs in Canada through the Common Drug Review. CMAJ, 178(4): 432-435, 2008
5) Gamble JM, et al: Analysis of drug coverage before and after the implementation of Canada's Common Drug Review. CMAJ, 183(17): E1259-1266, 2011
6) Rocchi A, et al: Common Drug Review recommendations: an evidence base for expectations?. Pharmacoeconomics, 30(3): 229-246, 2012
7) CADTH: Guidelines for the Economic Evaluation of Health Technologies 3rd. 2006

4 米国の民間保険会社による医療技術評価の運用

佐藤 智晶

1 はじめに

　本稿では，米国の民間部門における医療技術評価の運用について検討し，その特徴について説明する。公的な国民皆保険制度を擁するわが国と異なり，米国では民間の医療保険が，国民の医療アクセスを保障するのに大きな役割を果たしてきた［1］。公的な医療保険の対象者は，高齢者，障害者，低所得者，そして子ども等に限定されており，公的医療保険の適格をもたない多くの市民にとっては，原則として雇用者から提供されるさまざまな医療保険プランが，医療アクセスを保障している［2］。医療保険の分野で民間部門の割合が大きい米国では，はたしてどのような医療技術評価が行われているのか，それは公的医療保険が主に機能している国々のものと異なるのか，それが本稿では示される。

　米国における医療技術評価の展開には長い歴史があり，1980年代に遡る。驚くべきことにいくつかのプログラムは，オーストラリア，カナダ，スウェーデン，イングランドの展開に先だっている[1]。その後，米国の医療技術評価は，

---

[1] See, e.g., Stanton MW: Employer-Sponsored Health Insurance; Trends in Cost and Access. Research in Action Issue, 17, AHRQ, Sep. 2004（2003年の時点で，65歳未満の人口の3分の2にあたる1億5,900万人をカバー）。

[2] 前掲［1］Stanton MW（2004）

V. その他の外国での取り組み事例

政治，経済，産業界の影響を受けて大きな変容を余儀なくされたものの，医療保険改革法（Patient Protection and Affordable Care Act）のもとで新たな段階に入っている [3]。本稿では，民間部門における医療技術評価の運用について，薬剤給付管理における評価を中心に，公表済みの資料をもとにして検討する。以下では，まず薬剤給付管理の概要を説明し，そこでどのような医療技術評価が行われているのかを示す。次に，薬剤給付管理を離れて，民間部門で実際に行われた医療技術評価の一例を紹介する。具体的には，椎体形成術（Vertebroplasty）とバルーン椎体形成術（Kyphoplasty）の比較評価について説明し，民間部門における薬剤給付管理以外の医療技術評価に迫る。

結論を3点にまとめると，以下のようになる。第1に，医療技術評価において費用に関するエビデンスの取り扱いは，あまり公にされていない。第2に，評価の際のエビデンスとしては組織内だけでなく外部のものが参照されることがある。第3に，医療技術評価は，より優れた医療を患者に効果的に提供するための手段として運用されており，それゆえ，ある処方薬や医療技術へのアクセスが不当に制限されないような工夫が施されている。

2 民間部門における医療技術評価

米国の民間医療保険会社では，優れた医師等の専門家によって医療技術評価が行われているものの，その内容はほとんど公表されていない[2]。米国では，民間の医療保険が2億人をカバーするという[3]。そのうちの半数以上の保険プランは，5大民間医療保険（Aetna, Cigna, Kaiser Permanente, United

---

[3] 医療保険改革法によって，メディケイドという公的医療保険の対象者は，全米の65歳未満の人口とほぼ等しい数まで増加するという。65歳以上についてはメディケアという公的保険で対象とされていた。また，医療保険改革法のもとでは，メディケア部門において医療技術ではなく医療の質を評価する方向性が示されている。See Jost TS: Reflections on the National Association of Insurance Commissioners and the Implementation of the Patient Protection and Affordable Care Act. U Penn L Rev, 159: 2043, 2043-2044, 2011. Deloitte Center for Health Solutions: Value-based Purchasing: A strategic overview for health care industry stakeholders, 2011

Healthcare, and WellPoint）によって提供されており，処方薬については4大民間薬剤給付管理組織（Caremark, Medco, Express Scripts, and WellPoint NextRx）が，30億回の処方のうち7割の処方を占めている[3][4]。

正確な時期は明らかではないが，米国では少なくとも1980年代前半には，民間部門における医療技術評価が始まっている[5]。そのなかで最も有名なのは，薬剤給付管理の分野である[6]。

1. 薬剤給付管理の概要

米国では，処方せんを利用した薬剤給付管理が進んでいる。薬剤給付管理とは，誤解を避けずにごく簡単にいえば，個人識別情報を除去した後の処方せんをデータ・マイニングして，その情報に基づいて医師に最善の薬剤処方を促すための重要な業務である。医師と患者はもちろんのこと，製薬企業にとっても薬剤給付管理は欠かせない。製薬企業は，データ・マイニングの結果に基づいて，医師に効果的な販売促進活動ができるからである。

薬剤給付管理についてもう少し詳しく説明する[7]。民間保険では，加入者に対して外来処方薬の給付を行っているが，当該給付については薬剤給付管理

---

[4] なお，アメリカには40〜50の薬剤給付管理組織がある。そのうちのトップ12の組織で，500万人をカバーしている。12のうち3つの組織（Caremark, Express Scripts, and Medco Health Services）は，190万人をカバーし，800億ドル分の処方を管理している。トップ3つを除く6つは，民間医療保険組織に所有されていて，民間保険の加入者の約40％をカバーしている。残りの3つは，閉鎖会社として比較的小規模に運営されているとされる。See U.S. Federal Trade Commission: Pharmacy Benefit Managers; Ownership of Mail-Order Pharmacies, p.3, Aug. 2005

[5] See, e.g., Weissberg J: Technology Assessment at KP, The Permanente Federation, LLC, p.6, Dec. 18, 2008

[6] 日本語による紹介として，たとえば，加藤貴子：米国医療ビジネスの動向 米国におけるPharmacy Benefit Management（PBM：薬剤給付管理）の動向；医薬品の物流とコスト構造を探る．国際医薬品情報，905：19-23, 2010がある。

[7] 以下，薬剤給付管理の説明については，米国連邦通信委員会レポートを参照した。See U.S. Federal Trade Commission: Pharmacy Benefit Managers; Ownership of Mail-Order Pharmacies, pp.1-2, Aug. 2005

Ⅴ. その他の外国での取り組み事例

組織に運営を委託することがある。薬剤給付管理組織は，小売り薬局と店舗をもたない薬局（mail pharmacies）をネットワーク化することで，保険加入者が処方薬を容易に，複数の場所で入手できるようにしている。また，薬剤給付管理組織は，民間保険やその加入者の支払いが少なくなるように，製薬企業との価格交渉を行っている。

薬剤給付管理組織は，以下のようにして民間保険加入者に処方薬を給付している。①加入者がある薬局に行くと，薬剤師は処方薬給付の対象者かどうかを尋ねる。②対象者であれば，加入者は保険証を薬剤師に示し，薬剤師は処方についてコンピューターに入力する。③薬剤給付管理組織は，入力された情報に基づいて処方が給付対象であることを確認する。また，加入者が処方されている他の薬との関係で問題が生じるかどうか，処方薬にジェネリック薬があるかどうか，再処方される場合には十分な期間が経過されているかどうかについても同時に調べられる。そして，(a) 加入者の自己負担額，(b) 薬剤給付管理組織から薬局への償還額，(c) 民間保険組織への請求額を決定する。④薬剤給付管理組織は，(a) と (b) については薬局に，(c) については民間保険組織に通知する。⑤民間保険組織は薬剤給付管理組織に支払いを行い，薬局に対しては薬剤給付管理組織から償還額が支払われる。②〜⑤までは，コンピューター上で瞬時に行われる。⑥加入者がすべきことは，薬局で処方薬を入手して自己負担額を支払うだけである。

1）薬局との関係

薬剤給付管理組織は，保険加入者に処方薬を提供するために薬局とのネットワークを構築する必要がある [8]。薬局は，薬剤給付管理組織から処方薬について償還を受けることになるが，非ジェネリック薬とジェネリック薬で償還額の計算方法は異なっている。非ジェネリック薬の場合，平均卸値を基準にして一定のディスカウントが施されている（たとえば，平均卸値 −（平均卸値の

---

[8] 前掲 [7] U.S. Federal Trade Commission (2005), pp4-6. 以下の説明は，米国連邦通信委員会のレポートを参照。

12％）＋2 ドル）。他方，ジェネリック薬の場合，平均卸値を基準にして一定のディカウントを施す方法（たとえば，平均卸値－（平均卸値の50％）＋2 ドル）か，または，連邦政府が利用している償還限度額（maximum allowable cost, and Federal Upper Limit：FUL）を利用する方法がとられている。ディスカウントレートは薬局ごとに異なるものの，排他的なネットワーク（他に競合する薬局がない場合）のほうが，当然ディスカウント率は大きく設定される。

2）製薬企業との関係

製薬企業との関係で重要なのは，給付対象処方薬リスト（formulary）をアップデートし，保険加入者に対してリスト該当医薬品を使用してもらうことと，製薬企業の販売促進に有用な情報を提供することである [9]。薬剤給付管理組織は，処方薬リストへの掲載（他社の類似薬を差し置いて自社を掲載すること），および，処方数の両方に応じて製薬企業から利益を得ている。具体的にいえば，製薬企業は，処方薬の卸売価格の一定割合に処方数を乗じた金銭を薬剤給付管理組織に支払っているのである。この支払いは，薬剤給付管理組織が処方薬を実際に購入しているかに関わりなく行われている。また，薬剤給付管理組織は処方のトレンドや結果に関するデータを保有しており，匿名化を施した関連データを製薬企業に販売ないし提供することで利益を得ている組織もある。

3）民間保険組織との関係

薬剤給付管理組織は，外来処方薬の給付管理の仕組みを担うことはもちろん，自己負担額，再保険，控除額等に関係する保険の設計について，民間保険組織を支援している [10]。先に説明したとおり，薬剤給付管理組織は，処方について民間保険組織に費用を請求し，他方で薬局に償還額を支払っている。

---

[9] 前掲 [7] U.S. Federal Trade Commission（2005），pp 6-7. 以下の説明は，米国連邦通信委員会のレポートを要約。
[10] 前掲 [7] U.S. Federal Trade Commission（2005），pp 8-10. 以下の説明は，米国連邦通信委員会のレポートを要約。

V. その他の外国での取り組み事例

費用は，薬局に対する償還額と同様に平均卸値をベースに，事務費用を加える形で計算される。すなわち，非ジェネリック薬の場合，平均卸値を基準にして一定のディスカウントが施され，さらに処方ごとの事務費用が計上されている（たとえば，平均卸値−（平均卸値の10％）＋1.5ドル＋0.1ドル）。他方，ジェネリック薬の場合，連邦政府が利用している償還限度額を利用して割り引く方法が採用されている。

また，薬剤給付管理組織は，医師の処方パターンを分析し，より安価な代替処方薬があるにもかかわらず高額な医薬品を処方している医師の特定や，副作用を最小限にする処方薬の組み合わせ，適切な再処方，重複処方について確認するサービス（drug utilization reviews：DUR）を民間保険組織に提供している。それ以外には，慢性疾患患者への医療情報の提供や服薬の監視を行うサービスもある。

2. 薬剤給付管理における一般的な医療技術評価

1) 概要

薬剤給付管理組織は，外来処方薬の給付を管理するためにさまざまな手段を使っている。それらの手段の核心をなしているのは，給付対象処方薬リスト（formulary）である [11]。同リストを作成するために，薬剤給付管理組織は独立した薬学・治療委員会を利用している。同委員会は，複数の薬剤師と異なる専門をもつ複数の医師から構成される。ほとんどの委員会は，治療薬について臨床上の安全性と有効性を評価する。また，全米レベルで現在用いられている給付対象処方薬リストを評価するだけでなく，薬効分類に関する論文や新しい医薬品に関係する論文を検討する。評価にあたっては，処方薬利用データ，価格データ，リベートに関するデータ，医薬品のコストモデリングに基づく将来の給付対象処方薬リストに与えるインパクト予測データが用いられる。そこでは，安全性，有効性，特殊性，医薬品のコストを順番に考慮し，最終的には

---

[11] 前掲 [7] U.S. Federal Trade Commission (2005), pp 10-11. 以下の説明は，米国連邦通信委員会のレポートを要約。

保険加入者にとって適切な治療か否か,という基準で判断される。

評価の仕方は,当然ながら薬剤給付管理組織によって異なっている[12]。①ある薬剤給付管理組織の薬学・治療委員会では,それぞれの医薬品が給付対象処方薬リスト掲載品,掲載対象外,条件付きというように3つに分類されている。そして条件付きに分類した医薬品については,ランク付けを行っているという。また,②条件付きで給付される医薬品のマーケットシェアと,当該医薬品をリスト対象外としたときの加入者への影響を考慮する一方で,費用等の経済的なデータについては考慮しない旨の見解をとる委員会もある。薬学・治療委員会は,ジェネリック薬の利用可能性や代替薬の存在を考慮したうえで,ある医薬品をどのような形で給付するのかを決定しなければならない。

薬学・治療委員会の評価は,給付対象処方薬における自己負担額に反映されることもある[13]。具体的にいえば,最も負担額が小さいのはジェネリック薬で,次に高いのがジェネリック薬のない処方推奨薬,そして最も高額な負担となるのは,使用を推奨されていない非ジェネリック薬で,しかもその薬にジェネリック薬がすでに存在する場合である。また,ライフスタイル薬とよばれる特別のカテゴリーについては,リスト対象外とされている。

以上のように,薬剤給付管理組織では医療技術評価に基づいて,全米レベルの給付対象処方薬リストを作成するだけでなく,自己負担額に差を設けるようなリストや,給付について個別の交渉に委ねるようなリストを作成することがある。

なお,薬剤給付管理組織が給付対象処方薬リストを遵守してもらうための手段として,次のようなものがある[14]。

・処方医の許可を得てジェネリック薬へ変更 (generic substitution)
・処方医の許可を得て別の非ジェネリック薬へ変更 (therapeutic substitution)

---

[12] 前掲[7] U.S. Federal Trade Commission (2005), p 11
[13] 前掲[7] U.S. Federal Trade Commission (2005), p 11
[14] 前掲[7] U.S. Federal Trade Commission (2005), pp 12-15

V. その他の外国での取り組み事例

・初回についてはジェネリック薬やOTC薬の処方を義務づける段階的治療および事前の承諾条件付き給付（step-therapy and prior authorization）
・薬効レベルに基づく参照価格を用いた自己負担額の低減策（reference price）

2）標準化に向けた動き

給付対象処方薬リストの改定については，2000年に民間医療保険組織や薬剤給付管理組織向けにガイドラインが公表されている[4]。このガイドラインは，公的な機関ではなくマネージドケア薬局協会（Academy of Managed Care Pharmacy：AMCP）が作成した[15]。米国では，医薬品向けの支出が急増した1990年代になってようやく，民間保険組織や薬剤給付管理組織が費用を考慮して給付対象処方薬リストを検討しはじめたとされる[5]。たとえば，1998年にある民間医療保険組織は，給付対象処方薬にするかどうかを検討する条件として，製薬企業に臨床および経済性に関するエビデンスを提出するように求めた[6]。

マネージドケア薬局協会のガイドラインは，給付対象処方薬の検討にあたって，医薬品の臨床および経済性に関するエビデンスの利用可能性や重要性が認識されはじめた後，数多くの組織が経済性評価を導入するきっかけになった[7]。ガイドラインは，全米で最も早く経済性評価を取り入れたわけではないが，それでも標準化や普及にとって重要な役割を果たしている。ガイドラインでは，民間保険組織や薬剤給付管理組織が従来のように受け身ではなく，むしろ積極的に製薬企業に対して情報提供を求めることを想定している。そしてその情報には，医薬品の有効性や安全性だけでなく，他の代替的な治療と比較した場合の経済的な価値が含まれる。しかも，ガイドラインによれば，製薬企業は未公表の研究データ，医薬品の承認適用外利用に関するデータ，治療における医薬

---

[15] マネージドケア薬局協会によるガイドラインについては，たとえば，鎌江伊三夫「ISPORアジア太平洋会議」株式会社スズケンによるストリーミング（2003年10月30日）や，池田俊也，三ノ宮浩三：薬剤経済学的評価に関する製薬企業へのアンケート調査．医薬産業政策研究所リサーチペーパー・シリーズ，44：25，2008ですでに言及されている。

品の位置づけに関する情報，関連する疾病管理戦略，医薬品の価値を示す経済モデルについても提供すべきものとされた。

① 推奨された手続き

マネージドケア薬局協会のガイドラインでは，下記のプロセスが推奨されている[8]。

第1段階（準備）：製薬企業は，データ提出の6カ月前には民間保険組織等に評価依頼の通知を済ませるべきである。

第2段階（事前打ち合わせ）：製薬企業は，民間保険組織等との間でデータ提出前の打ち合わせを設定するべきである。この打ち合わせは，提出要件と製品の影響評価のために必要な情報について確認するために開かれる。この席では，データ収集の方法についても話し合われるべきである。

第3段階（提出）：提出書類のコピーは，民間保険組織等の担当者宛てに，薬学・治療委員会の2カ月前までに届けられるべきである。また，要約，提出書類のチェックリスト，不備や不足については正当化事由が添付されるべきである。

第4段階（提出書類のチェックと追加提出の要請）：民間保険組織等の担当者は，提出された書類をチェックし，場合によっては追加提出を要請できる。

第5段階（評価に関する正式な通知）：薬学・治療委員会の2週間前に，民間保険組織等は製薬企業に対して書類に不備がないかどうか，書類が委員会での評価に回付されたかどうかを書面で通知されるべきである。書類に不備があるか，または，不適切な場合，当該書類は理由を付して返送される。

第6段階（委員会開催）：民間保険組織の担当者は，提出された書類を要約したうえ，給付対象リストへの掲載が争われている製品については賛成と反対の主要な議論を提示し，製品に適用される条件についてはすべて説明する。

第7段階（結果の通知）：製薬企業は，委員会による判断を書面で通知される。リスト掲載が見送られた場合，または処方に制限がついた場合には，再評価のための申立手続きに加えて，詳細な理由が示されるべきである。

② 医薬品の経済性評価モデルで含まれるべき情報

提出書類のうち，医薬品の経済性評価モデルで含まれるべき情報としては，以下のものがあげられている[9]。

- 疾病または症状，自然歴，臨床経過，結果
- 主要な治療の選択肢およびそれぞれの選択肢における治療プロセス（ガイドラインがある場合にはそれに従う）
- それぞれの臨床経過で治療される患者の割合と特徴
- それぞれの臨床経過で使用される製品とその他の医療資源
- それぞれの臨床経過で消費される製品およびその他の医療資源の費用
- それぞれの臨床経過における治療結果（製薬企業側の裁量あり。ただし，選択した成績評価指標の関連性に言及し，現状と予想される成績および影響評価を示すべき）
- 増分費用および結果の分析（費用結果分析表，費用対効果比率，または総費用のいずれかを提示する）
- 回避できた総（有害）事象，および，患者1,000人あたりで回避できた（有害）事象

3. 薬剤給付管理以外の医療技術評価の一例

このパートでは，米国のある民間医療保険組織で行われている医療技術評価を簡単に説明する [16]。この組織では，1980年代前半に技術評価委員会の規約が定められ，1990年に入って evidence-based medicine が主流になった [17]。一連の動きのきっかけになったのは，民事訴訟である [18]。たとえば，1980年代前半，肝臓に重大な先天性異常のある双子の乳児に生体肝移植を施すべきかが問題となった際，この組織では先駆的な医療であることを理由にして，患者への適用を認めなかった。この当時は，大人の生体肝移植でさえ先駆的な医

---

[16] 前掲 [5] Weissberg J (2008)
[17] 前掲 [5] Weissberg J (2008), p6
[18] 前掲 [5] Weissberg J (2008), p6

療と考えられており，乳児についてはまったく例がなかったからである。しかしながら，この組織は，裁判手続きを通じて原告側と和解することになった。民事訴訟が，この組織における医療技術評価の導入を後押ししたのである。その後の1993年に，この組織は，別組織の技術評価委員会（Blue Cross and Blue Shield Association, the Technology Evaluation Center（BCBSA, TEC））と協力関係を結んでいる。以下では，まずある民間医療保険組織の評価手法全般について言及し，次に評価の実例を1つ取り上げる。

1）評価手法全般
① 評価対象

評価対象となっているのは，新しい医療技術および既存の技術の新しい適用についてである［19］。医療技術のなかに含まれているのは，医療機器，用具，包帯，医師の手技に限られていて，医薬品，ワクチンのような生物製剤，そして医療ITは対象から除外されている。評価は，安全性，効能，倫理面，有効性について包括的に行われる。社会および経済的な影響評価は含まれていない。

また，評価対象となるトピックの設定にあたっては，柔軟な姿勢がとられている［20］。設定の際に考慮されるものとしては，技術評価委員会の委員のニーズや考え，地域からのフィードバック，電話問い合わせのデータベース，内外における技術評価対象トピック，新しいエビデンスの登場，食品医薬品局の見解，承認，審査パネルの会議，外部からの評価要請等をあげることができる。

② 評価委員会の構成

評価委員会では，組織内外のエビデンスを検討するにあたって外部の意見書を参照しているものの，組織内の医師が中心的な役割を果たしている［21］。評価委員会は18名の委員からなり，これらの委員はすべての地域を代表する。委員は，複数の地域から，また，複数の医療機関から選ばれる。半数以上の委

---

[19] 前掲［5］Weissberg J（2008），p3，p5
[20] 前掲［5］Weissberg J（2008），pp8-9
[21] 前掲［5］Weissberg J（2008），p4

員は医師である。4半期ごとに開かれる委員会では，毎回およそ8つのトピックが検討される。エビデンスについては，組織内外のレポートを参照する[22]。すべてのトピックについて「PMG」という会社の意見書を参照する。また，特別のトピックについては，PMGの医師を加えて検討が行われる。

③ 評価委員会の役割

評価委員会の役割は限定されていて，費用対効果の調査，治療上の決定，臨床ガイドラインの策定，給付対象に関する方針決定，個別の患者の治療に関する相談には立ち入ることはない[10]。評価委員会は，医療技術の動向監視や，医療技術の安全性，有効性，比較有用性に基づく医学的妥当性の評価，そして新技術と代替的な技術との比較を行い，医療技術の給付に関する決定ではなく，あくまで勧告を行うことになっている。また，1年間で400回以上の問い合わせ電話があることから，問い合わせを支援する役割もあわせもつ。

なお，臨床上の改善について十分ではないが一定のエビデンスがある場合や，そもそもエビデンスが乏しい場合には，技術の費用面が考慮されることもある[11]。

④ 医療技術評価から得られる利益

民間医療保険組織は，食品医薬品局の審査では必ずしも十分に評価されていない点について，医療技術評価の利益を見いだしている[12]。食品医薬品局は，手技ではなく製品自体について，理想条件化で使用した場合の安全性や有効性を比較的短時間に評価するにすぎない。それは，市販前に確認しておくべき最低限の製品評価である。他方，民間医療保険組織では，追加的な安全性を確保することに加えて，現実の医療現場における有効性はもちろん，新しい医療技術が医療水準を満たしていること，医療従事者の経験，より長期間にわたる結果，そして規制当局の審査対象外の技術（たとえば，医薬品や医療機器のような製品ではなく施術については，食品医薬品局の規制対象外である）を評価す

---

[22] 外部評価のソースとしては，たとえば，Federal Agency for Healthcare Research and Quality (AHRQ), Blue Cross and Blue Shield Association, the Technology Evaluation Center (BCBSA, TEC), Hayes, Health Technology Assessment Consulting, ECRI Institute がある。Based on Interview at a Plan in Chicago on Feb. 15, 2012

⑤ 技術評価の運用原則

　技術評価の運用方針は極めてシンプルである[13]。すなわち，有効性と便益に関するエビデンスに基づいて，臨床上の判断や政策的な判断を行うこと。そして，便益のエビデンスがある場合にはそれを推奨し，便益なしまたは損害のエビデンスがある場合にはそれを推奨しないこと。そして，不十分なエビデンスしかない場合には，原則として現状維持の態度がとられることになる。なお，新しい技術の場合にはよく設計された臨床試験データがある場合のみ，推奨してよいことになっている。

⑥ 評価委員会の判断

　評価委員会の判断はイントラネットに掲載されるが，一日あたり50件のアクセス数があるという。評価委員会の判断には3つの類型がある[14]。第1に，選ばれた患者にとって当該医療技術が医学的妥当性あり，と判断するのに十分なエビデンスがある場合。第2に，いかなる患者にとってもある医療技術が医学的妥当性あり，と判断するのに不十分なエビデンスしかない場合（そもそもエビデンスがない，量または質的な不十分，または相反するエビデンスの存在）。第3に，いかなる患者にとっても，ある医療技術が一般的には医学的妥当性なし，と判断するのに十分なエビデンスがある場合。

2) 評価の実例

　評価の実例として取り上げるのは，椎体形成術（Vertebroplasty）とバルーン椎体形成術（Kyphoplasty）を比較した事例である。結論から先にいえば，2008年12月の段階ではどちらがより優れているかは判断できないとされ，原則として椎体形成術が行われることになった[15]。

　椎体形成術については，1つのランダム化臨床試験（6週間の医学的管理後，34名の患者を対象とする試験。椎体形成術を受けた患者のフォローアップは2週間のみで，結果はまちまち）と，1つの対照試験（続発性急性骨折の患者76名のうち，椎体形成術を断った人には医学的管理を実施。24時間以内の効果は認められるが，6週目から12週目の痛みについては差がない）が行われ

V. その他の外国での取り組み事例

ていて,良好な結果を示す6つの症例報告が存在していた(長期間のフォローアップ調査がない点が問題とされた)。それらの限定的なエビデンスによれば,保存的な治療よりも利益があると考えられた。

他方,バルーン椎体形成術については,2つの異なる対照試験が行われていて,良好な結果を示す7つの症例報告が存在していた。対照試験の1つは,12カ月の医学的管理後,60名の患者のうち,バルーン椎体形成術を断った人には医学的管理を実施するという形で行われたが,主要な臨床結果についてバルーン椎体形成術のほうが医学的管理よりも優れているという結果になった。

評価委員会では,上記のエビデンスに加えて,エビデンスの信頼性や有害事象の可能性について検討されている。まず,エビデンスの信頼性である。評価委員会では,臨床試験が無作為でも盲検でもなく,対象群もないことはもちろん,患者選択に問題がないか,患者の自然歴が不明でないか,研究期間の長さに問題がないか,合併症報告が不完全でないか,研究資金の出所に問題はないか,技術や治療が一般的な水準を満たしているのかどうかを考慮している。また,評価委員会では,食品医薬品局のデータベース(Manufacturer and User Facility Device Experience:MAUDE)を参照しながら,予想される有害事象についても考慮されている。より具体的には,骨セメントが漏れ出した後の肺塞栓症の可能性,施術後の骨折が合併症なのか否かわからないこと,骨セメントに対しては最低限の規制しかないこと等が懸念事項となっていた。

以上のように,椎体形成術(Vertebroplasty)とバルーン椎体形成術(Kyphoplasty)を比較した事例では,評価当時に比較優位を示す十分なエビデンスがなかったために,椎体形成術を維持することになった。

3 取り巻く状況の急速な変化

近年,アメリカでは民間保険会社の医療技術評価に影響を及ぼしうる急速な変化が起きている。その中心にあるのは,政府による有効性比較試験(comparative effectiveness research:CER)の推進である[23]。たとえば,リーマンショック以降の米国経済立て直しのために立法された米国再生・再投資法

(American Recovery and Reinvestment Act of 2009）では，医薬品，医療機器，手術，その他の治療について有効性比較研究が推進され，10億1,000万ドル規模の予算措置（4億ドルを連邦健康保健省に，4億ドルを国立衛生研究所（National Institute of Health：NIH）に，そして3億ドルを連邦健康保健省の分局（Agency for healthcare Research and Quality：AHRQ））に割り当てられている）が講じられることになった。有効性比較研究の目的は，患者個人の必要と希望を満たす選択肢の中でも最高のものを医師と患者が選ぶのを助ける情報を提供することにある。そして，複数の政府部局が実施または支援する有効性比較研究について最適な調整と予算配分を推進するために，連邦健康保健省のもとに連邦調整会議（Federal Coordinating Council for Comparative Effectiveness Research）を設置した。

有効性比較研究は，オバマ大統領による医療保険改革の一環としても推進されている。2010年の医療保険改革法（Patient Protection and Affordable Care Act of 2010）では，中・低所得者向け医療保険の適格対象者が著しく拡大されたが，当該法律の一部には有効性比較研究の支援と推進のために民間の非営利機関の設置が謳われている[16]。患者中心アウトカム研究機関（Patient-Centered Outcomes Research Institute：PCORI）とよばれる民間の機関は，医療保険改革法において他の政府機関，とりわけAHRQと国立衛生研究所との連携を予定されている[17]。また，医療保険改革法では，製品間や手術間でアウトカム，臨床上の有効性，リスク，そしてベネフィットの評価や比較を行うことが予定されていて，患者，医師，医療機関，政策決定者が十分な情報を得たうえで医療に関する決断を下せるように支援することが目的とされている[18]。

重要なことに，患者中心アウトカム研究機関の活動と連邦健康保健省の比較有効性試験の利用には，法律上の制限が加えられている[24]。医療保険改革法によれば，ある種の治療を費用対効果に優れている，ないし推奨するための

---

[23] 以下の説明については，次の文献を参照した。Federal Coordinating Council for Comparative Effectiveness Research Report to the President and the Congress June 30, 2009; VanLare JM, et al: Five Next Steps for a New National Program for Comparative-Effectiveness Research. N Engl J Med, 362: 970-973, 2010

V. その他の外国での取り組み事例

判断基準として，患者中心アウトカム研究機関が生み出す，または，使用することは禁止されている[19]。また，連邦健康保健省長官は，保険収載，償還，医療上のインセンティブ設定において，若年者，非障害者，非終末期患者の延命と比較して高齢者，障害者，終末期患者の延命の価値を低く扱うことができない，と法律で規定されている[20]。しかも，連邦健康保健省長官は反復可能かつ透明な手続きを通じて比較有効性試験の結果を保険適用，保険償還，自己負担額の程度判断にあたって利用することができるものの，保険適用を否定するためだけに同結果を利用することはできなくなった[21]。

以上のような動きは，民間保険会社の医療技術評価にも影響を及ぼしうる[22]。有効性比較試験の結果は，いずれ保険償還や医療のパフォーマンス指標の改善のために利用されるだろう。また，新しい保険プランやサービスの開発のために有効性比較試験の結果を利用する民間保険会社が出てくるかもしれない。

4 おわりに

米国の民間医療保険組織では，1980年代から医療技術評価に着手し，今も試行錯誤を続けながら運用を続けている。医療技術評価は，より優れた医療を患者に効果的に提供するための重要な一手段として使われており，それゆえ，ある処方薬や医療技術へのアクセスが不当に制限されないような工夫が施されている。具体的にいえば，薬剤給付管理部門の医療技術評価では処方医の裁量をある程度残す形が，それ以外の医療技術評価では評価対象を絞り，個別の治療行為を制限しないであくまで勧告にとどめる形がとられていた。

費用に関するエビデンスの取り扱いについては，やはり不明な部分が多い。ただし，費用が主たる評価基準とはされていない模様である[25]。すなわち，

---

[24] See. e.g., Center for Health Solution, Deloitte Development LLC., Comparative Effectiveness Research in the United States: Update and implications, 2011 at 6（他のHTA機関の役割との比較については，Deloitte作成による本ペーパー8～11頁までを参照）。

比較対象の処方薬や医療技術との間で優劣がつかない場合にのみ，技術の費用に関するエビデンスが参照されている。たとえば，新薬や新技術について十分なエビデンスがない場合，他の利用可能な処方薬や技術より優れているかどうか，優れていないならば費用がより小さいかどうかが判断基準となる。また，そもそもエビデンスが乏しい場合には，他の利用可能な処方薬や技術より費用が小さいかどうか，費用が小さい場合には疾病の重篤さが大きいかどうかというように，費用面については謙抑的に利用されている。

---

[25] 本稿で紹介した組織以外でも，原則，医療技術を利用した場合の費用面を考慮せずに医療技術評価が行われている。See, e.g., Anthem Blue Cross and Blue Shield, Medical Policy Formation, Jan. 11, 2012, available at http://www.anthem.com/medicalpolicies/policies/mp_pw_a044135.htm［最新アクセス2013年1月11日］; Anthem Blue Cross and Blue Shield, Medical Necessity Criteria, Aug. 22, 2011, available at http://www.anthem.com/medicalpolicies/policies/mp_pw_a044145.htm［最新アクセス2013年1月11日］

---

1) Sullivan SD, et al: Health Technology Assessment in Health-care Decisions in the United States. Value Health, 12 (Suppl 2): S39-44, 2009
2) 前掲 文献1) Sullivan SD, et al (2009), S41
3) 前掲 文献1) Sullivan SD, et al (2009), S41
4) Sullivan SD, et al: AMCP Guidance for Submission of Clinical and Economic Evaluation Data to Support Formulary Listing in U.S. Health Plans and Pharmacy Benefits Management Organizations. Journal of Managed Care Phramacy, 7(4): 272-282, 2001
5) Neumann PJ: Evidence-Based And Value-Based Formulary Guidelines. Health Affairs, 23(1): 124-134, 2004
6) 前掲 文献5) Neumann PJ (2004), p125 およびその脚注9
7) 前掲 文献5) Neumann PJ (2004), p126
8) 前掲 文献4) Sullivan SD, et al (2001), pp.276-277
9) 前掲 文献4) Sullivan SD, et al (2001), pp.276 表5
10) 前掲 ［5］ Weissberg J (2008), p5
11) Interview at a Plan in California on Feb. 17, 2012
12) 前掲 ［5］ Weissberg J (2008), p7

Ⅴ. その他の外国での取り組み事例

13) 前掲［5］Weissberg J（2008），p 11
14) 前掲［5］Weissberg J（2008），p 12
15) 前掲［5］Weissberg J（2008），pp 18-27
16) 42 U.S.C. § 1320e(b).
17) 42 U.S.C. § 1320e(d)(6).
18) 42 U.S.C. § 1320e(c).
19) 42 U.S.C. § 1320e-1(e).
20) 42 U.S.C. § 1320e-1(c).
21) 42 U.S.C. § 1320e-1(d).
22) Nellesen D, et al: Perspectives on Comparative Effectiveness Research: Views from Diverse Constituencies. Pharmacoeconomics, 28(10): 789-798, 2010

5 ラテンアメリカ諸国での技術評価の勃興*

鎌江 伊三夫

1 はじめに

近年,欧米,アジアだけでなくラテンアメリカにおいても,HTA組織の設立やガイドライン制定が活発に起こりはじめている。この経済発展が現在進行中の注目すべき地域では,HTA導入をめぐりアジアを凌ぐような急速な変化が起こりつつあるにもかかわらず,わが国ではまだ十分紹介されていないのが現状である。折しも,政府レベルでHTA導入が検討されはじめた今日,ラテンアメリカの取り組みも参考になる点があると考えられる。そこで本稿は,欧州の影響を受けて急速に興隆してきたラテンアメリカのHTA最新事情について展望する。

2 背景となる経済発展と皆保険指向

ラテンアメリカ諸国は,北はメキシコから南はマゼラン海峡までの20カ国からなり,世界人口,GDP,それぞれの約10%を占めている。近年,この地

＊本稿は,「鎌江伊三夫:医薬経済学的手法による医療技術評価を考える〈3〉ラテンアメリカのHTA最新事情. 医薬品医療機器レギュラトリーサイエンス, 43(6): 509-513, 2012」の内容に加筆した内容である。

V. その他の外国での取り組み事例

域の経済成長は著しいものがあるが国別の格差は大きく，総人口の約3分の2，総GDPの約93％がアルゼンチン，ブラジル，コロンビア，メキシコの4国に集中している。経済発展に伴って医療保険制度の整備も急速に進んでおり，すでにチリ，コスタリカ，ブラジルの3カ国は国民皆保険を導入し，コロンビア，ウルグアイ，メキシコもすでに100％に近い保険カバー率を達成している。

そのような発展に伴う必然ともいえるが，この地域でも医療費の増大が生じており，世界銀行の試算によると2005年から2025年までの医療費増加率は，欧州の14％に比べラテンアメリカでは遥かに大きい47％と予測されている。従来，ラテンアメリカでの医薬品価格は欧州に比べ一般に3～4倍程度高く，その一因は政府による公的保険給付の欠如や公共政策としての薬価コントロールのメカニズムがないことにある。したがって，皆保険制度の導入を急ぐラテンアメリカ諸国は，革新的な医薬品や医療機器へのアクセスを担保しつつ，どのようにして皆保険導入と医療費増大に対処すべきなのかという世界共通の課題に直面する事態を迎えている。

3 HTA組織の創設とガイドライン制定

ラテンアメリカ地域が直面する皆保険導入と医療費増大の問題は，当然の帰結として医薬経済学やHTA導入への関心を喚起する結果となった。すなわち，さまざまな関連する国際会議の開催や地域での取り組みが興隆している。その代表的なものとして国際学会ISPOR（International Society for Pharmacoeconomics and Outcomes Research）によるラテンアメリカ会議の開催がある。この会議は2007年より2年ごとに開催されており，第1回はコロンビアに始まり，第2回は2009年にブラジル，第3回は2011年にメキシコと着実に拡大の一途をたどっている。そのような発展の流れを受けて，ラテンアメリカ地域においてすでに設立されたISPORの国別／地域の部会は12にのぼる[1]。また，国際学会HTAi（Health Technology Assessment international）も，2010年にアルゼンチンでHTAi地域学会を開催し，さらに2011年ブラジルでHTAiの定例国際学会を開催した。

各国のHTA関連の組織もすでにいくつか創設されている。21カ国にわたる政府関連の43のHTA組織を結ぶ国際ネットワークであるINAHTA（International Network of Agencies for Health Technology Assessment）に属するものとして，

1) アルゼンチンのIECS（Institute for Clinical Effectiveness and Health Policy[2]
2) ブラジルのDECIT[3]
3) チリの保健省（Ministry of Health：MoH）
4) メキシコのCENETEC（National Center for Health Technology Excellence[4]

があげられる。

 また，近年，各国のHTAに関する経済評価ガイドライン制定も進行し，すでにキューバ（2003年），メキシコ（2008年），ブラジル（2009年），コロンビア（2009年）がそれぞれ政府レベルで導入している[5]。また，いくつかの国がグループとして開発中のものとして，

1) MERCOSUR（南米南部共同市場）：
   アルゼンチン，ブラジル，パラグアイ，ウルグアイ
2) Grupo Andino（アンデスグループ）：
   ボリビア，チリ，コロンビア，エクアドル，ペルー，ベネズエラ

がある。

 Augustovskiらは，国レベルで制定された経済評価ガイドラインの内容比較を行った[5]。その結果によれば，いずれの経済評価ガイドラインもNICEガイダンスに類似しており，NICEガイダンスを各国の制度に応じて改変している様子がうかがわれる。その詳細は**表1**に示されるとおりである。HTA組織もガイドラインも未整備なわが国にとって，今後，これらのラテンアメリカの事例も参考になる。

V. その他の外国での取り組み事例

表1 ラテンアメリカ諸国の医療経済評価ガイドラインの比較

		ブラジル	
政策の意義		公的または私的なベネフィットパッケージへの医療技術の組み込み，および医薬品のライセンス契約前の価格決定に用いる	
推奨・必須の条件		推奨	
最新改訂年		2009	
制定年		2009	
経済評価法	費用最小化分析	代替案間の効果が同等のとき採択	
	費用効果分析	採択	
	費用効用分析	採択	
	費用便益分析	採択－結果を貨幣単位に換算した方法を説明する	
財政への影響分析		新技術の導入により生じる制限を同定し論評する	
研究の視点		SUS（単一医療システム）の視点	
割引の考え方		効果，費用ともに年5％（0から10％の範囲で感度分析）	
モデル分析あるいは2次的分析への対応		採択	
確率的感度分析		必要時に実施	
倫理的問題		1次，2次研究ともにIRBの承認を得ることを推奨	

	コロンビア	キューバ	メキシコ
	医療経済評価と財政影響分析はベネフィットプランを規定する臨床ガイドラインの一部と見なされる	国営の包括的医療システム	医療サービスのカタログに技術を組み込む
	推奨	推奨	法制化により必須
	2009	2003	2008
	2009	2003	2008
	代替案間の効果が同等のとき採択	代替案間の効果が同等のとき採択	必須でない
	採択	採択	必須
	採択	採択	補足的,必須でない
	使わないようにする	使わないようにする	使わないようにする
	必ず行う	導入による影響に関連する事項を結論に入れてもよい	望ましい
	包括的社会保障医療システムによる保険を有するすべての国民	社会的視点。他の場合は理由を説明	公的医療機関の立場。他の立場も可
	効果,費用ともに年5%(0から3%の範囲で感度分析)	効果,費用ともに年3%と5%。また,割引なしで感度分析	効果,費用ともに年5%。費用は3〜7%,効果は0〜7%の範囲で感度分析
	採択	採択	採択
	記述してもよいが特別の推奨なし	規定なし	全般的なパラメータの不確実性を評価する
	規定なし	規定なし	倫理的問題についての考察を記述することが望ましい

(Augustovski F, et al: Economic evaluation guidelines in Latin America: a current snapshot. Expert Rev. Pharmacoeconomics Outcomes, 10(5): 525-537, 2010 より一部抜粋)

V. その他の外国での取り組み事例

4　ブラジルとメキシコの新政策

　ラテンアメリカ地域でHTA導入を推進する代表的な国としてブラジルとメキシコがある。

　ブラジルは2011年4月に医療技術導入に関する新法を成立させた。それによれば，新薬，新医療機器等の医療技術を公的な全国医療システム（Public Unified Health System：SUS）に組み込むか否か，あるいは適用を変更するかは，国家医療技術組込委員会（National Commission for Incorporation of Health Technologies）の答申に基づいて保健省が決定する。また，臨床実践ガイドラインも同様な評価の対象となる。その際に考慮されるハードルとして，

1) 効能，効果，および安全性に関する科学的エビデンス
2) 現行のSUSで利用可能な医療技術を比較対照とした場合の新医療技術の経済評価

が規定された。組み込みの可否は，新医療技術の申請があった時点から180日以内に決定される。その決定プロセスにおいて経済評価エビデンスがどのように活用されるのかは明確に規定されていないが，ブラジル政府はHTA導入に対して積極的な姿勢をとっている。すなわち，ライセンスを管轄する保健省国家衛生監督局（National Health Surveillance Agency：ANVISA[6]）等に50人以上のHTA専門家グループを配置し，HTAについてのトレーニング実施や啓蒙活動を展開するとともに，大学や研究所への研究費補助事業を通してHTAの研究ネットワーク形成を促進している。

　ANVISAでのライセンス供与に先んじてHTAに基づく価格決定が行われる。そのため，国際価格参照の際に公定価格引き下げの根拠にHTAを活用するのが，ブラジル保健省のHTA導入の意図の一つと考えられる。引き下げられた公定価格に企業側が納得できない場合，ブラジルでの新技術の販売が実現しないか，または延期になるといった負の効果を生じる懸念が存在する。したがって，このブラジルにおけるライセンス供与前のHTA導入方式が，制度の異なる他国にも適用できるかどうかは疑問が残る。また，経済評価エビデンス

がどのようなルールで意思決定につながるのか，基準がどのようなものなのか，あるいはQALYあたりのコストの指標が直接的に用いられるのか等，意思決定のプロセスの透明性が十分でなく，医療専門家や患者等がどのように決定に関わるのかも不明確である等，さまざまな問題が残されている。

　メキシコにおける医薬経済学手法の公的な導入は2003年に始まったが，その取り扱いは2008年の経済評価ガイドラインが導入されるまで曖昧であった。しかし，2011年のガイドライン改訂では，公的保険システムで利用可能な国の医薬品処方集（Basic Formulary of Medications）への新薬収載のための経済評価要件が明確に規定され，ラテンアメリカ地域のHTAでの初のケースとなった。その要件で注目されるのは，GDP指標の導入である。すなわち，経済評価研究が費用効果分析または費用効用分析で実施された場合，対象となる新技術が受容されるためには，

　1）　比較対照に比べ優位（効果は増加し，費用は減少），または，
　2）　延長された1生存年あたりの増分費用が1人あたり1GDP未満，または，
　3）　延長された1QALYあたりの増分費用が1人あたり1GDP未満

が満たされなければならないと規定された。この規定は経済評価ガイドラインにおける明確な成文化という点では意義がある。しかし，最近の高価な抗がん剤の費用対効果は大半がこの基準内に収まることは難しく，1GDPのような厳しい基準のもとではどのようにして医療イノベーションを公的制度の中に取り込むことができるのかという問題が積み残されているといえよう。そもそも，1GDPを閾値とする経済学的な根拠は他国においても検証された例はなく，政策的な決定に過ぎない。したがってGDP基準が一つの目安になるとしても，患者からみた場合，それが新医療技術へのアクセスへの障害にならないような他の制度的な施策が必要となる。ラテンアメリカの他の国では，新技術の保険償還や償還率の決定において，メキシコのような単一指標ではなく，もっと多面的な因子を考慮すべきとの考えも存在する。

V. その他の外国での取り組み事例

5 アルゼンチンのHTA研究機構

アルゼンチンのブエノスアイレスにある医療政策・臨床評価研究所（Institute for Clinical Effectiveness and Health Policy：IECS）は，ラテンアメリカのHTA研究の代表的研究機構として知られる。米国NIH（National Institute of Health）をはじめ欧米との連携により，国際的な高いスタンダードで研究を行っているだけでなく，教育や医療政策の立案，さまざまな医療介入プログラムなどのための技術的支援を提供している独立したNPOである。アルゼンチンの保健省との連携はもとより，ブラジル，チリ，コロンビア，パラグアイ，およびウルグアイ保健省と連携し，中南米のコクランネットワークのアルゼンチン調整センターとしての機能も有する。また，ラテンアメリカとカリブ諸国のワクチン政策研究のセンター・オブ・エクセレンスであるパンアメリカン保健機構（Pan-American Health Organization：PAHO）としても知られている。さらに，既述のようにINAHTAのメンバーであると同時に，国際的な臨床疫学のネットワークであるINCLEN（International Clinical Epidemiology Network）の研究教育センターも兼ねるといった多彩な国際連携を展開している。

そのようなIECSのラテンアメリカ全般にわたる広範な研究アプローチに基づいて，Pichon-Riviere Aらはラテンアメリカ諸国によるHTAの取り組み状況と経済評価ガイドラインの有無との関連を分析した[7]。分析のフレームとして，Drummondらの提唱した基本原則が用いられた[8]。それら15項目にわたる基本原則は**図1**に示されるように，4つのサブグループ：

1) HTAプログラムの構造（1～4）
2) HTAの方法（5～9）
3) HTA実施の経過（10～12）
4) 意思決定におけるHTAの使用（13～15）

から構成されている。

Pichon-Riviere Aらはラテンアメリカ諸国によるHTAの取り組み状況を上

プログラムの構造 (KP 1〜4)	1. HTAの目的と範囲は明示的,かつHTAの使用に関連すべき	2. HTAは偏りなく透明性を確保して実施をされるべき	3. HTAはすべての関連技術を包含すべき
方法 (KP 5〜9)	4. HTAの優先順位を設定する明瞭なシステムが存在すべき	5. HTAは費用とベネフィットを評価する適切な方法を組み込むべき	6. HTAは広範囲のエビデンスとアウトカムを考慮すべき
	7. HTAに着手するときは十分に社会的視点を考慮すべき	8. HTAは推定値に伴う不確実性を明確に特徴づけるべき	9. HTAは一般化可能性および移転可能性を考慮して,対処すべき
実施の経過 (KP 10〜12)	10. HTAを実施する者はすべての主要な利害関係者団体と積極的に関与すべき	11. HTAに着手する者はすべての入手可能なデータを積極的に探索すべき	12. HTAで得られた知見を実際に応用した場合,モニターが必要である
意思決定におけるHTAの使用 (KP 13〜15)	13. HTAは時宜を得たものであるべき	14. HTAで得られた知見は,異なる意思決定者に適切に伝達されるべき	15. HTAの結果と意思決定プロセスとの関係は透明で明確に規定されるべき

図1 医療技術評価（HTA）の実践を改善するための15の基本原則

(Drummond MF, et al: Key Principles for the Improved Conduct of Health Technology Assessments for Resource Allocation Decisions. International Journal of Technology Assessment in Health Care, 24(3): 244-258, 2008)

記の4つのサブグループ別に点数化し，経済評価方法論の公式ガイドラインが存在する群としない群との間に差異があるかどうかを検証した．その結果，いずれのサブグループにおいても2群間に統計学的有意差を認め，HTAの取り組みの質的向上に方法論のガイドライン化が一定の役割を果たすことを示した．

2014年度からの薬価算定システムへのHTAの一部導入を予定するわが国に

V. その他の外国での取り組み事例

おいても，いずれ HTA 組織の在り方を検討する必要に迫られることになると予想される。その点，IECS の研究報告は貴重な参考情報となる。

6 おわりに

　近年，HTA の政策導入に関してラテンアメリカでのリーダーシップに世界の関心が集まりはじめている。これはラテンアメリカが急速に経済発展を遂げつつある点で注目されると同時に，新たに平等な医療アクセス実現とイノベーション導入のバランスという困難な問題に直面するようになったからである。いまやラテンアメリカでの HTA への関心は，韓国を先達として興隆したアジアにおける HTA 政策導入のそれを追い越す勢いである。しかし，各国政府の事情は異なる点もあり，まださまざまな問題点も残っている。それらを要約すれば，

1) 費用に見合う優れた価値（good value for money）をもつ新医療技術に関心が寄せられる
2) すでに数カ国では，価格決定も含め提供される医療パッケージの作り方に HTA の考え方が反映されている
3) 新技術へのアクセスを高める必要の反面，費用対効果への意識向上が必要
4) 各国でさまざまな HTA 事例がすでに蓄積されつつあるが，各国の HTA 組織のより良いあり方や改革への取り組みはルールの透明化も含め，十分とはいえない
5) 地域の信頼できるデータ（特に，疫学と費用のデータ）を欠いていて，HTA 発展の障害となっている
6) 各国の医薬経済評価ガイドラインは今後も，より厳格な方向に改訂されていくと予想される
7) 意思決定プロセスの中で，増分費用対効果比をどのように使うのかは将来的課題である
8) まだ多くの国で，意思決定プロセス自体が透明でなく，情報の価値に基

づく政策は実現されていない

等となる．

　これらラテンアメリカの現状は，これからHTA導入に取り組もうとするわが国にとっても共通する課題は多く，先行事例としてのさまざまな教訓を含んでいる．したがって，ラテンアメリカから学ぶべき点もあり，ラテンアメリカ諸国との情報・意見交換の機会が今後増えることが期待される．

謝辞

　本稿の執筆にあたり，IECSのAndres Pichon-Riviere教授による情報提供とアドバイスを頂いたことに感謝致します．

---

1) ISPORサイト：http://www.ispor.org/［最新アクセス2013年1月15日］
2) IECS：http://www.iecs.org.ar/index.php［最新アクセス2013年1月15日］
3) DECIT：http://inahta.episerverhotell.net/Members/DECIT/, http://portal.saude.gov.br/portal/saude/profissional/area.cfm?id_area=1088［最新アクセス2013年1月15日］
4) CENETEC：http://www.cenetec.salud.gob.mx/interior/english.html［最新アクセス2013年1月15日］
5) Augustovski F, et al: Economic evaluation guidelines in Latin America: a current snapshot. Expert Rev. Pharmacoeconomics Outcomes, 10(5): 525-537, 2010
6) ANVISA：http://www.anvisa.gov.br/eng/index.htm［最新アクセス2013年1月15日］
7) Pichon-Riviere A, et al: Health technology assessment for resource allocation decisions: are key principles relevant for Latin America?. International Journal of Technology Assessment in Health Care, 26(4): 421-427, 2010
8) Drummond MF, et al: Key principles for the improved conduct of health technology assessments for resource allocation decisions. International Journal of Technology Assessment in Health Care, 24(3): 244-258, 2008

経済評価導入への針路と課題

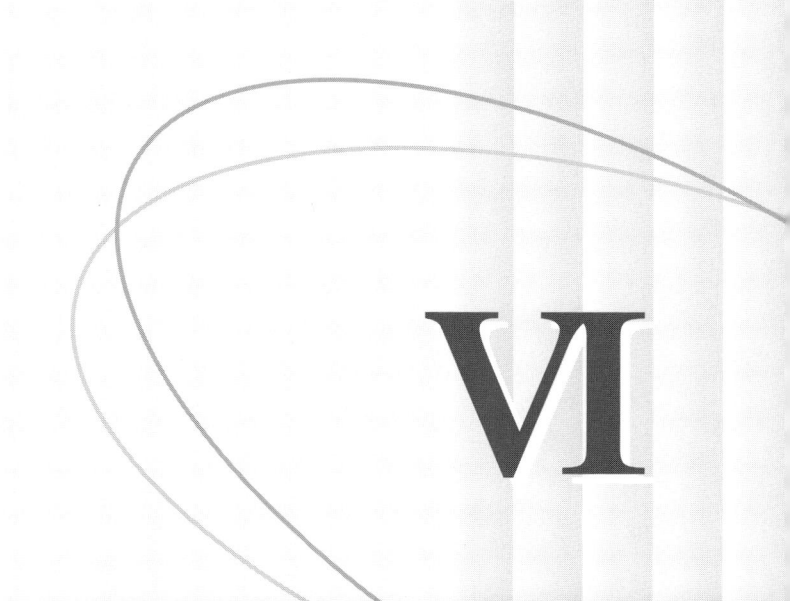

VI

1 産業の革新性と日本の針路

林 良造

1 はじめに

　20世紀終盤から21世紀にかけて先進国の医療を巡る環境は激変した。特に，高齢化の進展とあわせて，主要疾患が感染症から多様な慢性疾患へと変化してきたことにより，広範囲かつ専門化した医療が必要となるとともに，患者のQOLが重要な課題になる等，求められる医療の内容が急速に変化していった。そして，それに対応する形で，基礎的分野から臨床分野までの広い範囲での研究が進み，IT技術，精密加工技術，材料開発技術等を利用した特に低侵襲性の手術手法と機器が急速に進化した。この結果，医療提供体制の目標も単に定型的な医療ユニットを「広くあまねく」大量に提供することから，多様な疾病に対して多くの主体が関わる形で，良質の医療を早く合理的な方法で提供するものへと変化することとなった。

　ひるがえって日本をみると，戦後，国民皆保険のもと，低い国民負担で，長い平均寿命を実現することに成功した。しかしながら，上記のような変化のなかで，質の競争に立ち遅れはじめている。すなわち，優秀な医療人材，高い研究開発能力と製造技術力をもつ製造業，豊かで豊富な高齢者がありながら，新たな医療技術の開発という面では世界をリードすることはできていない。さらに，比較優位を生かせないばかりか，ドラッグラグやデバイスギャップにみら

れるように，最先端の医療を受けられない現象が頻発し，また，救急医療・地域医療・産科等で十分な医療が受けられない状況も常態化しつつある。

2 グローバリゼーション下のイノベーション競争

　現在，一国の医療サービスの質と量は多数多様なプレイヤーの組み合わされた行動の総和で決まるようになっている。すなわち，医師，製薬企業，医療機器企業，病院経営者，コメディカル等，主要なプレイヤーがそれぞれの動機から，専門化しつつ，さまざまに組み合わされ，その活動の総体が一国の医療のパフォーマンスを決めている。したがって，多様なプレイヤーの創意・工夫の意欲を高め，適切な組み合わせへと導く制度設計ができるかが決め手になる。
　この点は，現在，医療の質の向上の中核となっている技術革新と実用化のプロセスでも同様である。他国に伍して，進展の著しいイノベーションの果実を自国民に提供しつづけるには，自国においてそのような活動が活発に行われるよう，イノベーションの担い手自身，イノベーションをサポートする主要資源が集まりそれらが有機的に組み合わされ拡大できるようなインセンティブ構造ができているか，他国に比べて魅力的な環境を作り出しさらに活動の核となる地域的クラスターができあがっていくかが極めて重要となる。
　現在，医療に関するさまざまな制度をこのような視点から設計していくにあたって，最も重要な考慮要因となっているのが世界の経済のグローバル化である。累次の貿易交渉，大量輸送技術，大量の情報伝達・処理技術の発展により，経済を中心に人の営みは国境も時間の壁も超越して行われることができることとなった。これは，技術開発のメカニズムにも大きな影響を与え，そのプロセスをダイナミックなものへと変容させた。すなわち，あらゆる国に散らばっていた疾患と技術が，そして，技術開発のサポート体制が瞬時に結び付き，重要な技術，開発の担い手，医師のような重要な医療資源，そして患者さえもが，活動場所を選択して自由に移動するようになった。このように多数多様な主体が関わり，日々変化するような競争環境と国際的広がりがある開発競争のなかで開発の実をあげていくためには，昔のような中央政府の best & brightest が

VI. 経済評価導入への針路と課題

狙いを定めて綿密な計画を実行するような中央司令塔型が成功する確率は低く，むしろ，多数のプレイヤーが一見無秩序にもみえる活発な競争状況のもと，瞬時に伝わる情報と成功の報酬に引き寄せられる形で動いていくなかから成果が生まれる確率が高いことは，他の多くの分野の研究開発の場合と同様である。そして，国内で活発で有効な競争状態を作り出すには，主要なプレイヤーがどのような動機で動いているのか，また，どのような制度が彼らにどのようなインセンティブを与えているかを熟知したうえで制度設計をしていくことが不可欠になる。

また，新たな価値を生み出すための工夫と組み合わせの追求が報われる設計となっていること，さまざまな制度の運用が，主要プレイヤーにとって予測可能であることが重要であり，そのためには透明で裁量性の少ないものであることが望ましい。

3 技術革新からみた諸制度の問題点

すべての国は，疾病による人的・経済的損失に対して，不十分な医療提供のリスク，医療事故・医療過誤のリスク，社会の負担の膨張等のさまざまなリスクがコントロールされるように制度を作っているが，そのなかでも，主要プレイヤーの活動に大きな影響を与える制度には，次の4種がある。第一には，「新技術の安全性・有効性の審査・承認制度」，第二には，「公的保険制度を含む，医療サービスのコストをカバーし，かつ，社会で分担する仕組み」，第三には，「医師をはじめとする医療人材や医療資源の量とその配置を決めるメカニズム」そして，第四には，「医療事故や医療過誤に対する被害の補償」である。

これらのなかで，イノベーションに直接影響を与える制度として，第一にあげられるのは「安全性・有効性の審査・承認」制度である。各国とも副作用の最大限の防止を目的として，新技術の「審査・承認」制度を運用している。しかしながら，その運用いかんでは，必要以上に承認を遅らせたり，予測可能性を失わせることにより，イノベーションのインセンティブを損ない，ひいては，患者の最新の技術へのアクセスを奪うことにもつながりかねない。このような

認識を踏まえて各国では，科学的知見に基づいた合理的で企業が予測可能な審査方法を確立しようとする動きが浸透している。日本においては，長く安全と危険の二分法によるドグマに縛られてきたこと，また，審査官の人数等，審査体制の整備の遅れたこと等から承認の遅れが指摘されてきた。これに対して，最近になって「ドラッグラグ」等で社会的関心も広がり，PMDAの人員強化やプロセスの整理等，さまざまな改革も進みはじめた。また現在の薬事規制は，完成した製品の人体に対する化学的作用を検査する医薬を中心に発達してきたもので，それをそのまま，常に改良を続ける医療機器に適用することは，不必要に承認を遅らせ，イノベーションを阻害するのみで適当でないものも多い。欧米各国では，従来から医薬とは切り離した体系で規制が設計されるようになってきていたが，日本においても，最近，性質の違う医療機器を医薬から切り離して合理的審査方法を確立することが最重要課題として認識されてきたところである。しかし，これらの改革は進みはじめたばかりの段階にあり，審査官にとって承認品目の副作用について刑事責任が追及されるリスクがあることとあわさって，新たな多様なリスクに挑戦する必要のある再生医療・個別化医療等にいどむ審査官を不必要に萎縮させているといわれている等，さらに改善を要する点も多く残されている。

　また，医療人材や医療資源について，各国とも地域的，専門科ごとに分化しつつバランスのとれた効率的な医療を提供できる「医療提供体制」を作るさまざまな仕組みを有している。このような人材・医療資源の量・質・配置を決める仕組みも医療イノベーションの重要な基礎となる治験等の環境に大きな影響を与えている。わが国における過剰な病院と医師の不足・偏在をもたらしている現在の仕組みは，医療事故の医師に対する「業務上過失致死傷」を根拠にした刑事責任追及のリスクや診療報酬制度のゆがみとあわさって，リスクと報酬が見合わない診療科における医師の不足をもたらし，医療現場の崩壊にも大きく影響していることが指摘されているが，技術開発の視点からも，かなりの時間やコストの増加要因となっている。これらの点でも最近，問題点の認識が広がり，データに基づいた議論が始まり是正策も取られはじめている。

4 診療報酬と技術革新

　これらの主要な制度の中でも「保険制度」は，さまざまな価格を直接間接にコントロールすることで，医療に関する諸資源の配分・配置の決定に大きな役割を果たしている。この点では，技術開発とその事業化にとっても最も直接的で重要な制度といえよう。まず，新しい技術の開発を進めるうえで，その価値に見合う価格の設定はいわば開発開始の前提でもある。特に，インセンティブに応じて動く多数のプレイヤーが関わる制度の状況のもとでは，価格シグナルはプレイヤーの動きを決める最も重要な要素である。他方，公的保険制度における価格設定枠組みは，医療費の水準を決め，マクロの財政の面からもかなめになる側面も有している。したがって，公的保険制度のもとで，どこまでの医療をカバーするか，どのような価格を付けるかは，新技術の開発促進，公平なアクセス保障と医療費の高騰防止が衝突する最も難しい制度設計の一つとなっている。

　企業行動に対するシグナルという視点からみると，企業として開発・事業化を進めやすくするためには，その効用が認められる場合にはさまざまな開発コストが回収できリスクを取ったことが報われる価格が付けられること，また，そのプロセスが恣意性が少なく，予測可能性が高いものであることが重要となる。日本の制度においては具体的な薬価まで保険制度の中で決められているが，このなかで，国際的な標準慣行と異なり開発意欲を阻害するものとして取り上げられているケースとして，特許期間中の薬価引き下げや医療機器における性能の向上が価格に反映しにくい仕組み等があげられている。

　他方，新たな技術開発が高額化する現状のなかで，公的保険制度が持続可能なものでありつづけるためには，その総額が一定の範囲内に収まる仕組みも必要となる。このような個別の価格設定の合理性・予測可能性とマクロ的な財政制約と調和させるためには，その調整も事前に決められた透明なフォーミュラーに従って行われることが望ましい。このような調整を不透明ななかで人為的に操作しはじめると，単に予測可能性が失われるだけではなく，それを前提

にさまざまな利益が積み上がり，思い切った変化・転換が要求される場合でも，既存の利益集団間の incremental な調整にとどまりゆがみが拡大することともなる。

現在，欧州各国を中心にさまざまな手法が試されてきている。英国の NICE，ドイツの IQWiG，フランスの HAS 等がその先駆グループである。このような研究や試みが世界で進むなかで，日本でもようやく，医療技術評価が正面から中央社会保険医療協議会等で取り上げられるようになってきた。ただ，その価値の判定方法についてさまざまな方法論が主張されており，世界的にみても収束はしているとはいえない。たとえば，医療機器については，医師の手技と切り離して効果が論ぜられず，その効果の測定手法も定まっていないという問題点もある。比較的独立して効果の判定しやすい医薬についても日本の場合には比較の対象となるデータが十分に開示されていないというような点も解決すべき課題として残っている。

特に，救われる命と救われない命を決めることにもつながる設計のもとでは，社会的合意も容易でない。その解決のためには，公的・私的保険制度の組み合わせ設計等も必要となろうが，この場合，混合診療問題が避けて通れない問題となる。

そのような多くの難しい課題はあるが，技術開発にとってやさしく，かつ，持続可能な保険制度の礎を築くためには，いま，諸外国とともに，国民的な合意を目指したフォーミュラーについての議論を始めることは極めて重要である。

5 おわりに

現在，医療に関しては，日本に大きなポテンシャルのある医療を巡る諸産業が活性化し，世界の医療の発展に応分の寄与ができるように，医療を取り巻く諸制度の総合的な見直しが横串機能をもつ「内閣官房医療イノベーション推進室」を中心に進められている。最後に，医療保険制度を巡る改革にあたってもこのような総合的視点のもとで計画され実行されることが重要であることを強

Ⅵ. 経済評価導入への針路と課題

調しておきたい。

(参考文献)
・東京大学医科学研究所 先端医療社会コミュニケーションシステム社会連携研究部門：現場からの医療改革推進協議会　シンポジウム詳録．Vol.3 〜 Vol.7：2008-2012
・医療イノベーション会議：医療イノベーション5か年戦略，2012年6月6日
・文部科学省・厚生労働省・経済産業省：革新的医薬品・医療機器創出のための5か年戦略，2007年4月26日
・松山幸弘：医療改革と経済成長，日本医療企画，2010
・東京大学医科学研究所 先端医療社会コミュニケーションシステム社会連携研究部門：医療崩壊の現状分析と対策に関する考察：2008
http://kousatsu.umin.jp/pdf/zenbun.pdf
・OECD：Health at a Glance，2011
・中野壮陛：革新的医療機器の保険収載プロセス．財団法人医療機器センター附属医療機器産業研究所リサーチペーパー，No.1：2010
・産業研究所：先端医療技術産業の国際競争力強化に関する調査研究，2005
・産業研究所：先端医療技術産業の市場基盤形成に関する調査研究，2006
・財団法人企業活力研究所：技術の融合時代における診断機器の国際競争力強化の方策にかかる調査，2009
・内閣官房国家戦略室：再生ビジョン 日本再生戦略（2012年7月31日閣議決定）
・財団法人機械システム振興協会：先端医療技術の製品開発に伴うリスク・費用分担方策に関する調査研究報告書，2010
・経済産業省サービス政策課：医療問題研究会報告（2001年12月）
・NPO医工連携推進機構（ガイドブック編集委員会）：医療機器への参入のためのガイドブック，薬事日報社，2010
・Regulatory Affairs Professionals Society：薬事法の基礎 第一版，薬事日報社，2010

2 大学・学会の役割と国際ネットワーク

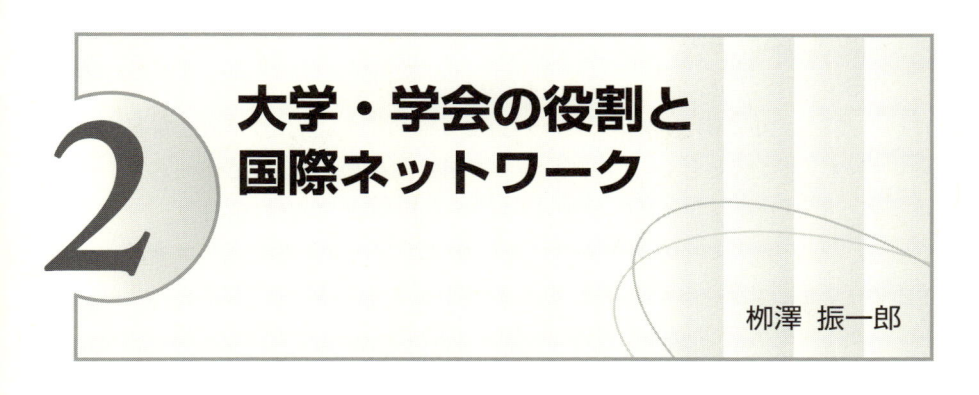

栁澤 振一郎

1 はじめに

　ギリシャの2009年10月の政権交代に端を発する，いわゆるギリシャ危機を契機に，ユーロ経済圏は欧州債務危機に陥った。その影響として，2012年にはイタリア，スペインといったユーロ経済圏第3位，第4位の経済規模をもつ国々にまで深刻な経済危機をもたらしたことは記憶に新しい。これらの国々に限ったことではないが，財政で取り組んでいる問題の一つに医療費の問題がある。もちろん医療費の問題だけが経済危機の原因ではないが，医療の高度化，人口の高齢化等を要因として増大しつづける医療費の問題は，ユーロ経済圏の国々ばかりではなく，わが国も心して取り組んでいくことが必要であろう。

　厚生労働省による「社会保障に係る費用の将来推計《改訂後（平成24年3月）》（給付の見通し）」によると，医療費は2012年での35.1兆円が，2020年は46.9兆円，2025年には54.0兆円と推計している。この推計での医療費の増加率は年金のそれをはるかに上回り，2012年では社会保障費の32％を占める医療費が，2025年には36％までに達する[1]。このような将来推計を背景に，医療保険システムにおけるPharmacoeconomics（PE：医薬経済学）の視点が注目されるようになった。そして2012年，中央社会保険医療協議会（中医協）で医療保険システムに経済評価の考え方の導入が検討される小グループによ

VI. 経済評価導入への針路と課題

り，財源の効率的配分についての議論がなされる状況となっている。

わが国の医療保険システムの中でPEが注目されたのは，2012年が最初ではない。最初にPEが注目されたのは，2012年から遡ること20年前，新薬の薬価申請の参考資料として，PEに基づく費用対効果の結果（PEデータ）を提出することができるとされた1992年のことであった。ことの発端は，1990年代初頭，カナダ，オーストラリアの両政府による公的医療保険システムへのPEデータ導入にある。1991年，カナダのオンタリオ州では，PEデータの提出のためのPEガイドライン（Pharmacoeconomic Guideline）を公的に制定した。これを契機として，PEの国際的認識が高められるのと同時に，医療保険システムにおける医薬品の薬価および償還に対するPEの重要性への認知が確立されていった。そのため他の国々においても，医療保険システムへのPE導入の取り組みが検討されるようになった。1992年のわが国の対応は，これに呼応したものであったと考えられる。現在では，欧米を中心に多くの国々の医療保険システムにPEが導入され，各国で公的なPEガイドラインの制定が進んでいる。医療保険システムにPEを導入すると，評価のための統一したフォーマットが必要となることから，各国の医療保険システムを背景とした国別のPEガイドラインが必要となる。PEガイドラインの制定は，欧米諸国ばかりではなくアジアにおいても，韓国，台湾，タイ，イスラエルがそれぞれの公的なPEガイドラインを制定するに至っている（各国のPEガイドラインの概要については，後述する医薬経済学分野の国際学会であるISPORのホームページを参照のこと）。一方，1992年に新薬の薬価申請時の参考資料としてPEデータの提出が認められたわが国では，その後のデータ提出必須化はなされていないため，公的なPEガイドラインは制定されていない。

しかし，1992年からの20年間，わが国においてもPEに関して何もなかったわけではない。PEに関する研究および教育には，大学，企業の研究者や関連学会が大きく関わってきた歴史がある。以下，年代を追っていくつかの例をあげてみよう。日本製薬工業協会（製薬協）では1980年代後半から，PEデータに関する多くの研究を大学等に委託し，それらの成果を各製薬企業の自主研究の参考となるよう公表している。国レベルとはいえない限られた範囲ではあ

るが，1992年以前，昭和の時代に「産」と「学」において研究・教育への取り組みがなされはじめていた。時代は平成となり2003年には「ISPOR第1回アジア太平洋会議」が神戸で開催された[2]。ISPOR（International Society for Pharmacoeconomics and Outcomes Research）とは，医薬経済学と医療におけるアウトカム研究を対象とし，会議やセミナーを通して，その啓発と普及を推奨する国際学会であり，医薬経済学の関連学会では最大の学会である。2003年当時は，米国と欧州において国際会議がそれぞれ年1回開催されていたが，神戸での国際会議から隔年でアジア太平洋会議が開催されるようになった。その第1回がわが国で開催されたことは，1980年代から徐々に養われてきた医薬経済学に関しての研究を含めた取り組みが，当時のアジアにおいては高いレベルにあると評価されていたことを意味している。その後2005年にはISPOR日本部会が設立され，さらに2007年には臨床経済学研究会との統合がなされ，臨床経済学研究会・ISPOR日本部会が発足した。このような学会活動の再編と活性化がはじまるなか，同年「医療機器のための社会経済評価ガイドライン」が経済産業省で制定される等，「官」を含めた取り組みもなされるようになってきた。

2 大学の役割

1. 大学における研究室の役割

　大学の基本的な役割は教育基本法第7条に記されている。その第1項では，「学術の中心として，高い教養と専門的能力を培うとともに，深く真理を探究して新たな知見を創造し，これらの成果を広く社会に提供することにより，社会の発展に寄与する。」とされ，第2項では，「大学については，自主性，自律性その他の大学における教育および研究の特性が尊重されなければならない。」とされている[3]。すなわち大学は，研究によって新しい知見を創造し，それらの成果をもって社会の発展へ貢献するとともに，教育により高い教養と専門的能力をもった人材の育成を求められている。

VI. 経済評価導入への針路と課題

　大学における個々の研究の多くは，研究室（または講座・教室）単位で行われており，その成果はさまざまな形で社会に還元されている。一方，大学における教育として教授される高い教養は，日々の講義を通じて得られるところが大きいが，専門的能力は研究室で行われる教育の役割が大きい。大学生の多くは，最終学年でおのおのの研究室において専門的能力の育成を目指すことになる。

　では，「医薬経済学」，または「医療経済学」，「臨床経済学」，「薬剤経済学」を冠する研究室はどのくらいあるのだろうか。医学系，薬学系の大学に絞られることを考慮しても，残念ながら少数しか存在しない。試しに，これらをインターネットで検索してみるとその少なさが実感できる。いくつかの大学には，研究室名には上記単語を冠してはいないものの，実質的にこれらの学問分野を研究対象としている研究室も存在するが，それでも少数であることには変わりはない。

　その背景としては，医学系教育においては実験中心のバイオ研究が重視され，その反面，臨床研究が軽視される関係が伝統的に成り立っていたとの指摘もある[4]。また，薬学系教育では2006年度から薬剤師国家試験受験資格が得られる修業年が4年制から6年制に変更され，医薬経済学の内容が必修科目に含まれるようになった。しかし，それ以前は必修科目にそれらの内容が含まれてはおらず，実質的に医薬経済学の内容を教育する余力はなかったと思われる。このような状況ではあるが，最近では企業等による寄附講座も見受けられ，大学での教育の場は，少しずつではあるが広がりつつあるように思われる。薬学系教育においても，2012年3月に6年制薬学部の卒業生がはじめて誕生したばかりであり，医薬経済学に関する内容の教育は，緒に就いたばかりといってもよいかもしれない。以上のように現在のところ，医薬経済学の専門的能力をもった人材の育成は，少数にとどまっている状況にあるといえるであろう。このような小さな流れを大きな流れとし，この分野に精通した人材のさらなる育成をするためには，「産」「学」の取り組みばかりではなく，「官」により医療保険政策における医薬経済学，とりわけPEデータの取り扱いを明確にすることが求められる。なぜなら，医療保険政策から予測される当該人材の需要が小

さければ供給も小さいままで均衡してしまうからである。

2. 医薬経済学のための講義の出発点

　医薬経済学は複数の関連学問領域の基礎の上に成り立っており，当然ながら大学での日々の講義も重要な役割を担っている。関連学問領域としては，たとえば，医学，薬学，経済学，生物統計学，臨床試験等の理論も含めた疫学，意思決定分析等の基礎知識があげられる。これらの知識の蓄積があってこそ医薬経済学の専門的知識と能力が養われる。そのなかでも，ここで経済学を取り上げてみたい。なぜなら，医薬経済学の目指すところは，最適な医療技術を利用することにより，資源の効率的使用を図り，社会全体の資源の効率的配分を実現しようとするものであり，これは経済学そのものである。しかし，医療サービスや医薬品等の医療技術は一般的な経済学で取り扱われる商品（財）とはさまざまな面で性質が異なる。この違いを理解しておくことが，医療技術の価格形成において医薬経済学を適切に活用するための第一歩であると思われる（以下の経済学の理論は，経済学に精通している読者は読み飛ばされたい）。

　一般の財（私的財）は市場で取り引きがなされ，その価値が評価された結果，財の価格P^*と取引量X^*が決定される。ここで決定された価格と取り引き量の組み合わせは市場均衡とよばれている。市場均衡は財の需要曲線と供給曲線が交わる点で決定されるが，この点は社会全体としては最も望ましい資源配分がなされていると考えられる。そのため一般の財では特別な経済評価分析等を行う必要はない。ここでのキーワードは需要曲線と供給曲線である（**図1**）。

　需要曲線は，財の需要者である家計（または個人）が，予算制約（所得の制約）のもとで最適消費計画による消費をすることで，効用（満足度）を最大化する条件を満たしている点の集合である。一方，供給曲線は，財の供給者である個々の企業が利潤最大化の条件を満たしている点の集合である。このとき企業は，生産技術，生産要素投入量，生産量を検討し，結果として価格と財の最適産出量の関係を導く。そのため供給曲線上では，最適生産要素投入量のもと最適生産量を実現していることになり，同時に最適な資源配分が実現されていると考えられる。したがってこれらの需要曲線と供給曲線の交点は，消費者側

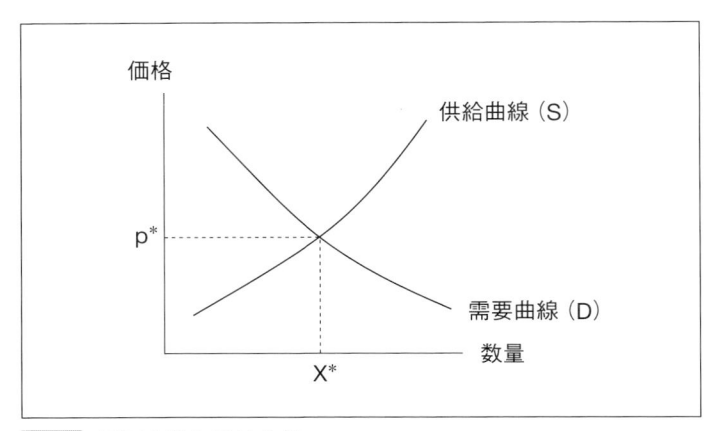

VI. 経済評価導入への針路と課題

図1 需要曲線と供給曲線

は予算制約のなかで効率的な消費をすることで効用最大化が実現され，同時に生産者側は生産要素の効率的な投入を行って利潤最大化が実現している点となる（経済主体の最適化行動の結果を主体的均衡という。この主体的均衡と需給均衡が実現している状態が市場均衡である）。これが，社会全体として最も望ましい資源配分がなされていると考える理由である。なお，需要曲線における効用とは，その財の消費が多ければ多いほど効用は増大すると仮定されている（ただし，効用の増分は逓減的であり，これを限界効用逓減の法則という）。

以上のように需要曲線と供給曲線で決まる市場均衡の状態において，社会全体として最も望ましい資源配分がなされていると考えるには，いくつかの条件が存在する。その条件とは次のとおりである。

①市場が純粋競争である。
②対象とする財が外部性（外部効果）をもたない（企業の経済活動が，市場を介することなく他の経済主体に影響を及ぼすことを外部性という）。
③公共財ではない（非排除性と非競合性の性質をもつものを公共財という）。
④費用逓減産業（電力会社のように初期投資の大きい産業）ではない。
⑤不確実性は存在せず，消費者は取り引きに関して供給者と等しく完全情報を

もっている。

これらの条件をみながら，医療技術の代表として医薬品を取り上げ，財としての性格・特徴を考えてみよう。

・消費者（個人）にとって医薬品の消費の上限は決まっており，より多く消費したからといって効用（満足度）が増加するものではない。
・画期的な新薬は，自由競争市場ではなく独占的競争市場を形成することが多い。そのまま放任すると，生産量は低く，価格は高い水準に設定されやすく，消費者が不利益を被る可能性がある。
・医薬品は外部経済効果をもつ。予防接種をしてインフルエンザに感染しなかったら，本人ばかりでなく周囲の人への感染防止にもなる。
・医薬品は非排除性の性質をもつ。救急で来た患者にお金がないからといって医薬品を投与しないといったことはしない。
・情報は非対称である。通常，消費者である患者の医薬品についての情報量は，提供者である医療従事者の情報量と比較すると明らかに少ない。
・医薬品の需要に対する価格弾力性（価格 p が変化したとき，需要量 X_D がどれくらい変化するか示すもので，$\varepsilon_p = -\dfrac{\frac{\Delta X_D}{X_D}}{\frac{\Delta p}{p}}$ で表される）は小さい。これは，放っておくと供給側が高い価格設定をし，需要者の利益を損なう状態になりえることを意味している。

以上の性質・特徴を考慮すると，医薬品は自由市場では最適な資源配分を実現する均衡価格が決まらない財であると判断できる。そのため，政府による介入が必要となる。現在でも医療保険制度の中で診療報酬や薬価基準制度を通じて，消費者（患者）への医薬品販売の価格は政府が介入し決定している。しかし，政府の介入において決められる現在の価格も，最適な資源配分を実現しているかはわからない。一般財とは異なる性質をもつ医薬品の市場において，社会全体の最適な資源配分の実現を目指すのであれば，医薬品の費用に対する効

果を精査し，その価値を適切に評価しようとする医薬経済学的視点の重要性は言うに及ばない。医薬経済学の専門的知識を学び能力を育成する以前に，その目的は単なる医療費の削減ではないことを理解しておくことが必要ではないだろうか[5]。

3 学会の役割と国際ネットワーク

1990年代，欧米諸国を中心としてPEと医療のアウトカムへの関心が高まり，PEの視点を医療保険システムへ導入することを念頭に置いた各国々で「産」「官」「学」による学術的研究が興隆した。その後，多くの国々の医療保険システムにPEが導入されたのは前述のとおりである。ここで大きな役割を果たしたのが「国際学会」の存在である。各国の医療保険システムの違いによりPEの導入の仕方にも違いがあるが，共通する問題も多く，国際学会は問題解決に向けた議論の場としても機能したと考えられる。PEに関わる国際学会には，前述のようにISPORがあり，関連学会としては最大である。そのためその組織には地域別のコンソーシアムがあり，ISPOR日本部会はアジア・コンソーシアム（ISPOR Asia Consortium）に属している。以下にアジア・コンソーシアムの概略を示す[6]。

アジア・コンソーシアムはISPORのアジアにおける支部およびアジアの個人会員によって構成され，医薬経済学とアウトカム研究と医療における意思決定への活用について議論できる場となっている。研究の対象領域には医薬品のほかにも，医療・診断機器等の医療技術評価も含まれる。

使命としては，医薬経済学とアウトカム研究を促進させることにあり，アジアにおいて医療技術の臨床的評価，経済的評価，患者アウトカム評価の実施を促進し，そこから得られた結果を医薬経済学的意思決定に有効活用できるよう情報を発信することである。これらは，ISPORの使命と一貫している。そのため目的としては，

・地域レベルで医薬経済学とアウトカム研究に関心をもつ研究者や医療関係者

および意思決定者が，情報を共有するための場所を提供する。
・アジアの医療の意思決定者の間で医薬経済学とアウトカム研究の活用を推奨する。
・アジアの異なる国々で，資源の有効活用のために，効率性やアフォーダビリティといった概念を促進する。
・ISPORの会員に医薬経済学とアウトカム研究についてより知識を広げる機会を提供する。
・地域レベルで医薬経済学とアウトカム研究に関心をもつ人たちの「情報源」として機能する。
・新しいISPOR地域支部の設立と既存の地域支部の活動をサポートする。

とされており，そのため次のような活動を行っている。

・ISPORアジア太平洋会議の計画。
・学会誌の地域版またはISPORウェブサイトに掲載する医薬経済学とアウトカム研究に関する記事の立案およびサポート。
・アジアにおける医薬経済学とアウトカム研究の基礎的な知識習得のセミナーをアジア太平洋会議等で開催・提供する。
・医療に関わる研究者，政策の意思決定者，メーカー関係者等，異なる関係者が直接コミュニケーションを図ることができる国レベル，地域レベルのフォーラムを立案，促進する。
・地域部会設立の立案および，活動のサポートを行う。
・アジアの関連組織や機関との協力を構築する。

このような国際学会の活動が，医薬経済学の発展・興隆に果たしてきた役割は計りしれない。ISPOR以外にも関連学会があり，ISPORと同様に研究者間の国際ネットワーク形成に大いに貢献してきた。最後に，そのいくつかを紹介する。

Ⅵ. 経済評価導入への針路と課題

・iHEA（international Health Economics Association）
　　iHEAは医療経済学者間のコミュニケーションを促進し，医療と保健領域に経済学を応用するにあたり，より高い基準を目指すことを目的に設立された。また若い研究者の支援もしている。具体的な活動としては，医療経済学関連の情報の発信，国際会議の隔年開催，医療経済学分野の優れた研究の表彰等を行っている[7]。

・HTAi（Health Technology Assessment international）
　　HTAiは医療技術評価（HTA）の専門的な学会であり，研究者，政策立案・意思決定者，産業団体，学識経験者，保健サービスの提供者，患者等が情報を共有し協力するための中立的な議論の場として機能している。医療技術評価を実施することは，新しい技術の導入と同時に資源の有効活用を考慮し，科学的な意思決定をするうえで，有用な情報提供の方法となりえるので，世界中で医療技術評価法の開発，理解，活用，および研究者等のコミュニケーションを促進することを学会の使命としている。また，世界保健機関および下記のINAHTAとは公式に国際協力関係を構築している[8]。

・INAHTA（International Network of Agencies for Health Technology Assessment）
　　INAHTAは医療技術評価（HTA）を取り扱う公的な機関（HTA機関）を会員として1993年に設立され，2012年では53のメンバー支部を29カ国に保有している。各国のHTA機関のネットワークを構築し，機関間の交流とコラボレーションを加速，情報を共有するとともに結果の比較を促進し，不必要な重複を避けることにより互いの作業の効率化を図ることを目標としている[9]。

・SMDM（Society for Medical Decision Making）
　　SMDMは研究者や（医療技術）供給者，政策の意思決定者をつなぐ，教育学術的な場を提供している。また，医療における意思決定や政策形成の際に，率先的かつ体系的な方法をとることで，健康アウトカムの向上を図ることを使命としている。そのための目標として，ヘルスケアの意思決定に伴う不確実性に対処するために体系的な方法を開発・促進し，個人の健康と臨床上のケアを向上させ，政策形成を援助することや，医学意思決定に関連があ

る複数の領域間の相互作用を促進し，科学的な基礎を確立・前進させること等があげられている．医療技術評価および意思決定のための方法論上の議論も多くなされている[10]．

いずれの国際学会もホームページ上に詳細が掲載されている．一度はアクセスすることをお勧めする．自分の情報源として「お気に入り」に追加しておくのもよい．

4 おわりに

以上のように，「産」「官」「学」のそれぞれで，限られた範囲ではあるが，一定の取り組みが行われてきた．しかし現状を鑑みると，これらの学問分野を専門とする研究者の層が薄く，人材不足の感も否めない．そのため医薬経済学の視点を医療保険システムに導入している欧米諸国と比較するとさまざまな面で立ち遅れている．今後の人材育成の大きな役割を担う大学および学会の重要性はさらに増すものと思われる．

---

1) 厚生労働省ホームページ（http://www.mhlw.go.jp/seisakunitsuite/ ［最新アクセス2013年1月21日］）
2) 鎌江伊三夫，他：アジアにおける薬剤経済学研究への展望．社会保険旬報，2201：13-15，2004
3) 鎌江伊三夫：医薬経済学の海外最新動向と日本の課題．医薬品医療機器レギュラトリーサイエンス，41(12)：914-919，2010
4) http://law.e-gov.go.jp/htmldata/H18/H18HO120.html ［最新アクセス2013年1月21日］
5) 栁澤振一郎，他：詳説　薬剤経済学．京都廣川書店，2011
6) http://www.ispor.org/consortiums/asia.asp ［最新アクセス2013年1月21日］
7) https://www.healtheconomics.org/ ［最新アクセス2013年1月21日］
8) http://www.htai.org/ ［最新アクセス2013年1月21日］
9) http://www.inahta.net/ ［最新アクセス2013年1月21日］
10) http://www.smdm.org/index.shtml ［最新アクセス2013年1月21日］

3 製薬企業の立場とグローバル戦略

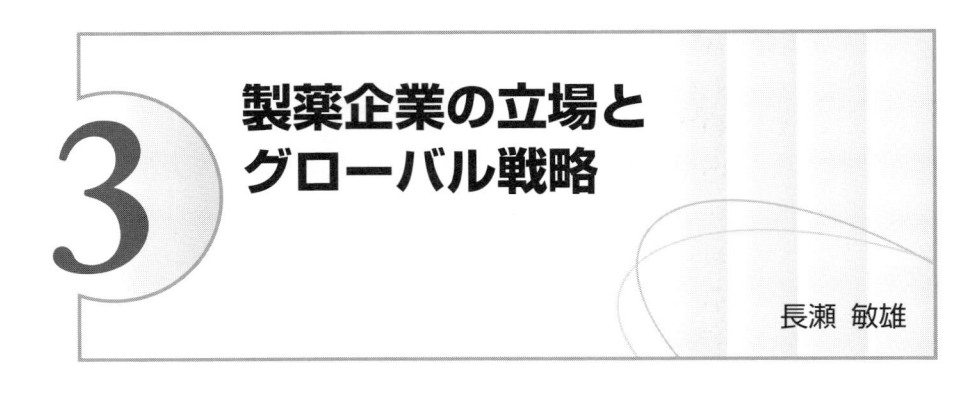

長瀬　敏雄

1 医療技術評価（HTA）に対する主要製薬団体の考え方

　現在国内で活動する主要新薬創製メーカーの所属する日本製薬工業協会（JPMA），欧州製薬団体連合会（EFPIA Japan），米国研究製薬工業協会（PhRMA Japan）は，それぞれの立場で医療技術評価（HTA）に対する考え方をまとめたポジションペーパーを発表している。JPMAは相当数の海外メーカーが会員に名を連ねているが，本案件に関する考え方は，主として内資系企業の意見を反映していると考えられる。一方，EU諸国，あるいは，米国に本社を構える研究開発型製薬企業で構成されるEFPIAおよびPhRMAの見解は，それぞれの本社が存在する地域での共通した認識に沿って構成されているといってよいであろう。3つのポジションペーパーには，HTAを日本に導入する場合の懸念点が述べられているが，それぞれは微妙に異なる表現ながら，指摘している問題点は共通している。

1．3団体のポジションペーパーに共通するHTA導入に際しての懸念点

1）HTA導入によって革新的な新薬・ワクチン・医療技術に対するアクセスの遅れが発生しないか？

　これまでHTAを制度として導入してきた諸外国では，制度導入に伴って開

3. 製薬企業の立場とグローバル戦略

発企業が追加的，あるいは，より長期・詳細な評価データを作成しなければならないケースが増加し，そのことが申請までの開発期間を長引かせる要因になってきている。また，治験データを使って臨床上の有効性や安全性の審査をした後に，HTAに基づく償還の可否を決めるための評価が行われるため，当該国で薬事承認された新薬が，実際の臨床で広く使われるようになるまでに，これまで以上に時間がかかるケースも増えつつある。英国では，臨床的・社会的に必要とされる薬剤がHTAに基づく評価結果により，実臨床で事実上処方できないという状態に追い込まれる事例[1]も散見され，これまでに社会的・倫理的問題として大きく取り上げられたこともあった[2,3]。日本では現在，薬事承認された新薬・ワクチンやさまざまな医療技術は，すみやかに必要とされる患者に提供される体制が整備されている。そのため，こうした世界でも例をみない良好な医療技術へのアクセスが，新たな制度の導入によって大きく阻害されるのではないかとの懸念が指摘されている。

2)「HTA」がイノベーションを正しく評価できるのか？

画期的な医療技術はこれまでになかった治療の選択肢を提供し，医療上大きな利益をもたらすと考えられるが，「医療上の利益」の大きさを適切に判断するためには，どのような手段や情報を用いて評価を行えばよいかに関しては，専門家のなかでも意見が分かれるところでもあり，また評価結果に関する精度と信頼性に不安をもっているという発言も頻繁に聞かれる。真のイノベーションは比較する対象がないため絶対的尺度で評価しなければならないが，その場合，価値を判断する基準は何か，また，その基準を誰がどういった方法で決定するのかが大きな問題になる。既存の医療技術との相対比較で有用性を主張する場合には，そもそも既存技術がどのように評価されているか，適切な比較指標として利用可能なデータが存在しているのか等，評価の実施そのものに不安を指摘する声も高い[4]。これからの議論で，こうした懸念を払拭できるような透明性の高い適切な評価指標に基づき，企業が主張するイノベーションに対して，客観的，科学的，かつ，公正な評価が実施されるのか，製薬企業としては大きな懸念を感じている。

2. 3団体のポジションペーパーにみられるHTA導入に対する基本姿勢とその背景

1）制度導入に対する各団体の基本姿勢は微妙に異なっている

　3団体のポジションペーパーではHTAを日本に導入することを想定した場合，上記のような共通の懸念点が指摘されている。しかし，その懸念点を踏まえつつ，HTAの議論に対して今後業界としてどのように対処すべきかという点では，団体ごとに多少のニュアンスの違いがみられる。国内で活動する新薬開発型の製薬企業は内資・外資を問わず，その現地法人や提携先企業を通して，諸外国での新薬・ワクチンの市場投入に際して，HTAに基づく評価をめぐって，規制当局との間でさまざまな折衝を繰り返し，ある程度共通した体験をもっている。しかしながら，内資系企業と外資とでは，HTAの取り巻く環境に対する考え方・認識が異なるため，上記のような共通の懸念をもちながらも，ポジションペーパーで述べられている見解には若干の差異がある。その相違点をわかりやすくまとめてみると以下のようになる。

- JPMA：http://www.jpma.or.jp/media/release/pdf/120418_j.pdf
　　現在の医療保険制度がすでにHTAの考え方を取り込んでいることを踏まえ，上記懸念に加え，専門家の養成や評価機関の設置等，準備態勢も十分整っていない状態での日本への新たなHTA制度の導入には反対している。
- EFPIA：http://www.efpia.jp/link/追加修正最終版HTAposition20120420（J）.pdf
　　EU諸国でのさまざまな対応を経験している立場から，安易な制度導入には懸念を示しつつも，日本にあった制度に関する専門家の検討が必須であるとし，導入には一定の理解を示す。
- PhRMA：http://www.phrma-jp.org/archives/pdf/042312_HTA%20release.pdf
　　　　　http://www.phrma-jp.org/archives/pdf/120416%20HC%20framework%20word%20(J).pdf
　　　　　http://www.phrma-jp.org/archives/pdf/120416%20Position%20Paper%20word%20(J).pdf

3. 製薬企業の立場とグローバル戦略

海外での動向を踏まえ，なんらかの医療技術評価の日本への導入は不可避との前提に立ち，行政や専門家と協力して日本に適した制度導入に向けた検討に参画していこうとする立場。PhRMA としての独自の提言も積極的に行っている。

2）基本姿勢の違いの根元は，日本と欧米の社会事情の差に基づいている

こうした微妙に異なる各団体の主張の背景には，EU 諸国や米国における社会保障を取り巻く財政状況や，医療を含む社会保障全般に対する考え方の違い，そして，HTA あるいは医療技術評価に対する各国における経験や主張の違いが反映されていると思われる。

・EU 諸国の場合

社会保障サービスの一つである医療は，公的資金で支えられるべきものという基本認識があるなかで，今後忍び寄る高齢化を控えた各国の財政・財源事情が厳しい折，社会保障財源のこれ以上の追加負担は極めて難しい。したがって，財政的にはいまよりも伸びが期待できない状況下，公的資金で支えられる医療制度を堅持するためには，医療費を削減しつつ社会保障サービスの質を一定レベルに保つための努力が不可欠であるとする社会的なコンセンサスが存在する[5)-11)]。財政事情が逼迫するなかでは，保険で償還すべき適切なサービス価値のレベルを客観的に判断することは極めて重要で，その評価指標として各国の事情にあわせて HTA を導入し，それを活用して公的財源の適正配分を促す方法は，製薬企業としても受け入れざるを得ない情況である。ただし，評価制度そのものに不備や不具合があれば，適宜それを修正していく必要があり，そのためには製薬企業も積極的に貢献していかなければならないとの立場をとっている。十分な議論がなされないまま各国にHTA が導入されてしまったEU 諸国での苦い経験を踏まえ，EFPIA では，HTA の日本への導入にあたっては，十分かつ慎重な議論を行い，制度投入までに適切な準備をすべきであるとの見解を示している。

・米国の場合

個人の所得レベルに基づきコストに見合ったサービスを提供するというの

Ⅵ. 経済評価導入への針路と課題

が，米国の医療・社会保障制度の基本原則であり，国民の共通理解として容認されている。したがって，提供する医療サービスに対してその価値が見合うのであれば，相応の価格を企業が自由に設定することが可能である。サービス受益者がその提供されるサービスの質が価格に見合ったものであるかを判断できるように，企業がデータを提供することは必要不可欠だと認識されている。特に，新しい医療技術の場合には，既存のものに比べてどういったメリットがあるかを幅広い観点から比較評価した結果を提示すべきであるとする考え方は，製薬企業に限らず，医療サービスを提供するすべての供給者に共通する認識になっている[12]。自由価格制度を採用している米国でも，医療費や薬価に対して社会的に厳しい目が向けられるようになっている。こうした近年の情勢を踏まえて，PhRMAでは，HTAの日本導入にあたっては，それを避けられないとする立場に立ち，制度設計の検討過程から企業として貢献できる部分で積極的に議論に参画し，日本の情況に合ったできるだけ使いやすく効果的な制度が導入されるように関係各所と協力していこうとの姿勢を示している。

2 グローバル戦略からみた日本における医療技術評価を議論するための現状理解

1. 高齢化による医療費を含む社会保障費の増加と国民の関心

日本は世界有数の長寿国であり，かつ，長期にわたり少子化に歯止めがかからない情況が続くと想定されていることから，現在世界で最も速いスピードで高齢化が進んでいる。さらに，65歳以上，あるいは75歳以上では，それぞれ若年世代に比べて2倍以上，4倍以上の医療費がかかるという実態を踏まえ，今後の日本での医療費を含む社会保障費は，ここ当分は右肩上がりに増加すると推定されている。こうした情況を踏まえ，財政状況が厳しいなかにありながら，平成25年度概算要求でも社会保障費の「自然増」を政府予算案に反映させることが閣議決定され，この方針は政権交代後の安倍内閣にも引き継がれている。

消費税引き上げ法案が国会を通過した現在，その増額分を将来の医療を含む

社会保障財源に今後どのように振り向け，その結果，サービスの質が今後どのように変化していくかは，国民にとって極めて関心の高い話題である。数々の世論調査によれば，経済状況が厳しい昨今であっても，医療を含む社会保障サービスが少なくとも一定のレベルで維持され，今後も継続的に提供されるのであれば，国民個々の負担が今以上に重くなることも一定限度で許容するという認識も多くの国民に共有されている[13]。

しかしながら，医療費を含む社会保障費の「自然増」の中には，いわゆる不要な，無駄な，重複した，あるいは，効果のはっきりしないサービスへの支出も含まれているといわれて久しいが，その実態を調査したり，適切な指標で評価したりという努力がなされてこなかったことも事実として指摘されている。今後イノベーションに対して適切な評価をし，しかるべき価格でイノベーションが国民に提供される体制を維持するためには，そのイノベーションに対する対価がいかに適切であるかを，公明正大な評価方法で証明し，それを公にして広く国民の理解を得るというプロセスの確立が，ますます必要になってくると思われる。

2. 医療を含む社会保障サービスの在り方に対する国民の共通理解

一方で，一定以上の質を担保された医療を含む社会保障サービスは，その大部分は公的資金でまかなわれるべきであるという考え方は，無意識のうちに日本国民のコンセンサスとして定着しているが，それは今後暫くは大きく変わらないと考えられる。一部には，日本においても各自の所得レベルによって，享受できる医療サービスの質が異なる米国のような体制に変換すべきであるという意見もあるが，この方向を受け入れる社会的基盤はまだ広範囲には形成されてはいない。ただし，一定のサービスが継続的に提供されるためには，現状よりも公的資金の投入を増やさなければならない，あるいは，現状のサービスを維持するために，多額の赤字国債が財源にあてられているという認識は，残念ながら広く共有された常識になってはいない。

Ⅵ. 経済評価導入への針路と課題

3. 医療費を含む社会保障費と国家としての財政余力

　厚生労働省や医療政策系のシンクタンクが発表しているように，EU諸国と異なり，日本における医療を含む社会保障経費のGDPに占める割合は，消費税を10％まで引き上げたとしても依然として低く，その意味では，税や社会保障費の引き上げのための国としての財政余力はまだ十分に残っているということができる[14]。また，消費税引き上げ議論の中でも述べられてきたが，今後日本としての財政余力を生かして，税や社会保障費を引き上げることによって新たな財源を確保した暁には，無駄を抑えて効果的にその財源を配分することにより，サービスの質をある程度維持しながら，医療や社会保障サービスを継続提供できると考えられており，国民も潜在的にその方向を支持すると思われる。ただし，限られた財源を今後の少子・高齢化社会の中で効率的に必要な分野に配分するためには，経費投下効率を評価するための，根拠に裏づけられた適切な評価指標が必要になってくることも明らかである。

3　医療技術評価に対するグローバル企業の戦略

1. 日本はグローバル企業にとって魅力ある市場

　グローバル企業にとって，医療費を含む必要な社会保障費が税負担増という形で増額できる財政余力のある日本市場は，今後公的資金を増額する方向で政府が財源確保に進むかぎり，引きつづき継続的な成長が期待できる魅力的な投資対象ととらえられている。特に，近年EUの医薬品市場が厳しい価格調整局面に入ったこと，その一方で，国内ではドラッグ・ラグやワクチン・ラグの解消の一環として，審査・承認環境が整備され，さらに，新薬創製・適応外薬等解消促進加算制度が導入されたことにより，近年外資系企業の国内での製品開発投資が加速・前倒しされている。高齢化が進むなか，適正な財源を確保しつつ，それを有効に必要分野に投入していく体制が堅持されている限り，豊富で優れたパイプラインをもつ外資系製薬企業は，継続的に日本市場に新製品を投

入する戦略をとりつづけると思われる。

2. これからの医療技術評価議論の方向性

　財源確保に向けた政治的・政策的努力と並行して，現在集められている公的財源を保健医療体制の枠組みの中で適切に配分していくためには，経費投下の有用性を検証するための，手軽で使いやすく，かつ，公正で科学的な評価手法の確立が必須になる。その意味でも，この段階で医療技術評価が再び議論の俎上に載せられていることは，時節柄極めて妥当な判断だと思われる。しかしながら，これまで諸外国で導入されてきた医療技術評価手法は，種々問題点が指摘されており，各国で逐次手直しをしつつ運用されているのが現状である。こうした状況で日本版の評価制度を議論する場合には，諸外国の制度の利点と問題点を十分に吟味しなければならないと考える。

　翻って日本の薬価基準制度を考えるとき，新薬承認時や市場投入後の再算定時における議論の際には，日本流の数々の経験的方策の検討により，現市場における新しい薬剤の価値を想定したある種の医療技術評価的な考え方が取り入れられているといわれている。また，その実施を通して医薬品の国内価格がある一定の範囲で適正レベルにコントロールされ，制度全体に大きな負荷がかからないように上手に運用されてきた。制度の複雑さゆえに，関係者以外にわかりやすく説明することはかなり困難を伴うとしても，EU諸国で問題になったレベルでの医薬品価格の高騰，医療費全体の急峻な伸びは現在までのところみられておらず，その点は海外から高い評価を受けている[15]。

3. 今後の医療技術評価のあるべき姿

　現在の国内での医療技術評価の議論においては，医薬品価格がクローズアップされがちだが，本来医療技術評価を実施して医療財源を適正に分配するという考えに基づけば，評価される医療技術には，ワクチンを含む医薬品，診断薬，医療材料，医療機器，診療報酬等，保険診療でカバーされるすべての医療技術が含まれるべきである。その結果，それら技術を駆使するすべての医療行為に伴って発生する経費を，必要に応じて科学的に公正かつ的確に評価できる制度

を導入する方向での検討が可能になる。評価するまでもない分野・技術もある一方で、既存の医療技術が複数存在する場合には、新しく開発された技術が、既存のものに比べ、どのような臨床的意義があるのか的確に評価できる制度をもつことは、今後の医療財源を適正に配分するためには必須である。それなくして効果的かつ効率的な財源の分配は不可能と考える。適切な制度が導入され、それが正しく運用されれば、今後想定される一段と進んだ少子・高齢化社会においてでも、適切な医療財源の分配と支出が可能になり、それが国民の健康・福祉の維持・向上に効果的に活用される可能性が極めて高くなると期待できる。

4. グローバル企業の戦略からみたこれからの医療評価技術の議論に望むこと

日本の医療保険制度、薬価基準制度は非常に優れたものであるというコメントは、HTAの議論が盛んになるにつれ、内資・外資を問わず、すべての製薬企業の経営幹部から聞かれるようになった。また、医療経済学の専門家や厚生労働省担当部局からも同様の発言がなされている。中医協での費用対効果評価専門部会の議論でも、既存の制度を尊重しつつ、科学的でわかりやすい評価尺度として「日本版HTA」の導入を考慮すべきとの議論も進んでいる。

その一方で、適切な医療技術評価を支える十分な数と質の専門家が日本では不足しているとの指摘もある。制度の裾野を支える専門家の養成も急務であり、また、行政側で実際の評価作業に携わる要員の確保も、制度を本格導入するためには待ったなしの情況である。

さらに、適切な評価を行うためには、さまざまな医療データが必要になることも専門家の間で指摘されている。個別の医療情報や各種の疾患患者数情報等、医療経済学的評価を行うための基礎データの集積は、広範囲で包括的かつ系統的に行われているとはいいがたい。新しい医療技術を適切に評価できるシステムが構築されれば、皆保険制度を基軸としたわが国の医療制度を支える条件は整備されると考えるが、その有効で効果的な運用には基本データの整備と人材育成は必須要件である。

専門家を養成する体制が未整備であることは、専門家ならずとも広く認識さ

れている事実であるが，グローバル企業が有する海外でのさまざまな経験と知識，内外の専門家とのネットワークは，国内での医療経済学専門家養成に際して，少なからず活用貢献できると考える。また，HTAに関する技術的な側面においても，海外における長年の事業経験から，民間企業としての考え方や方式であるが，具体的な事例をあげながら今後の国内での議論に活用できるモデルを提供することも可能と考えている。

4 おわりに

日本へのパイプラインの積極的な導入は，企業としての継続的な投資が大前提になる。有用な投資を続けることにより，企業は継続的な開発投資を行う原資を回収することが可能になるが，一方で，開発された薬剤により，国民はより優れた医療サービスを受けられる権利を獲得することになる。適切な医療技術評価制度が導入されれば，日本の医薬品市場は引きつづき魅力ある市場でありつづけると期待できる。今後ますます活発になる医療技術評価の議論に積極的に関与し，国民に優れた医療サービスを継続的に届けられるような「日本版HTA」の仕組み作りに，企業の立場からも貢献できる局面はさまざまあると考える。

---

1) Drummond M, et al: Rationing new medicines in the UK. BMJ, 338: a3182, 2009
2) Horton R: NICE vindicated in UK's High Court. Lancet, 370(9587): 547-548, 2007
3) Hoey R: Experts disagree over NICE's approach for assessing drugs. Lancet, 370(9588): 643-644, 2007
4) 日本製薬工業協会：医療技術等の評価における費用対効果の導入の検討について．http://www.jpma.or.jp/media/release/news2012/120418.html［最新アクセス2013年2月8日］
5) 菅和志，他：ドイツの医療制度．「医療制度の国際比較」報告書：3-46，2010
6) 平川伸一，他：フランスの医療制度．「医療制度の国際比較」報告書：47-62，2010
7) 矢田晴那，他：オランダの医療制度．「医療制度の国際比較」報告書：63-86，2010

Ⅵ. 経済評価導入への針路と課題

8) 矢田晴那, 他：イギリスの医療制度.「医療制度の国際比較」報告書：87-116, 2010
9) 渡部大, 他：デンマークの医療制度.「医療制度の国際比較」報告書：117-142, 2010
10) 大森真人：EUにおける医療共通政策.「医療制度の国際比較」報告書：143-160, 2010
11) 6ヶ国対照表.「医療制度の国際比較」報告書：203-212, 2010
12) 川上浩司：イノベーション評価におけるHealth Technology Assessment（HTA）. 国際医薬品情報誌, 925, 2010　http://square.umin.ac.jp/kupe/kawakamicolumn_20101109.html ［最新アクセス2013年2月8日］
13) 消費増税は「必要」63％…読売世論調査. 読売新聞, 1月29日号, 2012　http://www.yomiuri.co.jp/feature/20080116-907457/news/20120128-OYT1T00779.htm ［最新アクセス2013年2月8日］
14) 日本医師会：国民皆保健50周年〜その未来に向けて. H22医療国際シンポジウム資料：1-88, 2010
15) ハードル上がる医薬品創製の課題. 化学工業日報, 4月17日号, 2012　http://www.kagakukogyonippo.com/headline/2012/04/17-6263.html ［最新アクセス2013年2月8日］

4 技術革新と技術評価：欧米の動向から

大西 昭郎

1 はじめに

　医療における技術革新は，リスクの高い研究開発の成果として得られる医療技術や製品を，社会システムの一部として運営される医療の現場にすみやかに導入し，広くアクセスができるようにすることで実現する。イノベーションを担う研究者や開発者は，研究開発の対象である技術や製品が，医療現場で広く利用されるまでに至る道筋とそこに至る道のりが見通せなければ，研究開発に取り組むことは困難である。医療技術評価は，技術や製品の導入とそれらへのアクセスの確保を支えるとともに，研究者や開発者への支援や権利の保護等の制度と並んで，研究開発活動の道筋やインセンティブを付与するという意味でも極めて重要な仕組みであるといえる。進化していく医療技術の性質とその発展の方向を見極めて，それぞれの特性に柔軟に対応できる合理的で透明性のある評価体系を構築することが望まれる。そのためのインフラとして，医療に関連するさまざまなデータの集積とそれらを活用し，経済性評価を含む技術評価のための分析や解析が自由に行える環境も求められる。ここでは，医療分野での技術革新とそれらと並行して進んできた技術評価の流れについて，欧米での動きを中心に眺めてみたい。

Ⅵ. 経済評価導入への針路と課題

2 医療分野での技術革新

　1980年代以降，バイオテクノロジー，材料技術，エレクトロニクスをはじめとするさまざまな技術分野は相互に融合し，発展を加速させてきているといえるだろう。図1に示したように医療の分野でも，技術革新は急速に進展している。

　医療機器は，医薬品と並んで，医療を支える大きな柱の一つとなっている。医薬品はおよそ90兆円規模，医療機器はおよそ25兆円規模の産業に成長している［1］。医療分野におけるグローバルな産業として確固たる地位を築いているこれらの産業は，技術革新が成長の源泉である。医薬品産業は1980年代か

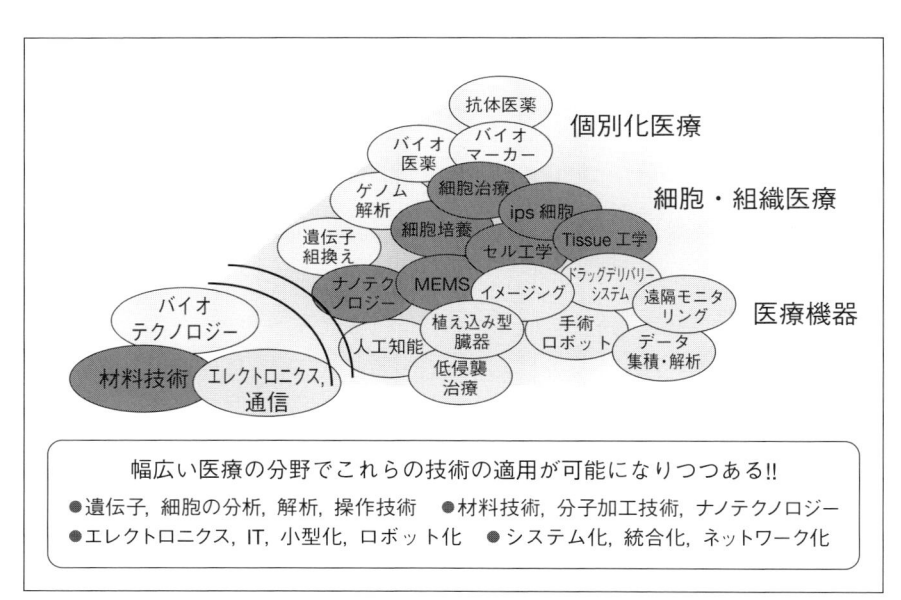

図1 医療分野での技術革新の進展

［1］ 医薬品の市場規模は2010年には8,800億ドル，2015年には1兆1,000億ドルとの推計（出所 IMSヘルス社）がある。医療機器の市場規模は2010年には2,456億ドル，2015年には3,109億ドルとの推計（出所 Episcom社）がある。

ら2000年代にかけて,そのグローバルな産業規模は7〜8倍に成長しているが,成長の背景には,研究開発への大きな投資がある。医薬品分野では公的なセクターから研究開発投資があるのに加え,産業側でも売り上げの10〜20%程度が研究開発に投資されている。その投資額は,他産業に比べて常に高い水準にあり,1980年代以降は,加速しながら増加してきている[2]。医療機器分野においても,グローバルな企業の場合には研究開発への投資額が売り上げの10〜15%の水準を維持しており,1990年代の半ば以降,産業規模の成長は加速してきている[3]。

今後は細胞や組織工学を応用した治療技術や製品,遺伝子解析やバイオマーカーによる診断技術を応用した治療等,医療における技術革新はさらに多様な分野の技術要素を取り入れながら進展していくと予想されている。難病や生活習慣病への対策,疾病や傷害,高齢化等の理由で失われた体の機能の回復等,医療の分野では今後の解決が期待される「アンメットニーズ」は依然として多く存在する。今日では,新しい技術の医療分野への適用により,これらの課題の解決と,新しい産業の創出を通じた経済社会全体への貢献も期待されている。技術革新の推進と医療現場への新たな技術のすみやかな導入や普及を進めていくことは,社会が英知を結集して取り組むべきテーマといえるだろう。

3 医療分野での「技術評価」のダイナミズム

医療分野は,いずれの国や地域でも,公的な仕組みが研究開発,技術・製品

---

[2] 米国議会CBOの2006年のR&Dに関する報告書 "A CBO Study : Research and Development in Pharmaceutical Industry, October 2006" によれば医薬品産業の研究開発投資は1970年代以降2000年代まで常に売り上げの10%以上で推移しており,投資額全体としては1970年代での増加が1.4倍程度であったのに対し,1980年代は約2倍,1990年代は2.2倍となっている。

[3] HIMA,Eucomed等の資料によれば,医療機器の1995年の世界市場規模は1,200億ドルであったのに対し,1999年には33%増の1,600億ドル,2003年には43%増の2,300億ドルと推計されている。

Ⅵ. 経済評価導入への針路と課題

の評価，さらにはそれらの医療現場への普及に密接に関係していることが特徴である。1990年代以降，研究開発の促進や医療技術の評価に関わるルールや制度に関して，欧米のイニシアティブのもと，政府機関による多面的な議論が進んでいる。まず，リスクの大きな研究開発への取り組みを促進するという面で，特許や開発データの保護等，知財の取り扱いについてのグローバルなルール作りが進展した[4]。そして，技術や製品の安全性や有効性等，医療現場への導入にあたっての評価の考え方，さらに医療保険制度の適用にあたっての評価（医療技術の経済性評価を含む）等，「医療技術評価」の枠組みについても国際的な協調を図りつつ議論が進んでいる。

「医療技術評価」は，さまざまな技術の特性に柔軟に対応できること，技術革新の進展を阻害しないこと，研究開発から実用化までの道筋や道のりの指針を示すことに配慮しながら組み立てられてきている。ここでは欧米を中心に，「医薬品」と「医療機器」の場合を例にとって，イノベーションのインセンティブ付与の仕組みと「医療技術評価」の枠組みが技術革新に伴ってどのように発展してきているのかを振り返ってみたい。

1. イノベーションへのインセンティブ付与の枠組み

医薬品の研究開発には，数百億円ともいわれる多額の費用と20年ともいわれる長い期間を要する。とりわけ，臨床試験のデータを取得することが不可欠であることが大きな特徴である。臨床試験のデザインや試験データの取り扱いについては，科学的な側面とあわせ，倫理的な検討も加えられる。これらの背景から，医薬品の場合には，特許制度での取り扱い，特許の期間の延長，さらには研究開発段階で得られたデータの保護等について，国際的な議論のもとに合意がなされている[5]。

特許では，医薬品の場合，新たに「発見」された化合物が物質特許として保護される。一般の工業製品等の場合には，「発明」が保護されるのに比べ，「発

---

[4] 1995年に発足した世界貿易機関（WTO）ではその付属議定書である「知的所有権の貿易関連の側面に関する協定（TRIPS協定）」が締結されており，医薬品関連では開示されていないデータの保護の条項も定めており，加盟国での実施が合意されている。

4. 技術革新と技術評価：欧米の動向から

見」が特許として扱われることに大きな特徴である。また，特許の期間は一般に出願した日から20年と定められているが，医薬品の場合は，化合物の発見から，非臨床試験，臨床試験を経て規制当局の承認を得るまでに10〜15年を要し，特許の期間内に市販されて投資を回収する期間が短くなるために，例外的な措置として特許期間の延長が5年間を限度に認められている。

医薬品の開発段階で得られる安全性や有効性に関するデータは，規制当局に提出され審査の対象となるが，一定の期間保護される。すでに審査がなされた医薬品のデータを使用すれば，同じ成分をもつ医薬品を製造することが可能となるため，それらのデータを保護することで後発薬の登場を遅らせ，研究開発投資の回収期間を付与している。米国では1984年に農業用化学製品と医薬品に関してデータ保護の制度が導入され，欧州では1987年に医薬品に関して同様の制度が導入された。規制当局は，最初に新薬の販売承認がなされてから一定の期間は，他社がその医薬品のデータを使用した審査の申請を受け付けない，という形で保護がなされる。米国では新薬の販売承認後5年間，バイオ医薬品の場合には12年間，そうした保護措置が取られる[1]。1994年には，世界貿易機関（WTO）での知財保護に関する協定が「知的所有権の貿易関連の側面についての協定（Trade-Related Aspects of Intellectual Property Rights (TRIPS))」として成立し，その合意事項（Article 39.3）を加盟国の制度に反映させてきており，グローバルなルールとなっている。知財の保護等，研究開発へのインセンティブ付与に関わる国際的なハーモナイゼーションは，医薬品の分野での技術革新への投資を促進する土台といえるだろう。

医療機器においては，製品のライフサイクルが短いことや，製品の性能を発揮することに加えて，医師を含む医療従事者の適切な使用との組み合わせによって医療上の効果が実現するといった特徴から，医薬品と同じようなインセンティブの仕組みは与えられていない[6]。しかし，後述するように，市場に導入される前段階での技術の審査は，一般に安全性の審査に重点を置くこと

---

[5] 世界知的所有権機関（WIPO），世界貿易機関（WTO）およびその付属議定書である「知的所有権の貿易関連の側面についての協定（TRIPS協定）」等で，特許や医薬品の開発データの保護に関し，加盟国での取り決めが行われている。

Ⅵ. 経済評価導入への針路と課題

[7] によって医薬品よりも短くなっており，医療現場での評価によって改善や改良が促されるような仕組みになっているといえるだろう。

2. 技術の特性に反映した安全性や有効性に関わる技術評価

　医療に関わる製品や技術の規制は，まず，医薬品に関して，米国で1930年代 [8]，日本では1940年代に製造や販売についての規制として導入された [9]。1960年代には，それらが発展し日米欧で安全性と有効性を市販前に審査する制度となった [10]。医療機器は，規制の歴史は浅い。技術的に高度なものが心臓外科の分野等で使用されはじめたのが1950年代半ば以降である [11]。そのため，医療機器の規制についての議論が本格化するまでは，医療現場で使用される機器や用具は，医薬品の規制体系を当てはめることで対応することが一般的であった。ただし，医療機器と医薬品の技術的な特性の違いに着目した議論の始まりは比較的早く，米国では1969年から医療機器の規制体系について議会での議論が始まっている[2, 3]。1976年には米国では医薬品とは別の体系としての制度が確立されている。欧州では，フランス，ドイツ，イタリア，英国

---

[6] 設計・製造を通じて開発される医療機器は，物質特許の対象となることは難しく，特許の延長制度の対象にもなりにくい。データの保護に関しては，日本では薬事法の再審査制度がTRIPS協定に基づくデータ保護の役割もかねて運用されているため，医療機器であっても再審査の対象となると考えられている。尾﨑由起子：医薬品産業市場における市場独占権に関する考察：特許存続期間延長制度と再審査制度．一橋大学大学院 国際企業戦略研究科博士論文，2010を参照。

[7] 欧州では医療機器の市販前審査では安全性の審査が重視される。米国でも510k制度のようにすでに医療現場で使用されている機器との本質的な同等性が示されれば，販売が許可される。GHTFでも臨床試験データは市販前審査には必須ではないことが述べられている。

[8] 米国では1938年に"Food and Drug and Cosmetic Act of 1938 (Pre market notification)" 1962年に"Drug Amendments Act of 1962 (PMA for all drugs and GMP)"が成立している。

[9] 日本では，1943年に医薬品製造業に薬局方制度を導入（昭和18年法律第48号26条），1948年に医薬品製造業を登録制に，新製品については許可制（昭和23年7月29日法律第197号26条），そして1960年には市販前承認制度の導入（昭和35年法律第145号14条）がなされている。

といった国のほかは，医薬品と別な規制体系は導入されなかったが，1990年代に欧州の市場統合が進展するのにあわせて，欧州共通の医療機器規制が導入される[3]。

米国と欧州では，規制制度の詳細は異なるが，医療機器の定義や分類の方法，安全性や有効性の概念等，規制を行ううえでの基本的な考え方等はほぼ同じで，医薬品と医療機器とは法律や制度の運営組織を分けている。発見された化合物を分子レベルで特定し，その安全性や有効性を，臨床試験を通じて評価していく医薬品に対して，研究者や開発者が，医療現場との連携のもとで，さまざまな部品や材料を使用し，機器の設計や検証を繰り返しながら開発を進めていく医療機器について，同じ考え方で技術の評価や規制を行うべきでないという考え方がその背景にある。

また，国際協調という面では，医薬品，医療機器ともに日米欧を含む主要国間で1990年代に入ってから活発化する[12]。医薬品では1990年に設立されたICH[4]において審査に必要なデータや臨床試験のルール，市販後の安全管理のためのデータの扱い等，規制のための基本的な要件について，各国の規制当局を交えた議論を進めてきている。主要国の規制にはその成果が反映されてきている。医療機器ではGHTF[13]が1992年に設立され，日本を含む先進国の政府と産業界の間で規制制度の議論が進められてきている。市販前の審

---

[10] 欧州では，1964年に英国における自発的な副作用報告制度，1965年にはヨーロッパ共同体の加盟国内における市販前審査制度が導入（Council Directive 65/65/EEC）されている。

[11] たとえば人工心肺装置を用いた最初の手術は1953年に米国ジェファーソン大学病院でのジョン・ギボンでの執刀が最初であるといわれている。

[12] 医薬品の規制に関するハーモナイゼーションは日米欧の規制当局と産業界が連携した組織（ICH：International Conference on Harmonization of Technical Requirements for Registration of Pharmaceuticals for Human Use）の設立を契機として1990年から本格化する。医療機器についてに同様の組織（GHTF：Global Harmonization Task Force）が1992年から活動を開始。

[13] GHTFは2012年11月にその活動を終了し，GHTFの活動成果は2012年2月に設立されたInternational Medical Device Regulators Forum（IMDRF）に引き継がれている。http://www.imdrf.org/［最新アクセス2013年1月15日］参照。

査,市販後の安全対策,臨床試験の在り方,品質保証のシステム,監査の方法等,規制の主要な要件についてのガイダンス文書を発行している。米国と欧州では,医療機器に関する規制は,その実施主体,実施の方法等は異なる。しかし,GHTF の活動等を通じて,医療機器の定義やそれらをリスクに基づいて分類する方法,臨床試験データの扱いや監査の考え方等,基本的な枠組みや要件についての考え方は共通化されている。

　主要国がこのように制度をハーモナイズすることで,研究者や産業界にとっては,技術の開発や製品化に向けた具体的な計画や目標を定めやすくなるとともに,グローバルな市場への導入の道筋が描きやすくなったといえる。主要国の当局と産業界が定期的に課題を洗い出し検討を続けることで,制度の内容や枠組みが調整され,技術革新や医療現場へ導入を後押ししてきているといえる。

3. 保険償還システムと医療技術の取り扱いの動向

1) 医療の技術革新と保険償還システム

　先進国では医療費の大半は,公的な保険制度等によって賄われている [14]。新しい医療技術は,公的な保険制度のもとでの償還の対象となることによって医療現場に浸透し,患者の診断や治療に実際に使用されていく。その意味で,保険償還制度の対象となることが技術や製品の研究開発のゴールであるともいえる。したがって,保険償還制度の中で,新たな医療機器や医薬品がどのような枠組みで取り扱われるか,また,どのような評価がなされ,その結果がどのように使用されるかは,新たな技術や製品の医療現場への導入や普及に決定的な影響を及ぼすとともに,研究開発への投資やプロジェクトの運営を担う研究者や開発者へのインセンティブ付与にも大きな影響を及ぼす。保険償還システムにおける医療技術の取り扱いは,知財の保護,研究開発のルール,安全性や有効性の審査制度等と並んで医療のイノベーションの成否を左右する重要な要

---

[14] OECD によれば,2000 年には,医療関連費用の総額のうち 73.5% が公的な枠組みからの支出で賄われている(加盟国の平均値)。The OECD Health Project Private Health Insurance in OECD Countries, table 2.4 参照。

素といえる。

　保険償還システムは，各国や地域によって異なる。知財の保護の仕組みや規制制度等が国際機関や協定，さらにはハーモナイゼーションの場等を通じて，国際ルールの共通化や平準化が進みつつあるのに比べ，それぞれ国や地域の財政事情や歴史的な背景をより反映している。しかしながら細かくみれば制度に関してばらつきはあるものの，医薬品や医療機器をどのように扱うかという点に関しては，大きな方向性は欧米を通じてほぼ共通化してきているように思われる。以下では，欧米の状況を念頭に置いて，医療技術，特に医療機器に関する保険償還制度の動向を眺めてみたい。

2）医療現場での医療機器や技術の選択を促すこととなった診断群別包括支払制度（DRG/PPS）の導入

　米国では1983年，英国では1988年に，保険償還制度は一つの方向転換が行われた［15］。病院での治療費に関して，症例ごとにあらかじめ定められた治療費を償還する診断群別包括支払制度（DRG/PPS）が導入されたことである。それまでは，いわゆる"Fee For Service"という体系で診断や治療に要した費用を償還する仕組みであったものが，事前に定められた包括償還額の範囲で治療を行うことを促す制度に変更された。病院での医療従事者等のマンパワー，医薬品，医療材料，入院日数，コスト等のデータを疾患や疾病群ごとに分析・分類したものがもとになっているものである。このことは同時に，こうした医療現場でのさまざまなデータを収集・蓄積したうえで分析を行うインフラの整備が大きく進むことにもつながっている。

　医薬品の場合には，「処方薬」という形で，病院外の患者が使用する医薬品の保険償還が医薬品の市場の中でも大きな部分を占める［16］が，医療機器の場合には，病院の中で使用される診断機器，手術の際に使用される機器，手術によって体内に植え込まれる機器等，病院内で使用される，または費消される

---

[15] その後ドイツが2003年に導入したほか，欧州諸国は2000年代にDRG制度を順次導入する。

Ⅵ. 経済評価導入への針路と課題

ものが多い。これら病院内で使用される医療機器については，DRG/PPS制度のもとでは，あらかじめ定められた償還額の範囲内で賄える場合には，原則として，医療機関の判断で選択し使用することとなる。現場の医療従事者や病院が個別機器の採用の可否を判断することで普及するかどうかが決まるという意味において，「市場での製品や技術の評価」がなされる仕組みになっているといえる。改良や改善が繰り返し行われる医療機器の特徴を反映しており，短いサイクルでの新製品の開発や導入の促進に大きく寄与していると考えられる。

3) 革新的な技術や製品の保険償還制度での対応とデータインフラの構築

ただ，新しい医療機器や技術の場合に，従来の製品や技術に比べて高額で，あらかじめ定められた償還額の範囲に収まらない場合には，医師の判断や病院の判断だけでは採用することは難しい。一般にDRG/PPS制度を導入している国や地域では，そうした新しい技術や製品の採用にあたっては，暫定的な償還額を定める等，補完的な仕組みが用意されている。加えて，欧米では，保険システムが各国の州や郡等，地域ごとにほぼ独立して運営されていることが多い[17]ため，地域ごとにファンドが用意されており，暫定的な価格の設定や，施設を限定しての技術や製品の採用等がそれぞれの地域にて行われる。このため，一部の地域での採用が他の地域に先行して進むことも多い。

償還額の見直しはほぼ毎年実施されているが，特定の診断群に関わる支払額の調整や，新たなコーディングの設定等には，データやエビデンスの収集や検討の時間が必要となる。暫定的な価格の設定やファンドの利用を通じて，臨床現場でのエビデンスやデータ等，見直しの際に参照されるデータを集積してい

---

[16] たとえばCMSの統計によれば，2009年のMedicareの支出である3,180億ドルのうちおよそ19％に相当する605億ドルが入院外での処方薬の支払いに相当する。http://www.cms.gov/Research-Statistics-Data-and-Systems/Research/MedicareMedicaidStatSupp/2010.html 参照 ［最新アクセス2013年1月15日］。

[17] 米国では公的な制度であるMedicare，Medicaidにおいて，全米レベルでの運営だけでなくローカルな運営がある。特にMedicaidは，各州での運営が中心となっている。英国ではイングランド，スコットランド等，連邦に属するそれぞれの地域が独立して医療制度を運営している。他の欧州諸国も同様。

くことになる。臨床研究データやピアレビューされた論文，臨床上の効果に関する情報等，参照されるデータがあらかじめ設定された基準を満たすようなものであれば，償還額の見直しや新たな包括支払いコードの設定等の調整が行われる。

　国によって基準や要件の記述には違いがあるが，いずれも医療機器や技術の特徴を反映したものとなっている。また，参照されるデータはどの国でも共通であるといえる。治療機器と診断機器ごとの基準（米国，ドイツ）や，治療時間や開腹期間の短縮に貢献するかどうか（米国，英国），事後的な治療や介入の回数が低下するかどうか（米国，英国），他の診療方法との比較（フランス）等がその例である。コストに関するデータについては，たとえば英国やフランスでは基準として明示されているが米国やドイツでは明示されておらず，国によって異なる（**表1**）[18]。

　入院患者向けのDRG/PPSは，1980年代末から2000年代初めにかけて，欧米を中心に導入が進んだ。医療機器や技術の医療現場への導入の道筋を用意し，臨床現場でのエビデンスの収集と評価を事後的に行う枠組みは，医療機関での技術の導入が先行し，それらをもとに評価が加えられ，標準的な治療として普及していくプロセスとなっている。評価の基準が具体的に示されていることで，研究者や開発者，企業に対して，保険償還の対象となるまでの道筋や収集すべきデータの目標を示すとともに，技術や製品に対するユーザである医療現場が直接的な評価を行うことを促してきたといえるだろう。

　DRG/PPSの運営の基礎となるデータベースの構築と基準の設定や評価を行ううえでデータへのアクセスが行えることは，研究者や開発者にとっても重要な役割を果たしていると考えられる。

---

[18]「医療イノベーション実現に向けた経済的効果に関する基礎調査報告書」(平成24年3月)（ミクロパート部分）から。なお，欧州の仕組みについては，次の書籍で各国の比較検討がなされている。Diagnosis-Related Groups in Europe. European Observatory on Health Systems and Policies（Busse R, Geissler A, Quentin W, Wiley M eds.），2011参照。

VI. 経済評価導入への針路と課題

表1 DRG償還額の調整時に新しい医療機器・技術に関して参照されるエビデンスと基準の例

	米国（メディケア）	英国	フランス	ドイツ
エビデンス	臨床データ ピアレビューされた論文 新技術の臨床上の効果に関するその他の情報	公表されたまたは公表されつつある臨床試験，未公表データ，歴史制度に関するデータ，市場数量等データ，監査，実施の経験，コストモデル，医師や患者の助言	GCP準拠の臨床試験がメインだが，実現可能性が考慮されるため，必ずしもそれに限らない	(1) 治療 ・ランダム化比較試験のメタアナリシス ・ランダム割り付けを伴わない同時コントロールのコホート研究 ・ケースコントロール研究（後ろ向き研究），処置前後の比較などの前後比較，対照群を伴わない研究 ・症例報告，ケースシリーズ (2) 診断 ・ランダム化試験のメタアナリシス，その他の介入研究 ・検証の正確性に関するコホート研究 ・症例報告
基準	(1) 既存の利用可能な治療法に反応しない患者群にとって治療の可能性を提供する情報であること (2) これまで診断できなかった患者群を診断できる情報，または，既存の方法よりも早く診断できるようになった情報であって，患者管理によい影響があるという証拠があるもの (3) 既存の利用可能な治療法よりも，臨床結果を著しく改善させる療法であること。紹介される臨床結果の例は以下の7つ。 (a) 当該療法の使用による死亡率の低下 (b) 当該療法に関係する合併症の低下 (c) 事故的な診断または治療的介入率の低下 (d) 将来の入院または再診回数の低下 (e) 当該療法の使用によって迅速に治療が完了すること (f) 痛み，出血，または他の計測可能な症状の減少 (g) 回復時期の短縮	スタンダード・オブ・ケアと比較して： ・より安価で介入や治療の費用を減らせること ・より在宅に近いところで治療の決定やケアが提供されること ・不必要な外科的介入を減らせること ・自己ケアを可能にすること ・入院期間の短縮 ・侵襲が小さく，より少ない人数で治療できること ・患者の尊厳と治療上のコンプライアンスを向上させること ・将来の入院を減少させること ・回復の迅速化 等	(1) 実際上の利益（clinical benefit） ・医療上の必要性 ・cost/benefit ・国民の日常生活における公衆衛生上の利益 (2) 臨床上の追加的な価値（Added clinical values） ・比較有効性（既存の医療水準との比較）	入院部門における導入前： ・新規の診断または治療法で，比較的費用が大きいこと 外来診療サービスの導入前及び入院部門における導入後： ・臨床上の効果（clinical effectiveness but not cost effectiveness） ・危険性が比較的小さいこと

(66 FR 40023-40024; 74 FR 43808-43823: CMS, MATAC at NICE Medical Technologies Revolution, Program Method guide, Apr. 2011, MAS, Medical device management in press Guidebook Dec. 2002, Assessment and Reimbursement of medical device in Germany 3rd Annual Device Reimbursement Conference 23 Jan 2011, および医療イノベーション実現に向けた経済的効果に関する基礎調査報告書（平成24年3月（ミクロパート部分））等から著者作成)

4. 医療技術の経済評価（HTA）への取り組みの動向

　保険償還の対象となる処方薬としてリスト化されることが多い医薬品を主な対象に，1990年代半ば以降，オーストラリア（1993年）や英国（2000年）等で導入が始まった経済性（費用対効果）の評価は，2000年代に入って，欧州やアジアの国々で導入が進みつつある。評価の結果は，医療機関での医薬品の採用の可否，保険償還制度の対象リストへの採用の可否に際しての判断材料に使用されるため，医療現場での新たな医薬品へのアクセスに大きな影響を与えてきている（図2）。

　医療機器については，前項に述べたとおり，費用対効果に類する医療技術評価は，DRG/PPS制度の導入以降，支払コードの調整を行う際に，すでに一部実施されてきていたとみることもできる。手術時間や入院期間への影響や，侵

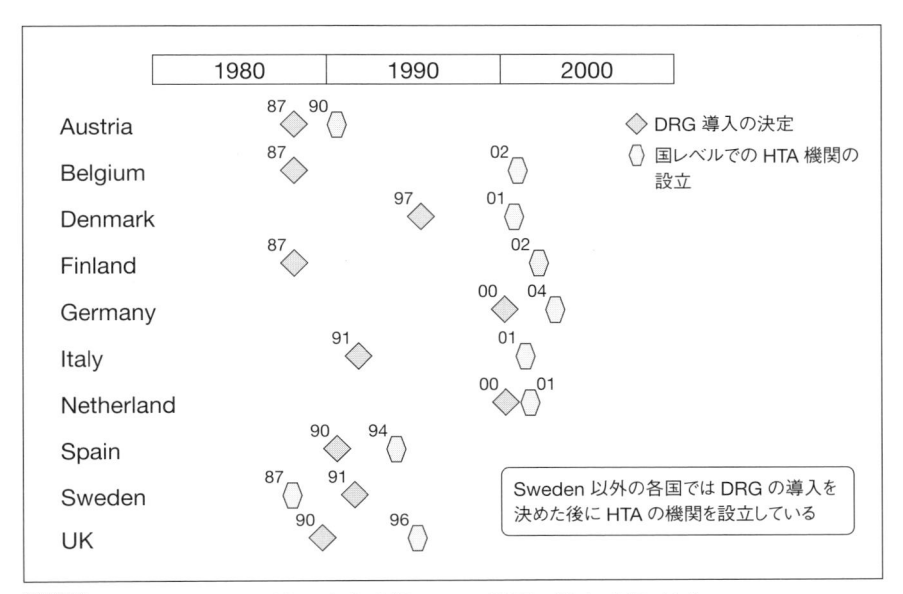

図2 欧州でのDRGの導入決定時期とHTA機関の設立時期（年）
（Health Technology Assessment and Health Policy Making in Europe. Euro Observatory Study Series No.14 および Hope Report on DRGs as a Financing Tool, December 2005 より著者作成）

襲の度合いや患者の回復に要する期間等，病院のリソースへの影響や，患者自身にとっての負荷等のデータも同様に評価の基準として扱われているからである。医療機器は，医療従事者が使用することが前提となっていることや，医療機器のみでは医療上の有効性を発揮しにくいという特性を反映してこうした基準が示されているといえるだろう。医療機器の場合には，それを使用することで患者の「生活の質（QOL）」が向上することが期待できる場合も多い。人工関節やペースメーカ等の植え込み型の医療機器等は代表的な事例であろう。植え込み後5年から10年にわたって使用しつづけることが可能な機器の場合には，患者の生活の質がどのように維持または改善できるかは，その期間における潜在的なリスクとともにベネフィットとして評価すべきものと考えられる。

　医療経済評価の手法は，このような特性をもつ医療技術や医療機器のコストベネフィットをモデル化し，データに基づいて評価することを可能にしつつある。その際，診断の過程や治療の過程における医療機関内部での費用やリソースに関するさまざまなデータ，治療後の長い期間にわたる成績の追跡データ，他の治療法のデータとの比較等，評価の実施には多様なデータが活用される。医療機器や技術に関する費用対効果の評価をより進めていくうえでは，多様なデータの収集と蓄積，そして活用の枠組みを強化していくことが前提であるといえる。

4　欧米との医療技術ギャップ解決に向けての期待

1. 技術ギャップの現状とその背景

　医療技術や製品に関する日本と欧米とのギャップに関しては，近年，さまざまな観点で議論されている。これは，国内で医療者や患者がアクセスできる医療技術が，海外に比べて導入される時期が遅れている，または，国内に導入されてこない，といった状況を反映している。医療機器，特に治療用の機器に関しては，海外で生産され，輸入されるものが多い。海外に比べて国内での導入が遅くなる，もしくは導入される品目が限られてしまう最も大きな理由は，国

内での開発や生産が行われていないことである。医療機器の開発や生産が国内で行われることが多ければ，こうした事情は一変するであろう。また，国内に需要があるにもかかわらず，海外からの医療機器の輸入や医療現場への導入がスムースに行われていない，ということがもう一つの要因である。海外を拠点とする企業によるアンケート（ここでは米系および欧州系医療機器メーカー[5]）によれば，米国で承認された製品であっていまだ日本に導入されていない製品のうち，ほぼ40％は，日本での承認申請を行う予定はないと回答している。その理由として，市場の構造や慣習によるコストや手間，承認審査に要する時間やコスト，診療報酬の魅力度等をあげている。つまり，市場の状況に加えて，医療機器に関わる薬事制度や保険制度等の技術や製品の評価のプロセス，それに要する費用や期間に問題があると指摘している。

2. ギャップの解消に向けて

1）研究開発を促す環境整備と予測可能な合理性のある技術評価の枠組み

　国内の研究者や開発者による日本国内での研究開発や生産に向けた活動や投資がより拡大すること，または，海外の企業等が日本への製品や技術の導入をより積極的に行うようにすることは，医療機器の領域にかかわらず，医療技術のアクセスに関する国内外のギャップを解消する本質的な道筋であろう。そのためには，研究開発から実用化に至るまでの制度や施策の充実が求められる。研究開発活動の支援や知的所有権の保護といった産業政策的な側面に加えて，イノベーションを阻害しないような，技術の特性にあわせて柔軟に行われる医療技術評価の枠組み，医療現場への導入までに用意すべきエビデンスや達成基準，そして実用化後の投資回収の道筋や道のりが見通せるような保険償還制度の枠組みやルールが必要となる。

　医療技術の研究シーズや開発のニーズは，技術革新の進展と医療現場でのアンメットニーズに代表されるような課題抽出等から多く見いだされる。その一方で，そうしたテーマの解決に向けて研究や開発に資金や人材を投入していくためには，それらの研究開発の成果が実用化に至るまでの見通しを立てることが必要となる。他方，医療システムが社会システムの一部として運営されてい

ることから,安全性や有効性,さらには経済性の側面についてなされる医療技術評価は,医療技術が医療現場で本格的に導入されるまでにクリアすべき関門であるともいえる。膨大な資金と長い期間を要する医療技術の研究開発に乗り出すためには,これらの関門に相当する医療技術評価が,予測可能で合理性のある枠組みであることが不可欠である。

2) 多様な技術の特性に対応できる制度の組み立てとハーモナイゼーション

欧米で進められてきたような,技術の特性に応じた技術評価の体系作り,そして保険償還のシステムへの導入に際して,医療現場の判断に基づく技術や製品導入の道筋や,新たな償還額の調整や新設の際に求められるエビデンスや基準を明確にすること等は多様な技術の特性に対応できる制度作りに向けた取り組みの例であるといえる。また,国際的な評価体系やエビデンス,基準の考え方のハーモナイゼーションは,技術や製品が導入される市場をグローバルな規模で拡大するという意味で非常に重要なイニシアティブである。

医療分野での技術革新はさまざまな分野の要素技術の発展や融合によって牽引されている。医薬品の分野でもバイオテクノロジーに基づく開発や遺伝子診断やバイオマーカーの技術との融合等も進んでいる。細胞や組織と医療機器が融合した技術の開発も進みつつある。医療技術の評価は,これらの新しく登場してきている技術の特性や特徴を踏まえたうえでその体系を常に見直していく必要がある。また,新たな技術に対しては,既存の評価体系にこだわらず,柔軟に評価の方法を組み立てていく必要がある。医療機器に関して,医薬品とは別な評価体系が作られてきたことは,欧米において医療機器産業が大きく成長した一因であるといえるだろう。

3) 医療技術の経済評価(HTA)を実践するための医療関連データのインフラ構築

医療イノベーションの推進は,日本のみならず欧米をはじめ多くの国で政策課題として取り組まれている。同時に,医療システムは公的なセクターが関わることが多く,個人,コミュニティ,国等の公的な負担の間でバランスを取り,広く国民や市民が医療の恩恵を受けられるよう持続可能なシステムとしていく

ことが政策上の大きな課題である。

　新しい医療技術の研究開発・推進と医療システムを持続可能なものとして運営していこうとする2つの方向性があるなかで,「医療技術の経済性評価（HTA）」は,1990年代以降に,その体系が作られてきた新たな技術評価の分野であるといえる。1990年代以降,わが国を含めた多くの国々で議論が重ねられ,2000年代以降,制度や政策としての導入が進んでいる。医療システム全体の枠組み,イノベーションの努力の成果として実現される医療技術の評価,さらにはその評価結果をどのように医療システムの運営に反映していくかといった面で大きな影響を与えてきている。一方で,そうした国々では,IT技術の進展等を背景に,医療に関連するデータの収集や蓄積が進んでいる。疫学データ,臨床データ,さらには治療や診断に関わるリソースや費用に関するデータ等,さまざまな医療に関するデータは,経済性評価の目的のみならず,医療技術の研究開発においても,広く研究や分析の対象となっており,医療イノベーションのインフラストラクチャーともいえる役割を果たしていることにも注目すべきである。

5 おわりに

　医療技術評価は,医療分野での技術革新の進展に大きく影響を及ぼしうる。欧米では,医療技術や製品の安全性や有効性の評価,という視点での技術評価がまず確立され,医薬品や医療機器等,それぞれの技術の特性に応じた枠組みが組み立てられてきた。また,保険償還制度の枠組みにおいても,技術や製品の特性に配慮して組み立てられてきていると考えられる。医療技術の経済性評価は,そうしたマクロな枠組みの中で,医療に関わるさまざまなデータの蓄積を背景にして,医療技術の医療現場への導入に向けた具体的な課題を示す手段として活用されはじめているといえる。医療技術の研究開発を支援する制度と並んで,イノベーションの努力へのインセンティブを与えるものであり,また,新たな技術や製品の実現までの道筋や道のりを示す手法であるともいえる。イノベーションの進展を阻害しない技術評価であるためには,合理的で予測可能

VI. 経済評価導入への針路と課題

な枠組みや手法で行われることが必須の要件である。医療関連データの整備・活用あわせて合理的な経済評価を行うことができれば，医療イノベーションの政策目標の達成に貢献することができるものと期待する。

---

1) Clift C: CHAPTER NO. 4.9 Data Protection and Data Exclusivity in Pharmaceuticals and Agrochemicals. iphandbook of best practices（eds. Krattiger A, Mahoney RT, Nelsen L, et al）, MIHR, Oxford, pp 431-435, 2007
2) Study on Medical Devices. Coopers Committee Report, Department of Health, Education and Welfare, Sep, 1970
3) 佐藤智晶，他：医療機器に対する欧米の薬事規制変遷．財団法人医療機器センター附属医療機器産業研究所 リサーチペーパー No.6
4) http://www.ich.org/ ［最新アクセス 2013 年 1 月 15 日］
5) 2011 年に公表された米国医療機器 IVD 工業会のアンケート調査による。http://amdd.jp/pdf/activities/recommen/report110627.pdf ［最新アクセス 2013 年 1 月 15 日］等参照。

5 経済評価導入に際しての諸問題*

鎌江 伊三夫

1 はじめに

2012年5月に中央社会保険医療協議会(中医協)のもとに新たに設置された費用対効果評価専門部会は,「費用対効果評価の導入における制度上の取り扱いや評価手法等,診療報酬・薬価・保険医療材料価格の分野横断的に共通する論点・課題について検討を行い,全体としての評価の考え方や対応案を検討する」ことがその役割とされる[1]。平成24年度での論点・課題(案)の概要によれば,大別して,1) 医療保険制度に費用対効果の評価をどのように導入するか,2) 評価の手法における技術的な問題は何か,の2点が提起されている[2]。

この2点は必ずしもまったく独立したものではなく,どのような理念で導入を図るのかが手法を選択し,また逆に手法のもつ可能性と限界が理念の実現を制限するといった相互に依存しあうような関係が存在する。

---

*本稿は,「鎌江伊三夫:医薬経済学的手法による医療技術評価を考える〈1〉イノベーション評価をめぐる最近の動き.医薬品医療機器レギュラトリーサイエンス,43(1):39-44, 2012」ならびに「鎌江伊三夫:医薬経済学的手法による医療技術評価を考える〈5〉効率的フロンティアによるイノベーション評価.医薬品医療機器レギュラトリーサイエンス,43(11):1005-1009, 2012」の内容に加筆した内容である。

2 福田班レポートの意味するもの

　2010年度厚生労働科学研究費補助金政策科学総合研究事業により実施された海外HTA動向の調査に関する報告（以下，福田班レポート）は，医療経済評価研究の政策への応用に関する予備的研究報告書と題されて2011年6月に公表された[3]。これを受け，2011年6月25日，東京大学での第5回ヘルスアウトカムリサーチ支援事業（CSP-HOR）年会「医療経済評価の政策への応用を考える——"学"から"政策"への橋渡しを目指して」において，福田班レポートの概要についての報告がなされた。従来，著者は2010年12月の日本公定書協会（現医薬品医療機器レギュラトリーサイエンス財団）第89回薬事エキスパート研修会において，わが国における医薬経済学の応用可能な4つの点として，1) 薬価収載時の加算，2) 従来の再算定——R2方式，3) 新加算，および4) 市場拡大再算定時の加算を指摘していたが[4]，福田班レポートも同じく医療経済評価をどのように使うかの観点から，さらに網羅的に**表1**に示される論点をあげた。また，**表1**に示される各論点のメリットと課題について論じ，さらに，そのような政策を実現するためにはどのような組織を設定するかについても示唆を与えた。この福田レポートによる論点整理に対して，厚労省保険局医療課

表1 福田班レポート：考えられる医療経済評価の応用

1. 保険償還や償還範囲の設定
2. 新薬の薬価算定
   - 加算要件に加える
   - 加算率を評価する
   - 薬価を評価する
3. 既存薬の薬価算定
4. ガイダンスの作成

（福田敬（分担研究者代表）：医療経済評価研究の政策への応用に関する予備的研究報告書（詳細版）．平成22年度厚生労働科学研究費補助金政策科学総合研究事業による分担研究報告書，一般財団法人 医療経済研究・社会保険福祉協会医療経済研究機構，2011）

5. 経済評価導入に際しての諸問題

担当者の反応も報じられている[5]。それによれば,「薬価算定／改定時に経済評価をどう組み込むかについては検証していかなければならない」との基本認識が示されている。第1の論点である保険償還や償還範囲の設定問題に対しては,償還問題を切り離して償還額決定に活用することは中医協での政策合意がなかなかむずかしいことや,医薬品へのアクセスを制限することにならないかという懸念が表明されている。また,第2の論点である薬価算定自体のルール化,あるいは加算要件にすることは相当むずかしいので,第3の論点である既存薬の薬価改定への応用のほうが現実的かもしれないとも示唆されている。第4の論点である臨床ガイダンス作成への応用は,一番簡単だが,臨床家がそれに従うかどうかといった効果の面で疑念が残るとされる。

行政当局は今後,福田レポートの政策化に向けての審議を続けていくものと思われるが,福田班レポートはわが国における医薬経済学の政策応用可能性についての重要な論点を整理・提示した点で高く評価される。

3 日本型の準VBPの利点と限界

英国で提起されたVBP（value-based pricing）は,HTAの新たな課題として国際的な論議が現在進行中である。これに対して,わが国は欧米発の医薬経済学の興隆に乗り遅れたため,日本はHTA,特にVBPは概念すら存在していない「遅れた」国であるとする声が国内外で聞かれる。しかし,欧米で興隆した科学的根拠に基づく医療の発展形としてのVBM（value-based medicine）およびVBPが存在していないのは確かであるが,歴史的に日本型VBPと呼べる薬価算定方式は存在する。したがって,日本を「遅れた」と論評するのは,日本の薬価制度の発展過程と現状を十分理解しない誤解に基づくものであるともいえよう。すなわち,歴史的に日本の薬価制度では,2年間の薬価改定の期間における市場の拡大や財政上の影響を考慮し,医学的効果を基本薬価への加算という費用の形で経験的に評価し,金銭に見合った価値を反映する薬価算定のメカニズムが開発されてきた。これを著者は日本型の準VBP（quasi value-based pricing）と呼んでいる。したがって,わが国は広義の意味でのHTAは

VI. 経済評価導入への針路と課題

すでに長い歴史をもって存在しているといっても過言ではない。

この日本型準VBPは，薬価制度の中で確立された日本のブランドというべきものであり，世界に誇れるものである。その利点として医薬経済学方法論への親和性があげられる[6]。すなわち，医薬経済学の重要指標である増分費用対効果比（ICER）は次のように定式化される。

① 薬価＝対照薬価＋ICER×ΔE（ただし，ΔE：増分効果）

また，日本の加算式は

② 薬価＝ベースライン薬価＋加算

で定式化されるため，①と②の二つの式を同値とみなせば，第2項の「加算」は，医薬経済学での増分費用対効果比と増分効果の積に等しいことになる。もちろん，この同等性が指摘されるとはいっても，ただちにICERをわが国の薬価システム上の「加算」に読み替えることのできる料金表は存在していない。あくまでも，方法論上の概念の親和性を示すものであるが，わが国の「加算」という薬価算定方式における特徴が，閾値法とは異なる直接算定法として発展することが将来的には期待される。

現在，NICEでは，費用効果平面を用いた検討により，新薬の費用対効果の値が社会による支払意思としての閾値を超えるか否かによって，医療イノベーションの受容の可否を決定するとする閾値法の考え方を温存し，その延長上であらたなVBPを実現しようとしている。しかしながら，わが国の日本型準VBPは，英国の閾値法とは異なる方向でのアプローチの潜在力をもっており，それを認識しないで単に英国NICEの方式に追従してわが国にHTAを導入する愚は避けなければならないであろう。したがって，日本型準VBPの利点は，福田班レポートを読み解く際も，また，今後の論議の前提としても確認しておかなければならないものである。もちろん日本の「加算」には，現在のままでは，科学的根拠を欠く加算率，主観的／政治的調整，費用削減方向への手段化，

学問の不在といった問題がある。したがって、それらの問題の克服は日本型準VBPの今後の課題でもある。

4 あらためて問われるもの

1. 用語の標準化と医薬経済評価ガイドライン

　学問の発展には用語の標準化が必要である。従来、医薬経済学の英語に対する標準的な訳語は存在していなかったため、国際医薬経済・アウトカム研究学会（ISPOR）により編纂された用語集—原題 "Health Care Cost, Quality, and Outcomes – ISPOR BOOK OF TERMS" の日本語版が、2011年4月、臨床経済学・ISPOR日本部会により出版された[7]。この書は、すでに世界十数カ国に翻訳されており、グローバルスタンダードとしての医薬経済学の広汎で学際的な知識を網羅的かつ簡潔に提示し、ヘルスケアサイエンスのいわばバイブルとして単なる用語集を超えた価値を有している。そのため、政府内でもHTAをめぐる新たな動きが出てきた同時期に出版された意義は大きいものと思われる。このような書を通じて、今後のわが国における医薬経済学や医療技術評価の必須知識とそれを語る共通言語の確立が期待されるところである。

　また、医療技術評価の行政レベルでの導入の検討に際し、必須となるのが医薬経済評価ガイドラインである。この一つのたたき案となるのが、鎌江らによる「医薬品・医療機器を対象とした社会経済評価ガイドラインのエキスパート・コンセンサス案とその活用への提言」と題する厚労省班研究による社会経済評価ガイドライン総合案である[8]。その案は2007年3月に厚労省に報告されたが、2012年7月に鎌江、池田はその概要と今日的課題を薬剤疫学誌上で論じた[9]。その基本的内容については、すでに第Ⅲ章の第4節で述べたとおりである。欧米およびアジア各国でのHTA政策化への急速な変化が観察され、日本も社会保障改革の断行が求められる今日、わが国の医療政策の国際的整合性を確保するためにも、政府レベルでの正式な医薬経済評価ガイドライン開発と制定への早急な取り組みが必要である。

2. 何のための HTA か

　福田班レポートがわが国における医薬経済学の政策応用可能性についての重要な論点を整理・提示し，今後の政策化へのステップとなることはすでに述べたとおりである。しかし，福田班レポート後のわが国の取り組みを俯瞰すれば，ここで何のための HTA 導入なのかを問い直すことも意義あるものと思われる。表 2 は，その 4 つの論点と 6 項目の注意すべき落とし穴を示す。

　第 1 は，医療のイノベーションをどのように促進し，そもそもなぜ評価するのかという点である。イノベーションの価値があることを前提として評価するにしても，増分価値（incremental value）とは何なのか，あるいは社会の支払い意思とどのような関係があるのかは十分論議すべき問題である。

　一般に，医療イノベーション促進のためには，供給と需要の二つの側面からのアプローチが必要である。前者には新しい医療技術を開発するための臨床アウトカム研究のインフラ整備や技術移転，また後者には新薬の承認，償還，薬価決定などの制度上のインセンティブの改善が含まれる。一例として，厚生労

表2 論点と落とし穴

論点
1. なぜ医療のイノベーションを評価するのか
2. HTA 導入は医療費削減が目的なのか
3. 国内製薬産業の国際競争力の強化を図るのか
4. グローバリゼーション対応の国際戦略なのか

落とし穴
1. 問題の矮小化
2. 類似薬効比較方式の弊害
3. データの不確実性
4. 外国価格調整
5. 閾値の国際間比較
6. 省庁間連携

5. 経済評価導入に際しての諸問題

働省ライフ・イノベーションの一体的な推進に関する2012年研究費を**表3**に示す。185億円計上された項目①「個別重点分野の研究開発・実用化支援」や89億円の項目②「臨床研究中核病院等の整備及び機能強化」は供給面からのアプローチであり，金額面では非常に少ないが，項目④の「費用対効果を勘案した医療技術等の評価に関する研究・調査」0.8億円は需要面からの政策推進である。その点，項目③の「技術進歩に対応する薬事承認審査・安全対策の向上」113億円は需要・供給の両面が混合されている。

これらの予算配分をみると，供給面からのアプローチが優先されている考え方がうかがわれる。しかし一方で，これらイノベーション支援策への疑問もいくつか生じる。研究費配分は，バイオ研究開発（iPS細胞研究など）と海外からのテクノロジー導入遅延の解消の2点に偏重しているからである。バイオ研究での新たな発見や早期の導入がなければ，いかなるイノベーションも起こりえないのは確かであるが，**図1**に示されるような医療イノベーション実現への7つのハードルを考えると，現行のイノベーション支援策は明らかに新技術開発の第4ハードル以降の出口戦略を欠いているといわざるを得ないであろう。

表3 ライフ・イノベーションの一体的な推進（厚生労働省2012年度研究費概算）

項目	研究費
①個別重点分野の研究開発・実用化支援 　　— がん診断・治療研究の推進　　30億円 　　— 再生医療，iPS細胞研究等の推進　26億円 　　— 個別化医療の推進　　　　　　79億円 　　　等	185億円
②臨床研究中核病院等の整備及び機能強化	89億円
③技術進歩に対応する薬事承認審査・安全対策の向上 　　— 革新的医薬品・医療機器の早期実用化 　　— イノベーションを海外展開 　　— グローバル化に対応したレギュラトリーサイエンスのアジアの拠点化	113億円
④費用対効果を勘案した医療技術等の評価に関する研究・調査	0.8億円

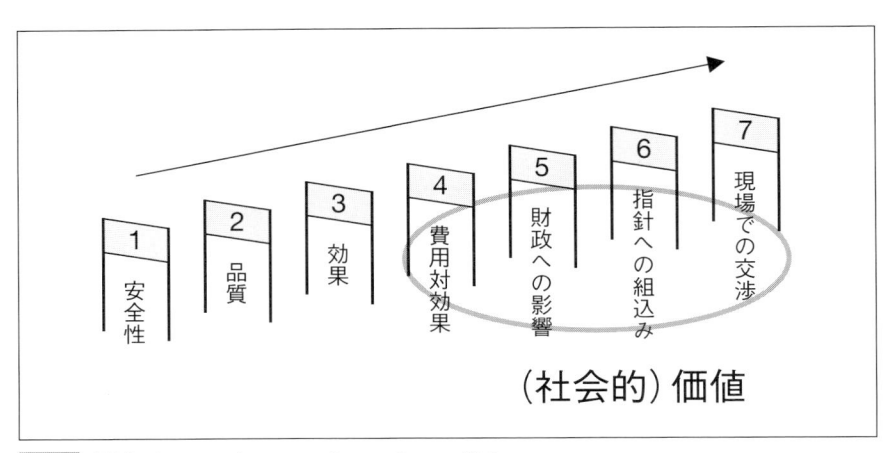

Ⅵ. 経済評価導入への針路と課題

図1 医療イノベーションへの7つのハードル

1 安全性 / 2 品質 / 3 効果 / 4 費用対効果 / 5 財政への影響 / 6 指針への組込み / 7 現場での交渉

（社会的）価値

　表3の項目③におけるような「イノベーションの海外展開」や「グローバル化に対応したレギュラトリーサイエンスのアジアの拠点化」にも問題がある。HTAへの取り組みがアジアの先進国から立ち遅れたわが国の状況のなかでそのような海外戦略を謳っても，第4ハードル以降の戦略をもたない日本はHTAという共通言語を語れず，アジア共同治験でのリーダーシップはおよそとれないのではないかと懸念される。その点，項目④は，遅ればせながらも2014年度からのHTAの導入を視野に入れた厚労省の意思表示として評価される。今後さらなる配分予算の増加により，需要面からの医療イノベーションの促進をはかる政策が求められよう。

　第2は，国内のHTA導入政策の目的が医療費削減なのかという点である。政府がHTAへの導入に踏み切ると，医療イノベーションの促進が阻害されるのではないかとの懸念がよく聞かれる。確かに英国NICEをはじめ欧米諸国のHTA機関は，自国の医療費抑制への切り札としてHTAを導入してきた経緯があり，イノベーションを促進する側面の議論がとり残されてきた感も否めない。

　アジアにおけるHTAの導入においても，政府側からの欧州同様な費用抑制への期待と取り組みがみられる。たとえば韓国では，国民総医療費に占める薬

剤費比率がOECD諸国に比べ高いことが英国流のHTA導入の契機となった。しかしHTAの導入が必ずしも費用の削減にはつながらないことは経験的にも知られるようになってきている。HTAを費用抑制の手段としてのみとらえるのは明らかな間違いであり、韓国のように自国の有力な製薬産業をもたない国においてもその原則は正しいが、わが国のように基幹産業の一つとして製薬産業を有する状況においては、HTA導入の第一義を費用抑制とするのは正しい方針とはいえない。つまり、HTAの導入の目的は、医療技術の正当な価値付けを行うことを通して医療イノベーションを促進しつつ、同時に医療の非効率性を改善し、それにより現行の国民皆保険制度を持続可能なものとし、国民の健康水準の向上に貢献する点にある。HTA導入の議論はその主軸に沿って行うべきである。

　欧米におけるHTA研究が、必ずしも医療イノベーションを促進する立場から行われてこなかった理由として、方法論の未熟さがあげられる。つまり、医療イノベーショを促進するためには、その促進の方向性や程度を評価する科学的な方法論が当然必要となるが、必ずしもそのような方法論が確立されていないのである。確かに、英国におけるNICEのポンド／QALYの指標は個別の医療技術がもつ費用対効果のバランスを定量化し、英国NHSによる社会的な支払い可能性を単一のポンド／QALYの閾値と比較考量することにより行うという標準的な方法論を確立した。しかし、QALY一辺倒への懐疑やさまざまな疾患に対する多面的なアプローチの欠如など、課題も残されている。

　第3は、国内製薬産業の国際的競争力の強化を目指すのかどうかという点である。2010年度に始まった新加算ルールが多くの外資系製薬企業を利する結果となり、必ずしも新政策が国内製薬産業の国際力強化に繋がらないという矛盾が、HTA導入でも生じるのかどうかの吟味が必要であろう。これは、日本型準VBPの拡大発展を目指すのか、あるいは英国型VBPを目指す方向に舵を取るのかの路線選択にも関係する問題である。

　第4は、HTA導入をグローバリゼーション対応の国際戦略として意義づけるのかどうかという点である。今、世界のHTAへの潮流の中で、日本のリーダーシップがどこにあるのかは常に注目されている点である。世界の医療を見

Ⅵ. 経済評価導入への針路と課題

据えて，わが国の医療産業が新分野やマーケットの開拓に積極的に乗り出せるのか，また，それらの活動を担えるグローバル人材の養成をどうすればよいのか，医療を21世紀の立国の柱の一つとして位置づけた議論が必要であろう。

3. 活用点論議の落とし穴

わが国の現行の薬価制度のなかで，医薬経済学的手法をどのような点に使うのかという議論はもちろん重要ではあるが，着地点をまず見つけるだけの問題ととらえてしまうと，特に先に述べた第3や4の論点は忘れ去られ，問題の矮小化が生じる懸念がある。また，どこに「使う」かだけではなく，HTAを「使いこなせるか」も問われなければならない。

方法論的には，まず，対照コスト（薬価）の問題に注意が必要である。日本型準VBPにおいて新薬の加算が認められる類似薬効比較方式は1日薬価の同等性が前提となっており，医薬経済学的には問題が残り，今後のルールの是非も議論すべきであろう。また，データの不確実性の問題は過去において過小評価されてきたテーマであり，最近のコンピュータを用いたモデル分析の手法の発達により検討可能となってきた。そのため，モデル分析や費用効果臨床試験の各々でどのように不確実性に対処するのか，また，フェーズⅢと市販後調査での不確実性の差異を評価にどう反映するのかといった問題を見落とすべきではない。

従来の外国価格調整をどう扱うのかも議論が必要である。医薬経済学的手法により根拠をもって薬価算定にアプローチできたとしても，結局，主観的あるいは政治的ルールによる外国価格調整を許すかどうかがポイントである。さらに，HTA導入の政策化が厚労省1省の専権事項として扱われるのであれば，先述の第3，4の論点からみて不十分といわざるを得ない。治験活性化5カ年計画にみられるような，少なくとも3省1府（厚労，経産，文部省，内閣府）の連携が期待される。

5 ドイツ流アプローチの潜在的可能性

　ドイツの医療技術評価機関 IQWiG は，医療イノベーションの発展の程度や段階を可視化する方法として，効率的フロンティアの手法を提示した[10,11]。今後，日本型準 VBP の発展形を検討するうえで，このドイツで提唱された効率的フロンティアの考え方は重要な役割を果たす可能性がある。そのため，わが国における HTA 導入に際しての諸問題の最後の論点として，あらためて効率的フロンティアを用いたイノベーション評価の方法について考える。

1. 効率的フロンティア

　「効率的フロンティア」とは，与えられたいくつかの医療技術（たとえば，糖尿病治療薬のいくつかの異なる品目）に対して，それらの費用対効果を費用と効果の 2 次元平面上で示すことによって得られる費用対効果の良否の領域境界のことを意味する。たとえば，**図2**に示されるような医療技術（たとえば医薬品）A から G の 7 品目の費用と効果が与えられているとする。このような 2 次元平面上での費用と効果のペアでの表現により，費用対効果に関するさまざまな解釈が可能となる。

　たとえば，**図2**中の品目 F，D，E はほぼ同じ費用のレベルなので，おおむね上位にあるほうがより優れた医学的効果をもつということができる。また，品目 B，E は同じ医学的効果をもつので，E よりも左方にある B のほうが明らかに費用対効果に優れる。すなわち，左上方に位置する医療技術ほど費用対効果に優れ，逆に右下方に位置するほど費用対効果が悪くなる。したがって，水平軸の費用に沿ってベストな医学的効果をもつ品目を選んでいけば，結局，実現される費用対効果の境界線として，原点および品目 A，C，F，G を結ぶ折れ線が得られる。この境界線を，A から G の 7 品目の費用対効果に対する効率的フロンティアと呼ぶ。

　この曲線より下位は費用対効果が低下する領域（品目 B，D，E が含まれる）となる一方，その曲線の上位はさらに優れた費用対効果を示す領域となる。ま

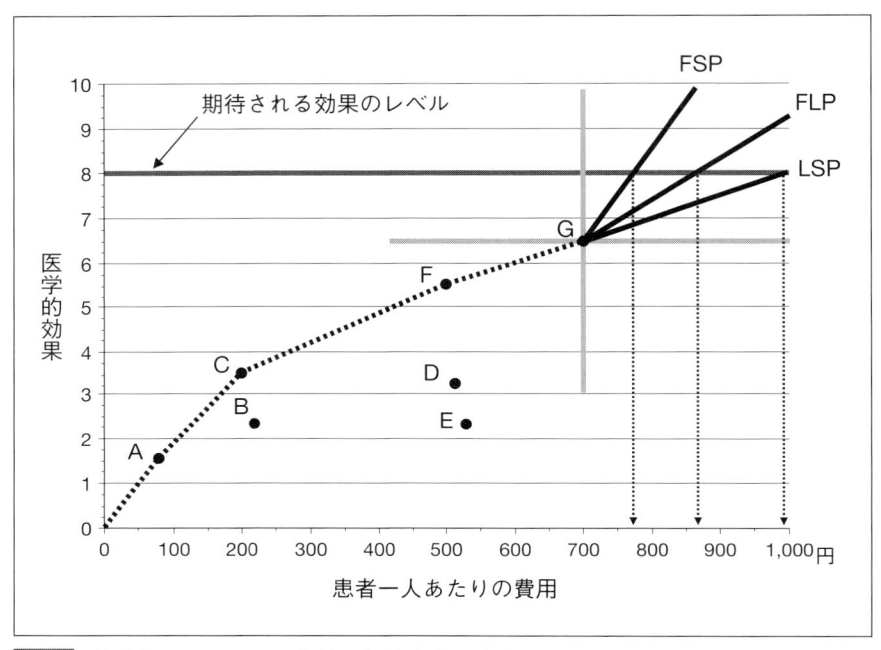

Ⅵ. 経済評価導入への針路と課題

図2 効率的フロンティア曲線と価格決定の方式

た，各品目の2点間を結ぶ傾きは増分費用対効果比（ICER）に対応する。たとえば，線分CFの傾きは，品目Cに対するFの増分費用対効果比の逆数と等しくなる。したがって，**図2**の場合は横軸に費用を，縦軸に医学的効果をとっているが，逆に横軸に医学的効果を，縦軸に費用をとることによって効率的フロンティア曲線を描けば，折れ線の線分の傾きは各線分の両端に位置する2つの技術間のICERに等しくなる。

図2の品目A，C，F，およびGに至る折れ線の傾きが次第に水平方向に向かって小さくなる変化をみれば，通常，新しい技術の進展により次第に費用対効果は悪くなっていくことがわかる。もちろん，ICERが著しく改善する画期的なイノベーションが起こることが望ましいが，通常の技術改善のレベルのイノベーションでは費用対効果の一定の悪化はやむを得ないことを効率的フロンティア曲線は示している。

2. 効率的フロンティアによる価格決定

ドイツの医療技術評価機関 IQWiG は，償還時の上限価格算定に効率的フロンティアを応用することを提起した。そのためには，既知の効率的フロンティア曲線の延長が必要となる。すなわち，**図2**の例では，品目 G より右側にどのような直線を伸ばすべきかが問われる。

たとえば，IQWiG ガイドラインでは3つの方法：LSP（折れ線の最右端の線分 FG をそのまま延長），FLP（原点と最後の品目 G を結ぶ線を延長），および，FSP（折れ線の最初の線分 OA と傾きが同じ直線を延長）が考えられている。新薬の期待される医学的効果のレベルが既知のとき（**図2**では効果が8のレベル），その効果レベルの水平線と3つの延長線との交点に相当する X 軸上のそれぞれの値が上限価格を示唆することになる。明らかに，最も傾きの小さな LSP が用いられる場合に最大価格となり，一方，FSP の場合に最小価格となる。

それら曲線の3つの延長法のいずれが望ましいものであるのかについて判断基準は確立されていない。また，これらの価格算定は，横軸に規定される費用と品目の価格を同一視した論法である点にも注意が必要である。通常，製品の価格とその技術に関わる費用とは同一ではないため，さらに詳細には価格と費用を区別した議論が必要となる。しかしながら，**図2**は，効率的フロンティア分析がどのようにして価格決定に応用されるかの基本的理解には役立つ。

3. 効率的フロンティアによるイノベーション評価

効率的フロンティアのもう一つの利点は，イノベーションの程度と方向性を可視化できることにある。たとえば，**図3**には2種類の効率的フロンティア曲線が示されているが，明らかに上位にある折れ線の方が下位のものよりも費用対効果に優れる。現在の医療技術が下位の曲線上の点 Q_4 にあるとした場合，今後期待されるイノベーションには3つのパターンが考えられる。すなわち，

① A 型（費用節減）

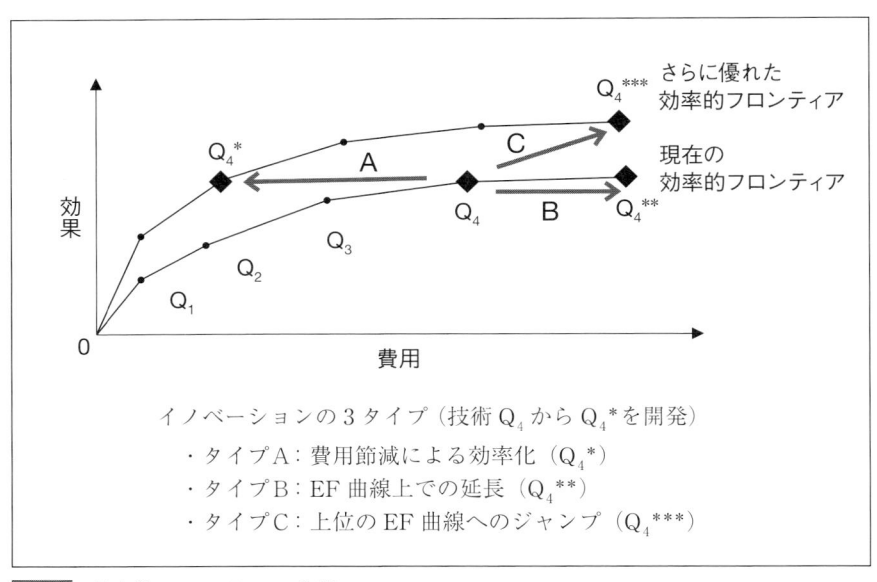

VI. 経済評価導入への針路と課題

イノベーションの3タイプ（技術 Q_4 から Q_4^* を開発）
・タイプA：費用節減による効率化（Q_4^*）
・タイプB：EF曲線上での延長（Q_4^{**}）
・タイプC：上位のEF曲線へのジャンプ（Q_4^{***}）

図3 効率的フロンティア曲線

②B型（曲線上での延長）
③C型（上位曲線へのジャンプ）

である。A型は，同じ医学的効果を保ったままで費用の削減を可能とする新技術の場合である。通常の費用の合理化への努力はこのパターンに沿った方策であるといえよう。

　第2のB型は，同一の効率的フロンティア曲線の自然な延長として新技術の開発が認められる場合である。通常の新技術の開発の多くはこのパターンであり，費用対効果は曲線の延長に伴って低下していく。たとえば，**図2**における品目A，C，FおよびGで示されるプロセスはこのB型のパターンである。品目Cに対するFの増分費用対効果比は，品目Aに対するCのそれよりも大きくなる。Fに対するGの費用対効果はさらに低下する。すなわち，1効果あたりの増分費用はA，C，F，Gの順に大きくなっていく。

　第3番目のC型は画期的なイノベーションの場合である。2つの異なる効率

的フロンティア曲線を想定して、下位の曲線上の点から上位の曲線上にジャンプするようなイノベーションがこれにあたる。当然、費用対効果も飛躍的に改善することが期待されるイノベーションである。

これらのパターン分析に加え、効率的フロンティア曲線においては複数の折れ線部分の傾きに相当する複数のICERを考慮したICERの受容可否の検討も可能になる。通常、ICERの算定には新旧2つの技術の比較が必要であり、経済評価ガイドラインを制定する際に、どのような旧の（あるいは標準的な）技術を比較対象として選定するのかが従来から問題とされてきた。しかしながら、効率的フロンティア分析においては、複数のICERが明示的に与えられることが前提となっているため、従来のような比較対象技術の選定を問題視する必要はなくなる。

このような効率的フロンティア分析の特徴は、英国NICE流のICERの単一閾値による受容可否の判断よりも優れた方法を提供するものと考えられる。したがって日本流HTAの基本手法として発展できる可能性があることを見逃してはならないであろう。しかし、わが国の制度に適合するような方法論的詳細や具体的事例に基づく妥当性の検証は、まだ今後の研究に委ねられている。

4. 財政上の影響とイノベーション評価への示唆

医療技術のイノベーションを評価する際には、ICERの検討に加えもう一つの要素が重要となる。それは新技術の導入が及ぼす医療費支出への影響である。医薬経済学用語では、財政インパクト（Budget Impact：BI）と呼ばれる。

このBIは、通常、経済分析ガイドライン上のキー項目の一つとして多くのHTA機関で規定されている。そのため、その方法や分析の対象・範囲は必ずしも統一されてないのが現状である。韓国のHTA機関であるHIRAでも、このような財政上の影響への評価の必要性は認識されており、新技術の償還可否の評価の際には価格─総量効果（price-volume effect）を検討すると規定されている。これはHIRA当局がICERだけでなくBIも視野に入れていることを示しており、今後のわが国のHTA導入にも参考になる点があろう。この医薬経済学上のBIは対象疾患の診断・治療モデルを作り、その数理モデルに従っ

Ⅵ. 経済評価導入への針路と課題

て費用推定を行うのが標準的であるため，現実世界での財政上の影響を推定するには十分とはいえない。そのため，財政上の影響を検討するためには，2つの段階，

　ステップ1：いわゆるBI
　ステップ2：関連疾患や医療システム上で影響を受ける財政的変化の評価

について評価する必要があると考えられる。

　以上の論点を踏まえると，医薬経済学的な手法を用いた新医療技術のイノベーション評価の方法として，次のような基本プロセスが提起される。すなわち，

　ステップ1：比較対象技術に対する新技術の費用効果分析を行う（伝統的な費用効果分析）
　ステップ2：新技術および従来の複数の技術を対象とした効率的フロンティア分析を行う
　ステップ3：メーカー希望価格を用いた場合，図3におけるどのイノベーション・パターンとなるかを同定
　ステップ4：日本型の準VBPにより算定される価格（本稿の第3章で既述）を用いて，ステップ3）と同様なパターン分析を行い，暫定的な新技術の薬価を決定
　ステップ5：暫定薬価を用いて，薬価改定の2年間を視野に財政上の影響を検討

という流れである。

　もちろん，各プロセスにおける手法は必ずしも確立はされていないため，各論は今後の検討課題である。

5. 経済評価導入に際しての諸問題

6 おわりに

　2012年5月に始まった厚生労働省での費用対効果評価専門部会での医療技術に対する経済評価手法の導入をめぐる討議を受け，今後，わが国における医療技術の経済評価導入の論議が単に費用節減のみに向かうことなく，いかに医療イノベーションを促進し，その評価手法を確立するかを問うことが重要な課題となることを論じた．本稿での提起が今後の国の検討に役立つことを期待する．

---

1) 平成24年度厚生労働省中央社会保険医療協議会：費用対効果評価専門部会（第1回）議事次第．2012（http://www.mhlw.go.jp/stf/shingi/2r9852000002a7mj.html［最新アクセス2013年1月15日］）
2) 平成24年度厚生労働省中央社会保険医療協議会：費用対効果評価専門部会第1回．中医協，費-2，2012（http://www.mhlw.go.jp/stf/shingi/2r9852000002a7mj-att/2r98520000002agiq.pdf［最新アクセス2013年1月15日］）
3) 福田敬（分担研究者代表）：医療経済評価研究の政策への応用に関する予備的研究報告書（詳細版）．平成22年度厚生労働科学研究費補助金政策科学総合研究事業による分担研究報告書，一般財団法人 医療経済研究・社会保険福祉協会医療経済研究機構，2011
4) 鎌江伊三夫：日本の新薬価制度と医薬経済的評価―活用の実例を考える．薬事エキスパート研修会要旨集，日本公定書協会，第89回，51-65，2010
5) リスファックス：経済的評価は改定指標が「現実的」．医薬経済社，6月27日第5866号，2011
6) Kamae I, et al: Value-Based Pricing and the Principle of the Incremental Cost-Effectiveness Ratio: The Case and Potential in Japan. ISPOR CONNECTIONS September/October, 16(5), 2010
7) 鎌江伊三夫監訳：ヘルスケアサイエンスのための医薬経済学用語集（臨床経済学研究会・ISPOR日本部会・ISPOR用語集翻訳委員会編），医薬出版センター，2011
http://www.jpma.or.jp/jpmashop/order/search_list.php［最新アクセス2012年2月5日］
8) 鎌江伊三夫，他：「医薬品・医療機器を対象とした社会経済評価ガイドライン策定のためのエキスパート・コンセンサス形成と提言に関する研究」厚生労働科学研究費補助金政

Ⅵ. 経済評価導入への針路と課題

策科学推進研究事業平成17〜18年度総合研究報告書, 2007
 9) 鎌江伊三夫, 他：医薬品・医療機器を対象とした社会経済評価ガイドラインのエキスパート・コンセンサス案とその活用への提言. 薬剤疫学, 16(1), 21-26, 2011
10) IQWiG の医療経済評価ガイドライン. https://www.iqwig.de/download/General_Methods_for_the_Assessment_of_the_Relation_of_Benefits_to_Costs.pdf［最新アクセス2013年1月15日］
11) 医薬経済学フロンティア研究会：ドイツ IQWiG 医療技術評価ガイドライン―その概要と意義―. 社会保険旬報, No.2409：18-25, 2009

座談会

現在の日本における医療技術評価の制度化に向けた課題と選択肢

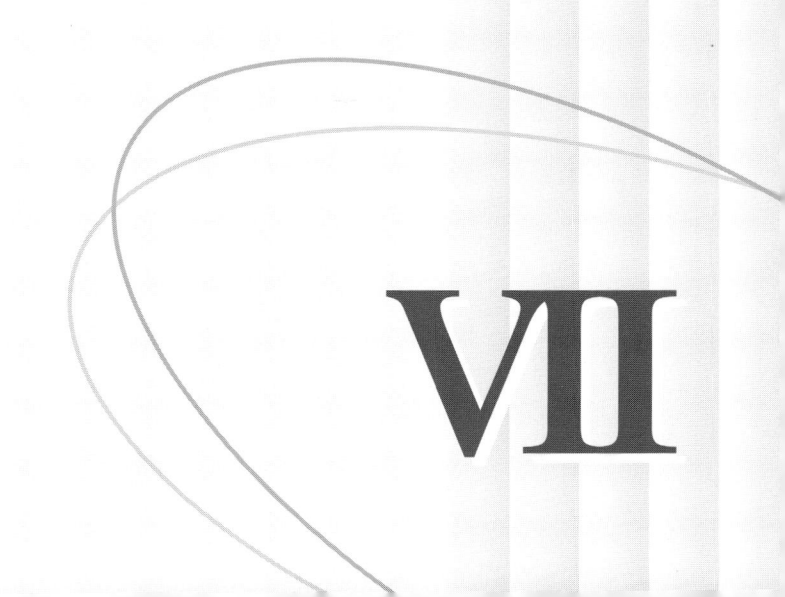

VII

Ⅶ. 座談会

座談会

現在の日本における医療技術評価の制度化に向けた課題と選択肢

出席者

鎌江伊三夫 （司会）	東京大学公共政策大学院 特任教授 キヤノングローバル戦略研究所 研究主幹
森田　朗	学習院大学法学部 教授 東京大学 名誉教授・東京大学政策ビジョン研究センター 客員教授 中央社会保険医療協議会 会長
林　良造	明治大学国際総合研究所 所長 東京大学公共政策大学院 客員教授
土井　脩	一般財団法人医薬品医療機器レギュラトリーサイエンス財団 理事長
大西　昭郎	東京大学公共政策大学院 特任教授
長瀬　敏雄	MSD株式会社 執行役員 医薬政策部門統括
福田　敬	国立保健医療科学院研究情報支援研究センター 上席主任研究官
城山　英明	東京大学大学院法学政治学研究科 教授 東京大学公共政策大学院 副院長 東京大学政策ビジョン研究センター センター長

【鎌江】まず今日ご参加いただいた先生方に簡単に自己紹介をお願い致します。

【森田】私は行政学，広い意味で政治学を専攻しています。医学も，工学もまったくの素人なのですが，中央社会保険医療協議会（中医協）の会長を仰せつかっていることから今日ここに呼ばれたと理解しています。中医協では医療経済評価の話に入り始めているところです。

【林】私は8年ほど前まで経済産業省にいまして，イノベーションの観点から医療に関心をもっていました。その頃から，これだけ需要も産業の技術力もありながら，日本の医療産業は世界をリードするようになっていないことに疑問をもっていました。その後，東京大学に来てから個人的にも勉強し，さらには損保ジャパンさんの寄付講座で医療に関するリスクマネージメントをテーマとすることになったため，今回の企画に関わることになりました。

【土井】現在は医薬品医療機器レギュラトリーサイエンス財団にいますが，2001年まで厚生省に通算30年近く在籍しました。審査や安全対策が中心で，医療保険関係を担当したことはないのですが，いつも隣ではみていました。そういう意味で私自身は医療経済評価には昔から関心をもっていました。

【大西】私は1980年代に経済産業省（当時の通商産業省）で先端的な産業分野，先端技術の産業分野に関する政策を担当させていただきました。その後，コンサルティング会社や，つい最近まで医療機器のメーカーにおり，イノベーションの分野から医療を眺めました。新しい医療技術がどのように産業化をされていくのか，産業化の過程でどのような政策との関わりがあるのかということに関心をもっています。

【長瀬】MSDは製薬会社の米国メルク社の日本法人なのですが，私はここで政策を担当しています。業界に入って24年になりますが，これまでに創薬研究を12年，その後ビジネス・マーケティングを10年担当し，現在担当する政策分野に関わって2年半になります。皆様のようにこの分野で長い経験があるわけではないですが，企業での薬の開発について川上から川下までの一通りをみていますので，いろいろ興味をもって勉強させていただいているところです。

【福田】私は東京大学の医学部保健学科の出身で，薬学部と医学部の助手と准教授をやっていました。広めの医療経済の領域と特に最近は医療経済評価に関

Ⅶ. 座談会

心をもって，研究をさせていただいています。2011年の11月から，現在の国立保健医療科学院の職に就いています。中医協の下の医療技術評価分科会の委員と，2012年5月から始まりました費用対効果評価専門部会には参考人として参加させていただいています。

【城山】森田先生の後を受けて，政策ビジョン研究センターという，東京大学内の部局横断的機構のセンター長をやらせていただいています。私自身の専門は行政学で，その観点から公共政策と科学技術の間に関するいろいろな課題に関心をもっています。安全規制や技術の社会的導入プロセスを他分野と比較研究しています。テクノロジーアセスメントに関するプロジェクトの一貫として，実際の現場のプロセスに埋め込まれたHTAというのにも関心をもっています。

●背景と現状，そして厚労省の新方針

【鎌江】さて，まず私のほうから概念整理に関して，簡単にコメントさせていただきたいと思います。

医療技術評価（HTA）の概念は結構古く，欧米の研究者や学会の動きなどをみても，さまざまに歴史的に変遷してきています。

もともと医療技術評価というのは，技術評価のなかで医療に特化した分野で，特に薬剤に限ることなく，医療機器，あるいは医師の技術，さらには地域，コミュニティにおける予防医学のプログラムなどもその評価の対象として含まれます。

それらの技術が果たしてどこまで医学的に有効で社会的な価値があるのかとか，あるいは費用対効果にはすぐれるのか，そういう諸々の評価を客観的に行いたいというところから，概念的に出てきたのがHTAだと思われます。

その後論議を経ていくなかで用語の意味合いが少しずつ変わってきている面もあります。特に1999年にイギリスNICEができ，薬剤を中心にして，イギリスのナショナルヘルスサービスでの償還問題に費用対効果のデータを勘案していく方法論が確立されて以降は，むしろ産業界側が，償還問題を費用対効果に基づいて考える政策の話をHTAと呼ぶようになり，NICE成立まではあま

りなかったHTAエージェンシーという言葉も使われるようになってきました。

もともと医療の評価には，医療のエビデンスの種類を，臨床試験における効能（efficacy），効果（effectiveness），価値（value）という臨床上の価値の違いでみていく軸と，もうひとつ，エビデンスをどのように扱っていくかという観点から，生成，合成および意思決定の3つの要素でとらえる軸の，2つの軸が存在します。

臨床の世界でEBMということがいわれ始めたのは，前者のエビデンス生成の軸であったわけです。それに対して社会の広範な価値を包含していく評価に基づいて意思決定を行う方向にパラダイムは動いてきています。すなわち，第2の軸方向です。そこでHTAという言葉には，価値と意思決定の両軸が再認識されてきているというのが現実ではないかと思います。

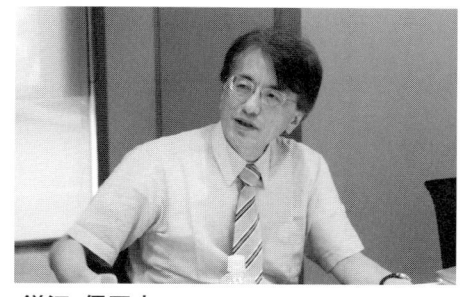

現在，中医協において医療経済評価に関する検討が始まり，2012年の4月以降，中医協の費用対効果の部会ができ，具体的な議論が進行しています。その源流は，おそらく1990年代初め頃の厚生省による経済評価データの提出の推奨にあったと思われます。まず座談会の口火として，そのあたりの経過のご説明やご意見を土井さんからいただければと思います。

鎌江　伊三夫
1979年京都大学大学院工学研究科修士課程修了。1985年神戸大学医学部医学科卒業，ハーバード大学公衆衛生学博士。島根医科大学医学部医療情報学講座助教授，京都大学医学部附属病院総合診療部助教授，神戸大学都市安全医学研究センター・同大学院医学系研究科教授，慶應義塾大学大学院健康マネジメント研究科教授を経て，2012年から東京大学公共政策大学院特任教授，キヤノングローバル戦略研究所研究主幹および明治大学国際総合研究所客員教授。

【土井】いまから20年程前の話ですが，1992年8月に医薬品の経済的評価を参考資料として出してもよいということが厚生省から意思表示をされました。それが医療保険制度における医薬品の医療経済評価のスタートだったと考えていますが，1990年代の初めというのはこれだけがポッと起きたわけではありません。

Ⅶ. 座談会

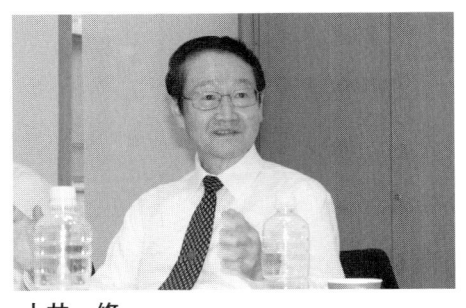

土井　脩
1969年東京大学大学院薬学系研究科修士課程修了（薬学博士）。東京大学応用微生物研究所，国立予防衛生研究所，ワシントン大学医学部を経て，1979年厚生省入省。1990年から審査第一課長・新医薬品課長としてICHを推進。安全課長，麻薬課長，大臣官房審議官（薬務担当，医薬安全担当），医薬品医療機器総合機構理事，財団法人日本公定書協会専務理事，同理事長などを経て，2011年から現職。

私が新医薬品課長を務めた1990年から1992年まではICHという，医薬品のハーモナイゼーションがスタートしました。安全課長を務めた1992～1994年には，サロゲートエンドポイントでいろんな薬を承認しているけれども，本当に効くのかと医療関係者からも言われ，厚生省としても薬剤疫学研究をやるぞということで，1993年には方針を示しています。

当時は医療費がすでに20兆円を超えていまして，薬剤比率が30％と薬が徹底的に叩かれていて「薬の承認時に医療における評価もなんとかしろ」という，相当に厳しい状態でした。

1992年の8月には私は承認審査のほうにいて，当時は経済課も同じ薬務局の中にあり，意思の疎通はよく，この頃に「21世紀の医薬品のあり方懇談会」が当時の局長のイニシアティブでスタートして，その中間報告がその次の年の1993年の2月に出ています。中間報告には薬の承認審査について，将来的にはコストベネフィットの評価を考慮すべきだということが記載され，薬価の算定にあたって，医療に対する貢献度を重視すべきだということも中間報告のなかで出されています。

【鎌江】1990年の初め頃はかなり盛り上がっていたようですね。

【土井】ものすごく盛り上がったのですね。1993年に医療経済研究機構が厚生省の肝煎りでできました。ところがその後，静かになりましたね。実はその頃は米国のFDAもやはり審査の問題でだいぶ責められていたようで，「審査のところでコストベネフィットもみるぞ」というようなことをFDAは言っていました。それに対し，米国の当時の製薬協，USPMA，いまのPhRMAが猛反対し，薬の評価というのは医療現場に出れば，承認のときの評価とまったく違

う評価をされるものだ，薬の承認の段階で薬の医療における役割みたいなのを評価するのはおかしい，という反論がされました。よく考えてみたら，おかしな議論なのですけれども，そのようなことで猛反対して，結局米国でも動かなかったのですね。

ただ，厚生省でも表向きはあまり動きがなかったようにみえますが，現実には薬価の薬の評価にはいまも医療経済評価の考え方が入っていますね。最近は中医協が動き出したし，米国も表向きはあまり動いていないけれども，先端的な医療機器について，去年ぐらいから，FDAとメディケア・メディケイドをやっているCMSがジョイントで審査段階から情報交換するという動きがあります。そういう意味では審査と経済評価が近づいてきているというのが，私のいま知っている範囲ですね。

【鎌江】なるほど，ありがとうございます。わが国の中でそのような動きが1990年代に起こり，その後，少し揺り戻しはありますが消えることはなく，水面下ではいろいろと研究が進められていたということですね。中医協のなかでもコンセプトとして経済評価を検討する議論は，これまでも繰り返しあったようですが，本格的な検討としては2012年の部会の設立まで待たなければなりませんでした。民主党政権ができて，2011年のHTAへのロードマップを描いた流れが出てきたということでしょうか。

【森田】中医協は，いうまでもなく，診療報酬を決めるところであり，1号支払側保険者，2号診療側医療機関が協議をして診療報酬の点数を決めるわけです。

これまでのところ，わが国では，国民皆保険制度のもとで全員が保険に加入するとともに，ほとんどすべての医療行為が保険でカバーされており，それを前提にして医療が行われてきましたし，その保険制度のもとで平均寿命が世界一であるとか，乳幼児死亡率も世界で最もよいという，医療の実績を生み出してきました。

一方，1990年代以降，経済の下降局面においても医療費は相変わらず増え続けているので，このままでは持続可能ではないということから，医療費を抑制するという動きが出てきました。

ただ，中医協は 2 年おきに診療報酬を決めるわけですが，そういう意識はあまりなかったし，保険者側もそのことを強く仰らなかったと思います。

特に 21 世紀に入ってからは，急速な高齢化の進展と医療技術の進歩によって，医療費増大の傾向が相変わらず強く，他方で厳しい財政状況から，診療報酬の改定率は 2007 年以降閣議決定されるようになりました。

また，患者さんにとってはたいへん恩恵が大きい新薬や，新しい技術の開発が進みましたが，他方で保険財政がいちだんと厳しくなってきました。国保の状況はいうまでもなく，協会けんぽのほうも保険料率が 10％を超えるようになってきました。

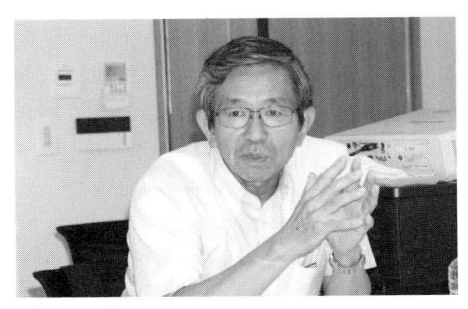

森田 朗
1976 年東京大学法学部卒業後，同学部助手。千葉大学法経学部助教授，教授を経て，1994 年から東京大学大学院法学政治学研究科・法学部教授。2004 年東京大学公共政策大学院教授，初代院長。総長特任補佐，政策ビジョン研究センター・センター長の後，学術顧問を歴任し，2012 年 4 月から学習院大学法学部教授，東京大学名誉教授。厚生労働省中央社会保険医療協議会・会長，内閣官房 IT 戦略本部電子行政タスクフォース構成員・座長，人事院参与。

組合健保にとっても，高齢者医療制度に対する拠出が多くなり，財政が厳しくなってくる状況のなかで，現状のように，原則として薬事承認を得たものをほぼ自動的に保険収載を認めるという形を持続することが可能か，ということが問題になってきたわけです。

私自身もそこまで深い意図があって言ったわけではありませんが，中医協でそういう趣旨の発言をしたときに「それはまさに NICE の行う評価のことか」という形で受け止められました。さらに私の前任の遠藤会長が，会長退任のご挨拶のなかで，評価の仕組みを入れることを検討すべきである，と仰いました。そこで，次第に評価への関心が高まってきたというわけです。

今後は保険収載についてのチェック，保険の価格面での調整を考えていかなければいけないのではないかという意見をもとに，今回 2012 年度の診療報酬の改定のときに附帯意見が付けられました。それに基づいて，本格的にそれに

ついて検討を始めようということです。可能であれば，次期改定で試行的に何かやってみようという段階でして，それで福田先生にもご参加いただいて，分科会をつくって議論を始めたというのが経緯です。

【鎌江】ありがとうございます。行政レベルでの制度の整備が進んでいく方向にあるかと思われます。

●導入に向けての主要な論点─医療費削減かイノベーション促進か

【鎌江】一方，産業界側はどうでしょうか。リレンザ®をめぐるグラクソとNICEの対立や，あるいはNICEとエーザイの裁判に見られるように，医療技術評価の国レベルでの政策導入がしばしば産業界との衝突を起こしてきたのも事実と思われます。医薬品の産業だけでなく，医療機器にも類似の問題は生じていると思われますが，そのあたりは大西さんいかがでしょうか。

【大西】では私のほうから。医療機器というのは，医療保険もしくは保険償還制度のなかで医薬品とは扱いが違うことが多いと思います。医療機器の場合は病院の中で使用するものがほとんどですので，欧米では，1980年代後半以降に導入が進んだDRGという包括支払いの枠組みに新しい技術があてはまるのか，あてはまらないのかという点が大きな議論になります。改善・改良製品に関しては大きな議論はなく，DRGの範囲内のものは病院の判断で採用されますし，包括支払いですから財政上の問題にもなりにくいといえます。

ただ，新しく画期的な製品は既存のDRGの枠にはまらないものがあり，特に医療機器の場合は薬と違い「毎日何十円かかる」という議論ではなく，高額の機器が手術に使われ，その後何年間どういう効果をもつのかということが議論の対象になります。既存の治療方法，医薬品を使った治療方法とデバイスを使った治療の比較のデータがないと病院に対する説得もできません。

ただ，データがあれば，欧米の場合は病院に特別なファンドが用意されていて，DRGを超えるけれども一定数までは病院の判断を尊重して使用できる制度もあります。保険収載を検討する段階では，蓄積されたデータを活用して「実際にこういう効果があります」ということを示していくプラクティスがあると思います。

そういった意味ではNICEができたときも同様な手法を提示して，たとえば薬剤溶出型のステントについては効果を示しながら議論が繰り返されてきました。薬剤が既存薬対新薬という比較で議論されるのに比べ，画期的な技術や多額のコストがかかるものを既存の治療と比較する議論では少し趣が違うかなと感じます。

【鎌江】 機器の場合は医薬品と特性が異なる面がありますが，経済評価を必要としている背景は存在しているということですね。特に高度な機器では。

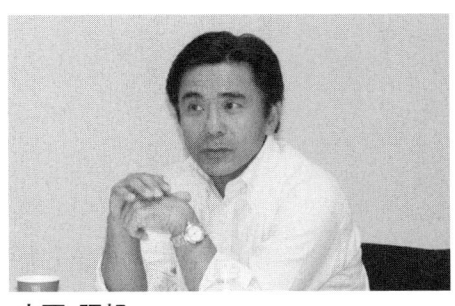

大西　昭郎
1982年東京大学工学部卒業後，通商産業省入省。ペンシルベニア大学ウォートンスクールにて経営学修士。経済協力開発機構（OECD）ほか，コンサルティング会社，ITベンチャー企業などを経て，2003年から2012年まで日本メドトロニック株式会社取締役副社長。2011年1月から東京大学特任教授。2012年10月から，内閣官房医療イノベーション推進室次長。

【大西】 加えて，手術等病院の中での治療の一環として使用されるので，医療現場にとっての有用性や利便性あるいは医療技術そのものの経済性というところも議論する傾向にあるのも特徴的だと思います。

【鎌江】 長瀬さんにうかがいます。国際製薬団体連合会も，最初はHTAに反対でしたけれども次第に容認していますね。近年，特に海外メーカーでは，政策導入がやむをえないものであれば，それを積極的にビジネスに応用していくという姿勢も出てきているかのようにもみえますが。

【長瀬】 仰るとおりです。米国のように医療技術，医療機器，および医薬品に関して全然天井がなく自由に価格がつけられるような国でも，コスト的なプレッシャーが強くなってきているのは事実です。

　一方，大西さんが仰ったように機器とは違い，医薬品の場合は昔に比べると製品開発に膨大なお金と時間がかかるようになってきています。同時にアンメットニーズに対する新薬の開発というのはメーカーの責務ですので，新薬開発はかなりのリスクも伴います。前倒しに使っている研究開発投資を製品の売り上げで回収しながら医薬品の創出にチャレンジしていくことを考えると，や

はりアンメットニーズの高い分野で新薬をつくった場合には，価格面でそのチャレンジに見合った適切な評価をしていただきたいという思いが産業界にはあります。

　特にNICEで問題になったのは，償還の基準を臨床治験のデータだけで評価することでした。でも治験には厳密な適応・除外基準をパスした方だけしか参加できないため，薬が実際の臨床現場で使われた場合に想定される，利益を受ける方がどの辺まで広がり，どのくらい続くのかというデータは，限定された条件で実施される臨床治験では得られない場合が一般的です。ですので，薬剤の償還を臨床治験データで判断することは，その薬の真の実力を評価するのにそぐわない場合もあると考えられます。さらに，イギリスでは世界に先駆けて，人の命をお金に換算して，一定額を超えると償還を認めないという行政判断をしたために，この点に関しては業界の中だけではなく世論を巻き込んで大きな議論になりました。

　こうした議論を受け，イギリスではNICEが償還を認めない場合でも，社会的ニーズのある薬剤は別枠でその臨床使用を認める仕組みが整備されました。ヨーロッパ諸国でも，イギリスの事例を参考に，それぞれの財政事情にあわせて制度を工夫・改良して，独自の制度を導入しているという事実があります。

　翻って日本の状況を考えますと，先ほど土井先生も仰ったように，現行の保険薬価制度は，薬剤費を一定レベルにコントロールする仕組みをすでにもっているといえます。あらたに医療経済学的に薬剤を評価する仕組みを導入するのであれば，既存の制度の良い面を殺さないように整合性を十分とらないといけないですね。

　ここ数年海外メーカーが日本の薬価制度を評価している点は，将来の開発新薬の薬価がある程度予見可能なこと，承認取得後60〜90日以内にきちんと薬価基準に収載されること，そして一旦薬価が決まれば，すべての医薬品が保険償還されるところです。しかも，その際の償還価格はヨーロッパの国に比べるとイノベーションを評価した妥当な価格帯で決定されています。現状に加えて何か新しい制度を導入するのであれば，保険償還までのスピードを減弱させないような工夫をしないと，せっかく諸外国から高く評価されている制度を，わ

ざわざ無駄に改悪することになってしまいます。

　ただし今後，少子・高齢化がますます加速し，経済事情があまり好転する兆しがないという状況ですので，限られた資源を有効に分配するためには，医療技術を適切に評価できる尺度を導入して，医療制度全体をより良いものにしていただきたい。そのためには協力できるところは十分協力します，というのが業界としての本音だと思います。現状ではとかく薬だけが議論の俎上にあがっている感がありますが，医療機器や医療技術を含めた診療報酬体系全体が，費用対効果を適切に判定する尺度で評価されるという広い視野での議論が進むことを前提に，医療技術評価の導入に関して業界としても前向きに協力したいというのが，特に米国研究製薬工業協会の現在のスタンスです。

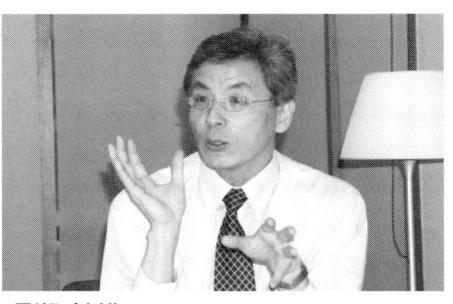

長瀬　敏雄
1985年東京大学大学院理学系研究科博士課程修了，同年5月より愛媛大学工学部資源化学科助手。1988年万有製薬株式会社（現MSD株式会社）に入社，創薬研究に従事。9ヵ月間の米国本社研修の後，2001年より営業本部副本部長マーケティング領域担当。2011年医薬政策部門に異動し，2011年4月より執行役員医薬政策部門統括。

【鎌江】わが国の持続可能性というキーワードの中で，多くの人がHTAの必要性については認めつつ，総論賛成，しかし各論的にはいろいろ問題が残されていると感じているかと思います。

　医療費の削減が持続可能性上の重要な問題であることは事実でしょうが，一方でイノベーションをどのように担保するのかという課題もあります。そのあたり，林先生いかがでしょうか。

【林】日本の医療費をOECD比較で眺めたときには，決して大きいわけではないと感じています。それが今後，持続可能かどうかという長期の議論は別として，瞬間的にみたときには，これまで医療費が抑えられてきていたことがお医者さんの診療報酬など，リスクに見合わない，やや無理な報酬になっている部分がさまざまな歪みをもたらしているのではないか，日本の医療の高騰の問題を読み解く際に医療費を問題とすべきなのかな，という疑問をもちながら医療

制度をみてきました。

それよりも，日本発の高い技術が日本で利用できず他の国で花開くばかりか，日本人の患者が外国で治療を受けるということになるような構造をオーバーホールしなくてはいけないのではなかろうかと。

1990年代以降，われわれが体験してきたグローバリゼーションの結果，お医者さんも動けば，企業も，患者さんまで皆自分の最適な活動場所まで動く。それを前提にしたとき，日本の中で活発な医療の開発活動が行われ，それがサービスにつながっていくようなシステムというのは何なのだろうかということを考えてきました。

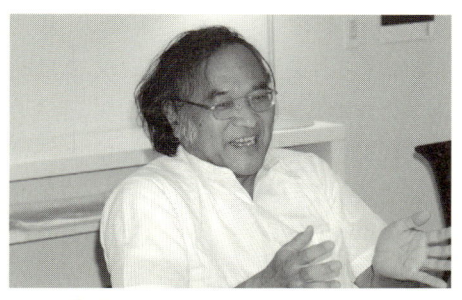

林　良造
1970年京都大学法学部卒業後，通商産業省入省。生活産業局長，経済産業大臣官房長，経済産業政策局長を歴任。退任後，独立行政法人経済産業研究所コンサルティングフェロー，帝人株式会社独立社外監査役，キヤノングローバル戦略研究所理事，伊藤忠商事独立社外監査役。ハーバード大学Kennedy Schoolフェロー・客員講師，東京大学公共政策大学院教授。2011年から明治大学国際総合研究所所長。

その場合，土井さんがおられた審査承認部門はまず目につくのですが，すでにドラッグラグの問題，その他いろいろ最先端の問題として取り上げられ，改善もされてきています。

考えてみると経済自体には，プライスメカニズムとプライスシグナルが働くわけです。医療保険というマクロな話もさることながら，ミクロの医療現場でお医者さん，医薬品メーカー，医療機器メーカー，あるいは病院が自分のリスクで判断ができるような客観的な状況があって，その価値に見合った価格がそれなりに見通せるという状況でないと，投資のしようもない。これは産業を扱っている立場からはあたりまえのことなのです。

つまり価格についての予見可能性や基本的な考え方がしっかりしていること自身が，イノベーションという観点からみるとたいへん大事なことであって，より高い価値を生み出すようなものに回すための原資をどうしていくのか。医療費削減ではなく，こうした観点から議論すべきではないかというのが，たいへん正直な感想です。

Ⅶ. 座談会

【鎌江】おそらく医療の現場では医療が産業としてとらえられること自体に違和感があるかもしれません。むしろほとんどの医療関係者は医療を産業としてみていないと思われます。「医は仁術なり」という言葉もあります。したがって，病院のシステムや，医師の行為がどういう形で新薬とか，新医療技術の創生に関係するのか，あるいは科学的な予見可能性とかにつながっていくのかといったシステム思考は，従来は発想すらなかったというのが正直なところなのではないかと思われます。

しかし，最近の高価な抗癌剤等が通常の臨床に入ってくるようになると，さすがに医は仁術であって，システム思考や経済評価は医療と無関係な話であると考えていた医療関係者も，医療の社会的責任の中に費用対効果を考慮する必要性を認識するようになってくるようですね。

【城山】私は医療技術の実用化というよりも，もともとより上流の話を対象にしていたのですね。医療技術にはリスクもベネフィットもあるが，それを包括的にみるということです。価格の問題というのは，財政状況を考えればある種のリスクになる一方，産業として本当に使えるようになるという意味ではベネフィットであるとも考えます。

さらに上流の，たとえば医工連携というテーマに取り組むと，サービスになるかどうか以前に，そもそも工学系の人と医学系の人がちゃんと話が通じるかというところから始まります。連携の可能性や制度的バリアーは何か，倫理的な問題，いわゆるELSIといわれる問題などを事前に把握したうえで問題を片付けていくことが肝心だと思います。

研究開発者にとってのテクノロジーアセスメントの意味を少し冷めていうと，「社会に過剰期待をさせない」エクスペクテーションマネージメントみたいなもの，という言い方もありえます。研究開発者は過大な期待が失望に転化し，投資が減ることをおそれています。

つまりテクノロジーアセスメントといっても，幅広くいろいろな段階で何を手法として考えるべきかについて，たぶんそれぞれの段階でいろいろな使い道があると思います。

「ヘルステクノロジーアセスメント」として対象も限定して，経済的な側面

に焦点をあてて制度化することは，先ほどの NICE や医療財政との絡みでの日本の議論のなかでも取り上げられていますが，これはよくも悪くも限定的なものですね。しかしアセスメントというのは経済評価以外のいろいろなことに使えるし，現実にヘルステクノロジーアセスメントを日本に導入する場合の「範囲」はいろいろな設計があり得て，広げたほうがよい部分と，あまり広げると何でもありになってしまって，なかなかワークしない部分があると思います。

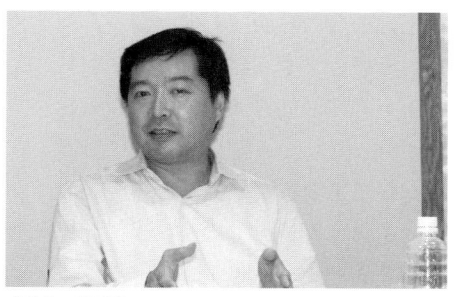

城山 英明
1989 年東京大学法学部卒業後，同助手，東京大学大学院法学政治学研究科講師，助教授を経て，2006 年東京大学大学院法学政治学研究科教授。2010 年から東京大学公共政策大学院教授，東京大学政策ビジョン研究センター長を兼務，2012 年から東京大学公共政策大学院副院長。専門は，行政学，国際行政論，科学技術と公共政策。

　つまり，テクノロジーアセスメント自身は広い範囲で議論される余地があるものだけれど，いったい何をここに期待するのかということを，ある程度詰めていくことが日本のいまの議論のなかで必要なのではないかという感じがします。

●中医協の役割と期待

【鎌江】仰られるように，経済評価は広い意味での医療技術評価のなかで，一側面に焦点をあてるものだと思います。

　医工連携の話にもありましたとおり，経済評価の場合，経済畑の人もいれば，医療や工学出身の人など背景は多様です。皆さんがそれぞれの分野での異なる言葉をもつために，話が通じにくいという状況があります。それでも，問題をある程度絞らざるを得ないのはたいへんに難しいですね。言葉が異なれば，HTA の活用法についても費用削減かイノベーション創出かの議論がなかなかかみ合いません。そのあたり，中医協での参考人をされている福田先生はどのようにお考えですか。

【福田】HTA の使い道については，医療費の効果的な使用，イノベーション

Ⅶ. 座談会

の創出のどちらか一方ではなく，両方だと思います。諸外国を見ていても医療経済評価導入後，医療費の総額が減ったという国はないので日本においても医療費が減るということはおそらくないのではないか，と思います。

一方，医療費が伸びていく一つの大きな要因は技術進歩であることは間違いないでしょう。医療費の伸びを抑えるために医療技術の進歩そのものを止めるというのは本末転倒ですから，やはりある程度医療費としては増やさなくてはいけないと思います。医療経済評価の目的は，そのときの合理性，あるいは透明性をいかに高めるかではないかと思っています。すると，評価実施にあたっては合理的かつ説明責任を果たせるような透明性の高い評価方法が必要になります。特に政策で使うためには標準的な経済評価の方法を確立して，同じように評価したものについて議論をして，価格づけ等の参考にすることが必要だと思っています。

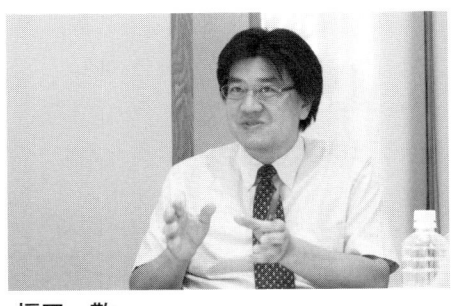

福田　敬
1990年東京大学医学部保健学科卒業後，1995年東京大学大学院医学系研究科保健学専攻博士課程単位取得退学，東京大学大学院薬学系研究科医薬経済学講座客員助教授，東京大学大学院医学系研究科公共健康医学専攻臨床疫学・経済分野准教授などを経て，2011年11月から現職。厚生労働省保険医療専門審査員。

NICEをはじめとした諸外国のHTA機関では経済評価ガイドラインで標準スタイルを決めて，それに則って評価しています。日本国内でも，これまでも鎌江先生やほかの先生方から研究レベルとしてはいくつかのガイドラインが提案されています。それらを参考にしながら，今後経済評価ガイドラインを議論する際の論点をまとめたいと思っています。

一方，日本では疫学的なデータなど使えるデータ整備が遅れていて，利用が限られていることは大きな問題です。費用に関してもレセプトを電子化したものをデータベース化して使うことができるようになってきたのは最近のことで，これらが整備されないとやりにくいと思います。

評価の際にアセスメントとアプレーザルという分け方をします。アセスメン

トは費用対効果の計算そのものを実施して「結果がこうです」と提出することで，その情報とほかの事項を勘案して，運用について判断することはアプレーザルといえますが，日本ではこの二つは分けて考えてよいと思います。現行制度下では，アプレーザルは中医協で行うべき事項ではないかと思いますので，我々研究者はアセスメントの部分，費用対効果に関する透明性の高い評価を行い，中医協に提案することを求められているというように理解をしているところです。

【森田】確かに役割分担として，中医協が何をどうすべきかという論点は大事ですが，その前に少し整理する必要があるのではないかと思っています。

日本におけるHTAの議論はテクノロジーアセスメントのうちの経済評価，費用対効果に焦点を絞り，中医協の担当は費用対効果の要素を入れるかどうかという議論で，技術そのものの有効性は確保されているという前提ですね。

しかしその前に，まず，医療については財源の問題を考えないといけません。財政当局はどこの国も抑制を主張しないところはありませんが，わが国は，イノベーションと保険財政の観点からはOECDの中で医療費の総額が相対的に低いですね。これは諸外国からいわせると「日本は上手に抑制しているね」という評価だと思います。

一方，患者さんが「自分が病気を治すためにもっとお金を出していい」というように思ってお金を出すなら，それは差し支えないと個人的には思います。しかし，わが国の皆保険制度のもとでは高いレベルまで医療を保険でカバーしている結果，保険料率がずいぶん高くなってきたことは問題ではないでしょうか。「もっとお金を出しても高い医療がほしい」という一部の人たちには，個人で負担してもらう仕組みがあってもよいのではないかというのが，いま議論になっているわけです。

日本の皆保険制度のもとでも所得に応じた保険料の傾斜はありますが，それは医療サービスに対する支払意欲に応じたものではありません。そういった状況で新しい技術をどのように導入していくかについてまず議論すべきだと思います。新しい技術や新しいお薬の価格を上げることは産業化のためのインセンティブとしては必要なことです。技術開発は大学や研究機関レベルでの話から

企業化まで関わる問題ですが，普通の財サービスと違って，あくまでも保険財政で支えられている。そこのところをどう考えるか。この点をきちんと議論しておかなくてはいけないと思います。ただ，これらの事項は中医協でする議論ではありません。

　次の段階で，中医協の場合には，評価をして費用対効果に基づいて判断することになるのですが，分析によって出てきた情報をいかに使うかという，いま福田先生が仰ったアプレーザルの問題があると思います。たとえば血圧がいくつからいくつというのは測定ですけれども，それを健康とみるか，病気とみるか，どう治療すべきなのかは評価の話になります。

　評価の仕組みの導入の仕方としては，新しい技術，医薬品を類似薬や類似技術と比較し，有意なものだけ保険収載をするということを検討することもあり得るでしょう。新しいものにどんどん入れ替えていくという意味での，インセンティブをつくりだすというメカニズムとしての評価の使い方もあると思います。

　いずれにしても，医療技術評価はどういう性質のツールで，何に役立ち，いかなるシチュエーションでどのように使うのか。わが国の場合にはどのようにすべきなのか。その辺について，整理をした形で議論をしていくべきであると思います。

【鎌江】中医協の部会の中で議論すべきことと，もう少し広く外で議論しなければいけないこと，たとえば，医療のイノベーションと産業促進とか，あるいは医療費の適正化計画などは中医協の役割を越えるようなもっと大きな話かと思われます。ミクロな分析である費用対効果の評価の場合，データの利用可能性とか透明性とかの問題も指摘されるかと思います。組織については誰がその評価をするのか，アセスメントをどのような専門家たちがどのような組織で行うのか，大学にアウトソーシングして研究者による第三者的な評価という形をとる場合，利益相反はクリアできるかなど，さまざまな問題が出てくると思います。

　評価を実行する組織の問題は中医協で議論できる問題なのでしょうか。あるいは外の問題なのでしょうか。そのあたりを森田先生はどのようにお考えです

か。

【森田】中医協の役割はアセスメントの結果が出てきた場合，それをどのような形で活用するか。具体的なケースでそれにしたがって，どう判断するかということだと思います。不十分なデータのもとで評価をせざるを得ない場合に，どのように受け止めるかという点について，いろいろなステークホルダーがいる中医協の中で議論を整理していくことは相当たいへんなことだと思いますので，精度の高いアセスメントの結果が出てくるのを期待しているわけですよ（笑）。

●データをめぐる問題点

【林】イノベーションという観点からは「増やす」「減らす」という議論も大事です。並行して全部やらなければいけませんが，ボトムラインとしては企業活動をするうえで，その予測可能性があるかどうかというのは実は最大の問題です。

確かに日本ではデータが不足している。でも，データがない場合にどうするかということに中医協での議論がフォーカスされてしまうと，もったいない。

と同時に，アプレーザルの段階で検討過程の不透明な結論を出すと「せっかく時間とコストをかけてやったわりに，最後は何かよくわからない」と外から思われてしまうと意味がないので，二つのことが並行しながらだんだんと熟しながら進んでいってほしいですね。

特にデータの利用可能性や透明性については，これだけデータがあるにも関わらず，それが使われていない状況をまず早急になんとかするということが，プライオリティとしては高いところなのではないでしょうか。

【鎌江】データベースに関して韓国の例をみると，HIRAが医療技術評価を6年ほど前に始めたときには，同時に皆保険制度に基づく電子データベースの整備を行いました。また，国の機関としてのNECA（国立エビデンス共同庁）をつくり，いわばナショナルデータベースの構築の動きが加速しています。しかし日本ではデータベースの問題と経済評価をリンクした話がまだあまり議論されていないようです。

Ⅶ. 座談会

【福田】費用のデータに関してはレセプトのナショナルデータベースができつつあるというように理解していますので，そこは急速に進められると期待しています。
【鎌江】レセプトの電算化が全国で統一して行えるようになるわけですね。
【森田】そうですね。医科系や薬系は90％以上が電子化されています。歯科系はまだそこまで行っていない。
【福田】現時点ではすぐに研究で使えるという状況ではないですが，数年のうちに使えるようになると期待しています。

　臨床のデータも不足しているというのはちょっと強調しすぎたかもしれません。諸外国と比較しても程度の問題で，実際諸外国で評価する場合にも，有効性のデータがまだないので評価できませんという結論を出している例もあります。日本でもデータが利用可能な範囲で一番よい方法での評価を実施したうえで，いずれにしても意思決定はしなければいけないことになると思います。
【鎌江】今後，データが使える状況になるとして，わが国における臨床研究の少なさや，研究者の能力向上に関わる人材養成プログラムの未整備などが問題になってくるのではないでしょうか。
【福田】そこで一つのポイントになるのは，海外の臨床研究のデータの扱いだと思います。国内の臨床データに限定して使うことになると，かなり限られます。特に人種差等が問題になるものは別にして，海外の臨床研究の結果を使えるとよいと思います。
【鎌江】そうですね。さらに臨床の指標として，QALYを使うことになると，QOLスタディが必要になります。わが国では臨床研究そのものが少ないうえに，特に患者のQOLに関する研究が比較的少ない状況にあるのではないでしょうか。メーカーが臨床研究の段階で経済評価を行おうとする場合，現場でQOLスタディも同時に行う必要が生じますが，そのあたりの問題はいかがでしょうか。
【長瀬】QOLデータをとらないと新薬として承認されない分野では，当然メーカーはやらざるを得ません。たとえば，既存薬がたくさんある分野に新薬を投入した場合，サロゲートエンドポイントで比較すると，既存薬とほとんど何も

差がつかない。たとえば血圧はある程度以上下がらないし，脂質もあるところまでは下がるけれども，それが既存のものとどのくらい違うのかというのはそれだけではわからない。こういった分野で新薬を開発していこうとする場合には，弊社でもそういう試験をやっていますが，最終的にはハードエンドポイントをみるか，QOLをみるかでないと新薬として承認されないということになる。そのような状況では開発メーカーの経営判断としては，否が応でもQOLスタディをやるか，開発そのものを止めるか，という選択になります。

　たくさん薬がある分野というのはパイが大きいともいえるので，薬をつくれば，それなりに利益が見込めます。ただ，技術が進歩していかなければいけないということであれば，そこに見合うだけのリスクをとる。長期にわたってお金を投資して，万が一それが失敗しても会社としては何とかなるということがわからない限り，事業化は難しいわけです。極端なのであまりこういう言い方はしたくないのですけれども，副作用がある程度の範囲を超えても，その薬が必要な分野であれば，早く薬をつくって市場に入れることが本来は患者さんのためになるという，そういう範疇でつくった薬を「やはりQOLデータがないとだめですね」と言われたら，それはどこの会社もおそらくその分野での新薬開発はしないと思うのです。

　さらに新しい画期的な薬をつくったとしても，既存の薬が安いために費用対効果で適切な価格がつかないことが事前に予測されてしまうと，そういう国ではその薬は上市しないという経営判断をせざるを得ないという現象も起りつつあります。ある種の薬はヨーロッパに持っていっても開発投資に見合うだけの薬価がつかないので，東南アジア，ラテンアメリカ，日本，東ヨーロッパで何とかやろうかとか，そういう戦略は私企業としては当然考えざるを得ないですね。

　最近日本ではドラッグラグが大幅に解消されてきています。これは行政当局の努力によるところが大ですが，一方で医療技術評価（HTA）の導入によりヨーロッパで新薬を開発してもなかなかペイしないが，日本の場合はある程度の薬価が想定でき，さらに新薬創出・適応外薬解消等促進加算（いわゆる新薬創出加算）が試行的に導入されたこともあり，しかるべき利益が得られること

が予測できるという理由から，欧米メーカーの日本への開発投資が盛んになり，結果として日本での承認取得が加速しているということも，ラグ解消のもう一つの大きな原因と考えられます。

今後，十分な議論がなされないままで欧州流の制度が導入されてしまうと，医療技術評価に時間がかかり上市までのスピードが減速するとか，あるいはQOLデータを求められることで開発投資がかさむことが予想されます。さらに，これらに加えて引き続き日本固有の臨床データを求められる状況が続けば，外資系企業は日本での新薬開発に再び二の足を踏むことになり，開発開始時期の遅れによる新たなドラッグラグが生じてしまう可能性も否定できません。日本市場に参入した場合には医薬品を安定供給しつづけることは創薬企業としての責務ですので，海外企業の経済合理性を追求する姿勢は，こうした将来像を容易に想定させます。

●医療技術評価実施の目的

【土井】医療技術評価というと，NICEのイメージが強すぎて「何か薬を叩くためにやるんだ」みたいな話になるから議論がしにくいのですが，イノベーションのインセンティブのために薬価を上げることにも技術評価は使われるべきだと思いますし，医療技術の評価は薬以外も行うべきだと思います。議論の場は中医協ではないかもしれませんが，医療技術そのものの問題，たとえば高齢者の医療の問題，たとえば延命1カ月のためにいくらかかっているかという問題に取り組むべきだと思います。中医協マターでなかったら，政治マターでもやるべきでしょう。私が医薬品分野で期待するのは，小児薬や抗生剤など，薬価を上げなかったら開発が進まない医薬品に関する技術評価です。既存薬と比較する現行方式ではこうした薬剤を開発する人はいない。小児薬はイノベーションというほどの薬ではないかもしれないけれども，医療にはすごく必要な薬ですね。

それから抗癌剤みたいな分子標的薬ですが，おそらく日本では評価のターゲットとしているのでしょうが，これは議論するのが難しいので後回しにして，まずやらなければならないのは生活習慣病の薬だと思うのです。

1990年代にわれわれは生活習慣病の薬を費用対効果の対象と考えていました。生活習慣病の薬というのは幅広く長期間使いますから，抗癌剤に比べて安くても，やはり医療費削減の効果は大きいですね。あの頃，たとえば脳循環代謝改善剤に膨大な金を使っていたのです。いまでいえば，アルツハイマーの薬ですね。効きめははっきりしなくても，副作用もあまりない薬が日本では1990年代に愛用されていた。高脂血症剤も汎用されていますが，長期的な効果をみる必要があります。費用対効果からいって，このような薬がどんどん承認されて使われるのはおかしいのではないかというのは医療関係者も当時感づいていたわけですね。降圧剤も当時やはり問題になっていて，医療現場から「降圧剤はたくさんあるんだけれども，いったいどれが本当に効くんだ」と問い合わせを受けたものです。血圧を下げる薬のうちどれが患者のためになっているか議論になったときに，米国などでは薬剤疫学で薬の評価をして，一番安い利尿剤から順に使用すべきことがわかった。これも医療技術評価の一つですね。別の例をあげると，製薬会社も必死で開発している糖尿病の薬ですね。新しいメカニズムの薬が何種類も出て，おそらく値段は高くなっているのですが，糖尿病患者の長期的なトゥルーエンドポイントに効くのか，そんなに高い薬が必要なのかというデータはほとんどありません。

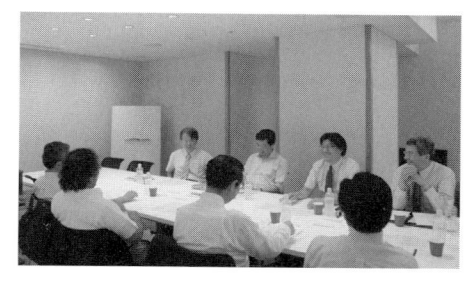

　一方，分子標的薬についてですが，イギリスであれだけもめたというのは，延命効果をQOLだけで見るということは国民的な合意を得にくいということではないでしょうか。確かに抗癌剤は高いですが，単に薬の値段だけでなくて，そもそも癌の治療はどうあるべきかという問題を中医協あたりで議論していただいたほうがよいのかもしれない。

【森田】仰るとおりだと思います。これは中医協の会長の立場を離れて言うのですが，企業が開発するための強いインセンティブを作り出すというのは必要だと思います。

Ⅶ. 座談会

　問題は、そのための原資は保険から支払われているので、新薬のみ取り出して考えるのではなく、既存薬等と相対的な比較評価をする必要もあるのではないかと思います。効能はそれなりにあるのだが、価格が相当高いものが開発されたとき、それを本当に保険からはずせるかどうかなど、評価の結果を保険収載の決定にどう反映させるかというのは、まさに中医協で議論するテーマだと思います。

　日本の現行の医療制度のもとでは、何らかの基準で薬剤が保険収載されなくても、その薬を使いたいという患者さんとお医者さんがいた場合、その治療にかかる全費用が自由診療部分となります。そうすると、その薬を使った治療を全額自己負担できる患者は限られてくるので、企業としてはマーケットが大きくないと予測してしまう。

　一方、将来技術評価の対象に再生医療を含めるようになると、企業としてはものすごいビジネスチャンスでしょうが、同時に日本の医療財政を相当圧迫する可能性もはらんでいるのです。つまり、医療経済評価が与える影響は単なる薬剤の値段の話ではなく、日本の保険制度の根幹、グランドデザインに関わるような話なのです。私自身はそれを意識しながら、この議論をしていただきたいと考えています。

【鎌江】 福田先生は、評価の導入は医療費を増やすための合理性や透明性確保化のためという目的もあるのではないかとお考えでしたね。これは土井さんの仰られた「減らすのではなくて、良いものを良く評価するやり方」というご意見に通じるものがあると思います。一方、森田先生が仰るように、やはりどこかで減らさないといけませんね。

【福田】 たとえばNICEでも、個別の技術を評価するシングルテクノロジーアセスメントとさまざまな技術を同時に評価するマルチテクノロジーアセスメントという二つの方式を採用していますので、日本でも両方必要ではないかと思います。イノベーションを適切に評価できるようになれば、シングルテクノロジーアセスメントの導入時に、良いものを適切な価格等で評価していくということが可能だと思います。一方で、費用対効果の観点から課題がある場合には、やはり価格等での対応が必要になるのではないでしょうか

【土井】結局は医療技術自体の評価を議論しないといけないでしょう。たとえば米国のように日本でも高血圧の治療ガイドラインにしたがって治療をすることとし，日本全国どこの病院に行っても同じ治療を受けることができるようにする。薬の使い方もたとえば利尿剤から始まって，順番に。ガイドラインがあれば，薬の評価だけ取り出してやる必要はなくなる。

　癌でも「新しい分子標的薬ができたから，さあ使おう」というのではなくて，あらかじめ癌の治療のガイドラインをつくって，その中で新薬をきちんと位置づけていく。そういう医療の標準化，診療ガイドライン，クリニカルパスの作成が薬の評価の前提として重要なのですね。

【大西】先ほどQOLの評価は難しいというお話がありましたけれども，医療機器の場合は比較的しっかりと，開発段階からお医者さんとのコラボレーションが図られています。学会のガイドラインをつくってもらうためにデータを整えることも，企業の通常の活動のなかに組み込まれていることも，医薬品と医療機器で違うところなのかもしれません。

　もう一つは，日本が特にそうなのですけれども，医薬品と医療機器は保険収載に関するルールが違います。医薬品の場合では承認をした後，何日以内に収載というルールがありますが，医療機器にはありませんので，承認後も場合によってはしばらく保険の適用がないという事態も起きます。こうしたことを鑑みると，日本では医療技術にはどういうデータに基づいて，どういう議論をすればよいかというパスが見えにくいという側面があるといえるかもしれません。

【土井】これは保険制度の関係で解決するのは難しいとは思うのですけれど，医薬品や医療機器の価格には問題があるのです。日本国内ではイノベーションのために保険から金を注ぎ込むわけにはいかないという理屈はあり得るのですが，国際的には理解されにくい。私が厚生省にいた頃に，米国政府から日本はただ乗りしている，と言われました。輸入が多いということは結局リスクやコストがかかる新薬の開発，医療機器の開発，ワクチンの開発，皆外国にただ乗りにしているということだというのです。日本は輸入時にちゃんと対価を払っているではないかと言っても，安い薬価が維持されているのは外国が支払って

Ⅶ. 座談会

きた開発の費用にただ乗りしているという理屈です。日本で臨床試験をしないこともただ乗りと言われます。ですから，日本は相応の投資を行い，イノベーティブな医療機器とか，医薬品の開発を世界のためにもすべきだということは，むしろ外国からは随分言われています。

【森田】薬事承認におけるドラッグラグの場合には，審査ラグと申請ラグがあるわけです。最近では，審査ラグはかなり短縮されていますけれども，申請ラグはまだありますし，仰るように申請しないケースもかなりあると聞いています。これはつまり海外で開発が終わり，安全性が確認され，効能が認められて初めて日本へ入ってくるということです。特に抗癌剤などの場合ですと，その間に患者さんがその薬を使った治療を受けられないという別の意味でのすごく高いコストを払っているということになるわけですね。

この問題に対しては新薬創出のための加算を設けるとか，海外で承認されているものについてはショートカットで申請できる仕組みも作られましたけれども，状況はまだ仰るとおりだと思います。

そういう開発のインセンティブをつくりだすだけの投資をすべきなのですけれども，その際にもどういう形で経費が回収されるかという価格の問題になってきます。日本の場合の価格というのは，基本的に類似薬効方式で決められるのですが，その場合，外国の薬価が比較の対象となります。しばしば中医協で問題になるのは為替レートです。承認時期とそのときの為替レートによって，長期的に薬剤メーカーの収入は変わる。それ自体は不合理なのですけれども，なかなかよい方法を見出すのは難しいですね。

【林】ヨーロッパの場合，薬の価格ということとDRGのような包括支払い制度のもとでは，誰が何を決めるかということ，どういった製品が高くなるかというのは一番わかりにくいように思います。米国のようにマーケットプライスで価格が決定されるのは一つの考え方ですし，日本のような方式であれば，薬価を決定するための基準が事前に決定され，示される。

企業の立場では，こうした薬価に対する制度についてはどういうスタンスでしょうか。

【長瀬】メーカーの立場でいうと，DRGがいちばん厄介ですね。投資の可否を

判断する基準が非常に不明確になるからです。米国のように自由価格制であれば何でもやれるし，逆に日本のように価格設定のルールが決まっていれば，市場規模を企業が想定できるので，開発をやる，やらないは企業が自己責任で明確に判断できるのです。

いまヨーロッパで新薬開発の可否が揉める一番の原因は価格です。承認を得た後で償還価格のコントロールが行われ，それが各国の財政当局や国ごとに異なる基準，異なる事情で起こります。すると，イギリスでよかれと思ってやったのだけれども，イギリスはだめでしたと。やらなかったフランスのほうは「実はやっておけばよかったのに」というケースが出てくる。

ですから，以前は，日本は薬価が非常に安く，あるいはコントロールされているので面白みがないと思われていましたが，この頃はヨーロッパに比べれば日本のほうがむしろかなり恵まれていると認識されるようになったため，日本への開発投資が増えているといえると思います。

●評価導入から生まれる課題

【鎌江】それでは次に医療技術評価から派生する問題について論議したいと思います。

いままでの議論のなかで，費用の問題が非常に重要であることはわかりましたが，HTAを導入する際，組織をつくったり，人材を養成したり，あるいは分析の実施自体に追加費用が発生します。ここでの「費用」は費用対効果の狭い意味での医療技術の費用という意味ではなく，分析の実施側，また，行政側の両者に派生する追加的な費用を意味します。

医療経済評価は医療費の適正化という国全体の財政に対するプラスの効果を生みだすから，評価のための費用そのものは問題とならないという意見もあります。

しかし効率の観点からすれば，エビデンスを国際的にシェアするとか，あるいは分析の手法のハーモナイゼーションを行うべきとする議論もあるかと思います。わが国はどちらかといえば，この問題に少し遅れて取り組もうというところですから，国際的なハーモナイゼーションを視野に入れながら，分析に関

Ⅶ．座談会

連して必要となるオーバーヘッドの費用の議論もしたほうがよいのでしょうか。

【城山】HTAの問題もですが，それ以前の安全規制そのものの部分でもコストというのは増えていると思います。たとえばPMDAでも審査官が増えている。といってもPMDAの人員増は比較的遅くて，たぶんその前に増えたのが原子力規制で，さらにその前に増えたのが金融庁を作る際の金融規制です。社会的な背景もあって数のうえで増えているということは，当然給与も含めてコストがかかっていますし，そういう人たちのクオリティコントロールが課題になる。彼らのキャリアパスや能力育成，HTAであれば医学と経済学的分野をつなぐような人材の育成の仕方が課題だと思います。つまり増えることについては議論の余地はあまりなく，増えることを前提にクオリティの確保の方法に関する議論が必要になってきています。

　ハーモナイゼーションでできることをどこまで自前でやるのか，データについても人種が違うものをどこまで使えるかなど仕分けは必要になってきますが，ある程度は国際的に共有して，コストを下げていくことが必要で，それはたぶん日本だけではなくて，外国との関係でも必要になると思います。

【鎌江】国民の側がそういった議論をどのように受け取っていくのかも考える必要があるかもしれません。中医協の議論はインターネットなどを通じて議事録まで透明化される状況ですね。ただ，医療技術評価の問題はかなり専門的なことなので，マスコミのなかで一般のニュースや，トーク番組のなかで出てくるまでの状況ではないようです。それでも国民から議論が起こることを何らかの形でサポートしていく仕組みがないといけない面もあるかと思います。イギリスのNICEの場合，裁判の事案も起こったために，それが，国民の間に広くHTAに対する問題意識をもたせる結果となったということもあるかと思われます。

【福田】医療費を負担している国民がなるべく納得できる仕組みづくりが大事だと考えています。医療の投資への合理性を高めるというのも，やはり国民が納得して，医療を賄うための保険料や税金を負担するという仕組みが良いと思いますので，国民に対する説明は大事だと思います。

もしかすると，日本は国民皆保険なので，国民が納得して「とにかくいまの医療で新しい技術は全部入れて，そのためなら保険料が何％になってもかまいません」という同意が得られるのであれば，それが理想かもしれません。ただし，森田先生のお話にあったとおり，それは現実的には難しい状況だとすると，どこに投資するかを明確に示したうえで，医療費が増える分を分担して負担していこうということを説明しなくてはいけないのではないかと思います。

　中医協が中心に考え，議論して，その一つとして，客観的な評価をやったうえで「こういうものをもとに判断しています」というのを示していくようなことは必要だと思います。

【城山】医療の分野だけではなく，公共事業や公共政策には共通して，国民というのは誰か，という整理の問題があります。患者の声を考慮することは一つの重要なステップですが，他の人のことも考えないといけない。納税者という立場もあるわけで，ある程度国民一般というか，仕掛けを工夫しないと，一部の声だけが大きくなってしまうという課題はあるのではないかなと思います。

【森田】海外，特に米国では，いま導入する新しい技術により得られる効果と将来の医療費の削減にどれくらい貢献するかという情報を公表し，それに基づいて技術導入の是非を議論しているようです。

　たとえば，日本の場合，子宮頸癌のワクチンについては最終的には行政が一定の費用を負担するということになったようですが，自治体などではいま足元のコストが結構かかる，そんなお金はないという言い方をするわけですね。海外の場合は，いま公費でワクチンを皆に接種すると，将来治療に要する医療費に加えて，どれくらい患者本人の苦痛，その他家族の苦痛も含めたコストが，金銭換算したらこれだけ減ると試算し，その分医療費が節約できるという考え方をしているようです。

　予防医療の重要性もいわれていますけれども，日本ではそういうデータや情報が発信されないことが残念だと思います。

　要するに，現時点でコストがかかるかどうかの議論だけではなく，持続可能な形で医療保険制度をいかにして維持するかという点について，メディアもそうですし，お役所，特に財政当局が来年度予算でだめだというのではなく，合

理的な試算に基づく情報を発信していくということが重要ではないかと思います。

【城山】 バリューとエフェクティブネスですね。単純に薬の効果や普及率とは別に，将来かかる疾病でのコストをこれだけ減らしますとか，その薬があることで次の薬が開発されるという，技術的な連関を含めた間接的な効果，イノベーションの波及効果をどう測るかとか，たぶんある意味ではエフェクティブネスに関する手法を広げていくというところで，大変重要なのかなと思います。

【林】 米国などの場合，さまざまな分野でそういう計算がなされます。たとえば貿易を自由化すれば，どれだけGDPが伸びるかとか，いい加減のように見えますけれども，いくつかのシンクタンクが並行して報告書を出したりすることで一定のベースができあがってきます。日本はいかにもそういうものが少ないですよね。

　もう一つは国民との関係ということからいえば，公平感にかかわるところで，1かゼロかという制度のもと，「高いものはあなたは使えません。」となってしまうと，おそらく議論がまとまらないでしょうね。したがって民間保険で対応しましょうとか，何か別のパスウェイとのパッケージを用意したうえで国民に提示できないと，ただちに拒否されそうな気がしますね。

【森田】 中医協で議論するのは難しいと思いますが，保険制度を持続可能にしていくためには，医療の倫理的側面も考えていかざるを得ないと思います。

【長瀬】 やはり日本の場合，病気に対するいろいろな意識のギャップがあると思います。国もNCD（ノンコミュニカルディジーズ）をキーワードとして医薬政策に取り入れ，病気の重症化予防を含む予防医療の普及に取り組もうとしていますけれども，慢性疾患と急性疾患で治療方針が大きく違うということが，国民にきちんと認知されていないと思います。ですから「慢性疾患の場合はお薬を飲みはじめると，一般的には一生飲み続けない限り，病気はどんどん悪くなり，最悪の場合には，命を落とすか寝たきりになってしまいます」ということをわかってもらうことが一つのステップ。

　もう一つは，いまの皆保険制度のもとで日本人が所得のいかんに関わらず，

それほど大きな自己負担無しに一定水準の医療を受けられることがあたりまえだと思っている。しかし，その制度を維持するために公的資金がしっかり投入されているという認識は高くないと感じます。ちなみに米国はまったく逆の思想でシステムが成り立っており，他人のためにはびた一文お金を払わないというのが現行制度ですね。つまり，日本の制度は公的資金の拡充なしには将来にわたって持続できない状況にあるという共通認識をもってもらわなければならないと思うのです。いろいろなアンケート結果によると，税金が上がる，あるいは個人の負担が増えるけれども，その増えた部分が医療費も含めた社会保障費に回るということに関しては，当然そうすべきだ，あるいは，困るけれども仕方がない・受け入れる，という人が大体6割とか，7割という回答結果が出ています。

　税金か保険料かは別にしても，まだ国民に「必要な経費は持ち出せる・負担できる」というコンセンサスがある間に，全体の流れを整えておかないといけないのではないでしょうか。

　ドイツから創薬を指向する医療産業がなくなりました。フランスもほぼ青息吐息ですと。イタリアはもう消滅しました。イギリスもどうも危なさそうだというような状況で，医療技術評価の議論のなかで，日本が医療費を含む社会保障費を必要以上に抑制しようとすると，国内製薬産業はわが国の経済成長の牽引になるどころか，ヨーロッパ諸国と同じように衰退していく可能性が非常に高いのではないかと危惧します。

　ヨーロッパと比べて，日本の場合は税金を上げれば国の財政負担余力がまだ残っているので，そういう意味では先ほど福田先生が仰ったように，やはり切るところは切って，必要なところへお金を回す仕組みの導入が必要だと思います。新しい技術を単独評価すると同時に，世の中にある複数の技術を同時に評価して，古いものでも意義のあるものは適切な価格で供給するという体制を作ることが急務でしょう。日本の場合はそこがごっちゃになっているので，あまり努力もしないで，美味しい思いをしながら生き延びている企業が少なからずあるというのは知る人ぞ知る事実です。ですから，そこを産業としてどう役割分担するかというのも今後の大きな課題だと思います。

Ⅶ. 座談会

【森田】薬剤メーカーの方から、そういう話を聞けるとは（笑）。

【長瀬】一応私は政策担当ですので（笑）。

【鎌江】医療には、個人と公共の利益の相反のような複雑な問題があるかと思います。議論すべきことは山積しており、課題に対して建設的に取り組まなければいけないということ、そしてその際には国際的な視点ももちつつ、わが国の方策を探ることが必要ではないかということが、皆さんの共通認識であることがうかがわれたところで、今日の座談会は終わりにさせていただきたいと思います。

　極めて限られた時間でしたので深い議論ができなかった面もあるかと思います。その点、司会の不手際をお許しいただければと願います。本日は誠にありがとうございました。

（2012年8月3日　実施）

おわりに
―日本における医療技術評価の検討と今後

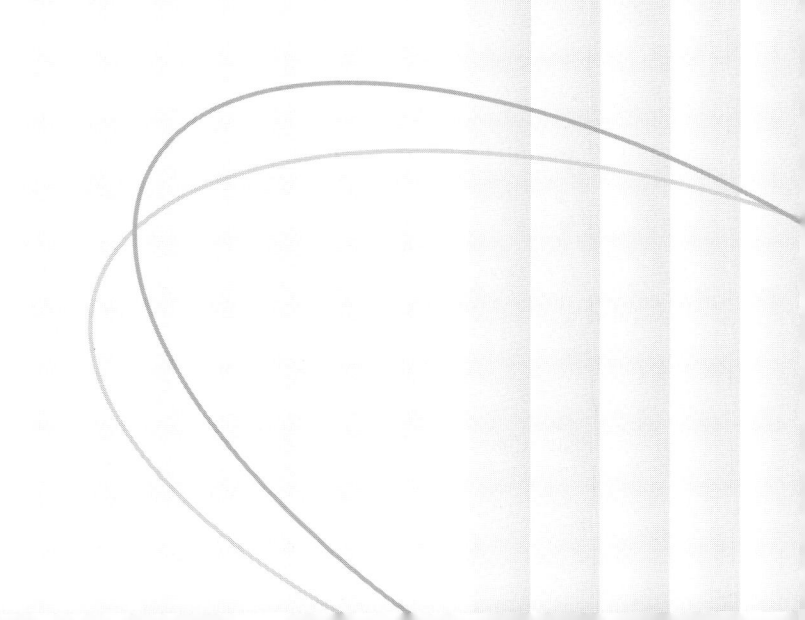

おわりに
——日本における医療技術評価の検討と今後

森田 朗

　2012年の診療報酬改定の答申の附帯意見を受けて，同年4月に開催された中央社会保険医療協議会（中医協）において費用対効果評価専門部会が設置され，わが国においてもようやく医療技術や薬剤の経済的評価についての本格的な検討が始まった。

　これは，それまでの診療報酬制度，すなわちわが国の医療保険制度の原則の変更に関わる重要なテーマである。検討の結果を2014年からの次期改定に反映することは困難であるにせよ，試行的導入の可能性を含めてより長期的な検討がスタートしたことの意義は大きい。

　医療技術の経済評価についての技術的な内容や海外の動向については，すでに本書の各章で論じられている。そこで，ここでは，わが国の医療保険制度のもとで，このテーマが論じられることの意味について述べておくことにしたい。

　人口の高齢化と医療技術や新薬の著しい進歩，普及によって，医療費がGDPの伸び率を上回って増大していることは，多くの先進諸国に共通してみられる現象である。そこで各国とも，医療費膨張に対する歯止めとして，医療保険ないし公費の投入を真に効果のある医療技術や薬剤に限定しようとして，費用に対するその効果の評価測定方法を開発し，その方法を用いて保険収載ないし公費適用の可否の決定を行おうとしている。

　しかし，ことが人の生命に関わること，また技術的に評価が困難であることから，評価が必要であることについては各国とも異論はないものの，それを実

際に適用するに際しては,さまざまな問題に遭遇している。

　このように,医療の経済評価は世界で共通の困難な問題であるが,わが国の場合,特に他国にはみられないより難しい課題がある。

　その第1は,わが国では皆保険制度が長期にわたって実施されており,全国民が何らかの公的保険によってカバーされているとともに,薬事承認を受けた医療技術,薬剤,材料は,ごく一部を除いてすべて保険収載されてきたことである。すなわち,これまでは費用に対する効果の程度を評価して,保険収載の可否を判断してきたことはないといってよい。

　もちろん保険収載の可否については中医協が慎重な審議を経て承認してきたが,これまで費用対効果を承認審査の要件にしたことはない。したがって,これから保険収載の審査において費用対効果の評価を導入するならば,従来のわが国の医療保険の原則を変更することになるのであり,それについての慎重な議論が必要となる。

　第2に,わが国の医療保険財政は,現在非常に厳しい状態にあることである。わが国には,市町村数を少し上回る国民健康保険,以前の政府管掌保険である現在の協会けんぽ,そして多数の組合健保や共済等があり,それらが高齢者向けの医療保険である後期高齢者医療制度へ多額の拠出をしている。その結果,いずれの保険者も経営状態は厳しく,多額の公費の投入によって,何とか保険制度を維持している状態である。

　今日の医療費の総額はまもなく40兆円に達するが,そのうち,本来の保険で賄われているのが約50％,自己負担分が約15％,残りの35％,額にして14兆円が公費である。しかし言うまでもなく,国家財政も危機的状態にあり,今後も増大が確実な医療費に対して,投入できる公費の額にも限界がある。もちろん保険料の引き上げもなされるべきであるが,低所得者に対する減免措置を講じたとしても,現行保険制度のもとでの保険料の引き上げには限界があることは間違いない。

　このままでは,したがって,これまでの皆保険制度の維持は困難であって,今後も進む高齢化と医療技術の進歩に応じつつ医療保険制度を維持していくた

めには，保険適用する医療技術や薬剤について，真に必要なものに限定していかざるをえないのである。その意味で，医療技術の評価の導入に向けての検討は不可避であるといえよう。

ただし，医療技術の評価によって保険適用の可否を判定するとしても，実際にどのように導入するか，何を対象として評価を行うのか，は難しい問題である。

第1に，対象としては，一般に新薬や新技術が想定されているようであるが，そうした新技術，新薬だけを対象とした場合，どのような基準で保険収載の可否を決めればよいのか。また，新技術や新薬が評価に基づいて保険収載が認められないと判定されたとき，それよりも費用対効果の評価が低い既存技術や薬剤はどうなるのか。

さらに，費用対効果の評価を行うとき，しばしば指摘されていることであるが，対象患者が極端に少ない場合には，どうしても開発コストがかかるために，評価結果が低くなりがちである。こうした稀少疾病に対する技術や薬剤については，今回の中医協の議論では冒頭から例外としたが，そのような例外の範囲をどうするのか。そもそもこうした評価の対象，射程をどうするのかは重要な論点である。

第2に，評価の方法である。これまでの中医協はじめわが国の議論では，この評価の方法に関心が集中している感がある。特に英国のNICEで開発されたQALYの利点欠点をめぐる議論が活発である。私見では，医療技術の評価に限らず，社会事象を対象とした評価方法で，唯一完璧な方法はまずないと言ってよいだろう。私自身が専門とする政策評価についても然り，大学人が多大な労力と時間を費やして苦労している大学の評価にしても然りである。したがって，そのような誰もが認める唯一最善の方法を追求することは生産的とは思われない。

医療技術の評価の場合，ある一つの技術を取り上げてその費用対効果を測定する方法が検討されているが，評価導入の目的が保険適用の可否の判断であり，そのような目的を掲げる理由が医療費の効率的な使用，わかりやすくいえ

おわりに——日本における医療技術評価の検討と今後

ば医療費増加の抑制である以上，ある新規の技術や薬剤だけを取り上げて，費用対効果の観点から測定を行っても意味がない。必要なのは，そうした客観的な方法によって「測定」された結果をどのように「評価」するか，換言すれば保険収載の可否を決める基準をどのように設定するかという議論である。

　限られた医療費の効率的利用を目的とするのであれば，当然，複数の技術間で相対的な比較評価を行って優位のものを採択し，劣位のものは保険適用からはずすか，あるいは劣位のものの価格を引き下げることが必要である。そうでないと，限られた資源の効率的な利用は実現できない。

　QALYがそのような測定評価の指標として果たして有効なものであるのか。それは専門家の議論に委ねたいが，今述べたような条件下で有効な評価指標たりうるためには，異なる複数の技術や薬剤間での比較が可能な方法でなければならない。ある特定の領域や疾病の類型にのみ適用できる指標では，単独でそのような指標たりえず，また，複数の評価方法を用いることは，方法間の比較換算の尺度がない限り，方法論をめぐる不毛な論争を展開することになりかねない。

　評価制度の導入を行っている，あるいは行おうとしているほとんどの国で，QALYを主要な方法としながらも，それを補う他の方法の併用も認めているのは，こうした背景があるからである。

　こうした評価の方法に関する議論は重要であり，今後専門家が学問的に詰めることが必要である。しかし，容易に結論が得られるとは思えないことから，現実的な方法としては，多様な方法を同時に試みて，その多数の方法のいずれにおいても評価の低いものは排除する等の試行を積み重ね，長期的に多数の人々が認めることのできる方法に収斂させていくことがよいのではないかと考える。

　ところで，こうした費用対効果の評価方法を適用し，実際に評価を導入するにあたっては，さらに検討しておくべき課題がある。

　その第1は，前述のように，保険財政が危機的な状態にあるわが国においては，課題は限られた医療費の効率的な利用，つまり可能な限りの医療費増加の

抑制である．今後も増加が続くと予想されるなか，評価によってその効率化を図ろうとするならば，忘れてはならないのは費用対効果の評価方法如何の問題よりも，それを導入することによって，どのくらい効率化を実現できるのか，非効率的な医療費の使用をどのくらい削減することができるのか，ということである．

　複雑な方法によって評価を行い，それによって節約できる医療費の額が総額に対してあまりにも少ない場合には，こうした評価を行う意味がないとまでは言わないまでも，そもそもの問題の解決にはならないことは忘れてはならない．額の大きなものを削減すべきというつもりは決してないが，評価に多大な労力が伴うとき，その評価自体の財政的効果についても充分に考慮する必要があるといえよう．

　そのような観点からは，新技術はもとより，類似した既存技術も対象に含めるのか，という，前述した評価の対象，射程の問題はしっかりと議論すべきである．

　第2は，費用対効果の評価にかかわらず，わが国の医療保険制度の大きな課題である自由診療と保険診療の併用の問題，つまり「混合診療」の解禁の問題である．

　評価の結果，保険適用されないことが決まった医療技術や薬剤の使用を患者が希望した場合，その費用を患者が負担するのは当然としても，それ以外の診療行為については保険が適用されるのか．適用されず自由診療とするのであれば，実質的にその医療技術の利用を大きく制限することになる．逆に，保険との併用を広く認めることは，混合診療を認めることにほかならない．

　もちろん全面的な混合診療の解禁と制限的な併用の承認との間には，幅広く濃淡の異なる領域が存在している．現在でも，先端医療等で中医協が個別承認したものについては保険との併用が認められており，その合法性については最高裁でも認められている．ただし，現状では，そうした保険併用はあくまでも保険収載の検討のための試行であり，例外的な扱いとなっている．

　仮に，今後大幅に費用対効果による評価が導入され，それによって多数の技術や薬剤が保険適用を受けなくなると，なし崩し的に保険併用が拡大していく

おわりに――日本における医療技術評価の検討と今後

ことになりかねない。規制緩和論者は混合診療の全面的な解禁を唱え，他方，反対論者は医療サービスの質の低下や格差の問題を指摘する。どこで議論するかも重要であるが，費用対効果の評価を本格的に導入する前に，方向性についてしっかりと議論しておくことが必要であろう。

費用対効果の評価を実際の診療報酬制度に導入するには，以上のようないくつかの大きな課題をクリアする必要がある。

当面の課題は，医療保険制度を持続させるために，医療の質を低下させずに，医療費の伸びをできるだけ抑制することである。それには，評価のあり方，特に技術的な問題に議論を集中させるのではなく，より広く医療の効率化のあり方について検討すべきであろう。薬価をはじめ，価格設定方法の見直し等，既存の制度の見直し評価もその一環に含まれよう。

そして，評価をめぐる議論をできるだけ客観的に行うためには，EBMに基づく医療の実現を目指すべきである。具体的には，先進諸国で導入が試みられるようになった医療のIT化を大胆に推進すべきであり，その前提として国民ID（番号）制度の導入を早急に進めるべきである。

また，評価制度を導入する場合には，公正な評価を担保するためにも，独立した評価機関の設置とその機関による科学的な評価の実施が必要である。ただし，評価の結果に基づいて保険収載するかどうかの決定，すなわち評価結果の保険収載への反映は，中医協の決定に委ねるのが，現状では望ましいと考える。その理由は，評価それ自体は，他事考慮を排除して科学的に行い，実際の保険収載の決定は，多様な要素を考慮し総合的な観点から合理的に行うべきであると考えるからである。

いずれにせよ費用対効果の評価の導入は，現行の医療保険制度のもとで厳しい財政状況が改善しない限りは不可避であり，現状ではそのような改善がみられる可能性は著しく低いと思われる。今後，より良い制度設計を目指して努力を重ねていく必要があり，本書がその一助となることを期待している。

付録

The significance and international influence of NICE

付録

The significance and international influence of NICE

Eldon Spackman

1 An introduction to NICE

In 1999 the National Institute of Health and Clinical Excellence (NICE) was created with the aim of ensuring that everyone, within their remit, have equal access to medical treatments and high quality care from the UK National Health Service (NHS). However, these objectives are constrained by the budget allocated to the NHS by the government. One of the ways NICE accomplishes these objectives is through their Medical Technology Evaluation Programme, which provides recommendations on the use of new and existing medicines and treatments within the NHS. Recommendation decisions are based on the value of treatments and the uncertainty around that value. The specific methods for calculating the value of new treatments is outlined in the Guides to the single/multiple technology appraisal process[1]. Additional methodological recommendations are available from the Decision Support Unit (DSU)[2].

The methods recommended by NICE and the DSU provide broadly standardized and systematic ways to evaluate the overall cost and health effects of new treatments. Health effects contain both, changes in the quality and length of life. NICE recommends measuring health effects in quality-adjusted life-years (QALY) using the EQ-5D instrument. Costs are to be considered from the NHS perspective.

A treatment is considered valuable if it makes the system better off. Meaning it provides more overall health then it displaces by the cost it incurs. In other words there are two types of outcomes to be considered when deciding whether to fund a new treatment. The first is the effect on the patient receiving the treatment. The second is the effect on others who must then be treated from a reduced budget. Currently NICE assumes the value of displaced treatments is

£20,000 per QALY. This suggests that the marginal treatment in the NHS provides 1 additional QALY for an additional £20,000 spent. To make the system better off new treatments must be more cost-effective than £20,000 per QALY, thus the value of the marginal displaced treatment is considered the cost-effectiveness threshold. Many have legitimately criticised the current threshold based on its lack of theoretical or empirical backing, while others have less legitimately complained about its value usually depending on their own interests. Current research funded by the UK's Medical Research Council and ongoing at the University of York is tasked with determining appropriate methods for calculating the threshold in the UK[3].

When the value of a new treatment (measured in £ per QALY) has been submitted by the manufacturer, evaluated by an independent evidence review group, deliberated by the appraisal committee and the public consulted, then the value of the new treatment is compared to the cost-effectiveness threshold. NICE generally accepts those interventions with a cost-effectiveness of less than £20,000 per QALY but requires increasingly strong reasons to accept interventions with a cost-effectiveness ratio of over £30,000 per QALY. However there are a couple exceptions to the rule. In certain circumstances NICE will accept new treatments that are expected to displace more QALYs then they provide because of societal preference for different types of treatments.

Two circumstance in which ICERs are accepted over £30,000 per QALY are when treatments meet the End of Life criteria or according to the recent clarification by NICE when 'treatment effects are both substantial in restoring health and sustained over a very long period'. In the first case, if treatment is indicated for patients with a short life expectancy, there is sufficient evidence to indicate that the treatment offers an extension to life and the treatment is licensed or indicated for a small population then the benefit of the new treatment is given greater weight. In practice this has generally been considered to mean that treatments that meet these criteria will be accepted with ICERs up to £50,000 per QALY. Initially a politically motivated change, ongoing research is currently evaluating whether UK citizens do prefer end of life health benefits over health benefits that occur at other times in life and whether they are willing to displace more valuable treatments to satisfy this preference. In the second case, after mifamurtide, for the treatment of bone cancer in children, was rejected the NICE Board issued an amendment to allow future benefits to be more highly valued than future costs when 'treatment effects of a drug are both substantial in restoring health and sustained over a very long period, at least 30 years'. In the case of mifamurtide this allowed an ICER of £57,000 per QALY to be approved. Ignoring the obvious issues about the subjectivity of defining 'substantial' restoration of health, this issue has raised a number of questions from a methodological perspective. For instance, if one person's costs displace another person's health how can costs and health be valued differently? In the newest version of the methods guide both these issues have been addressed. For subsequent evaluations future costs and benefits will be valued the

付録

same, but more highly than other treatments if they 'restore people who would otherwise die or have a very severely impaired life to full or near full health, and when this is sustained over a very long period (normally at least 30 years)'. The specific changes in methodology for the approval of one treatment highlight the difficulty of justifying exceptions to the rules in a highly transparent process. Both of these issues also demonstrate the desire of NICE to account for societal preferences for health.

Guidance from the Medical Technologies Evaluation Programme are selected and produced in accordance with the programme and methods guides. Stakeholder and public participation in the programme is highly valued and sought after. NICE strives for transparency to assist public participation. Throughout the process key documents are published on the NICE website (http://www.nice.org.uk/guidance/ta/index.jsp). These key documents include the manufacturer's submission, the evidence review groups report, the findings of the committee and the guidance as well as comments from the public.

2 Advancements supported by NICE

The basis of the NICE assessment is the clinical and economic evaluation. The decisions made through these assessments have a significant effect on manufacturers as well as patients and practitioners. The importance of these decisions leads to scrutiny from many different perspectives. This includes critical assessment of the methods that determine the decisions. The critical assessment of NICE methods has led to much research, particularly in the UK, regarding the appropriate methods for economic evaluation. NICE has also encouraged methodological development in economic evaluation by providing funding and support to the Decision Support Unit (DSU). The DSU is commissioned by NICE to provide a research and training resource to support the Institute's Technology Appraisal Programme.

Drummond indicates three likely results that have occurred because of the development of economic analyses[4] and four other advancements that are linked to the development of economic evaluation. These advancements can be attributed to NICE in that NICE encourages the use of economic analysis and in many cases NICE's methodological guides require these advancements specifically. Drummond suggests that economic evaluation has led to value based pricing, risk sharing agreements and further evaluation of other types of treatments. Value-based pricing and risk sharing agreements will be discussed further in the following section. In terms of the further evaluation of other types of treatments, NICE now evaluates medical devices, diagnostic services and public health interventions. Other advancements suggested by Drummond that may be linked to economic evaluation, but are also explicitly encouraged by NICE are, the use of relevant endpoints, the comparison of relevant alternatives, the evaluation of patient sub-groups and the need for transparency and patient involvement.

The important and influential decisions being made by NICE invoke strong responses from all stake holders. The strongly felt impact of these decisions means that many are willing to contest decisions with which they do not approve. In many cases this leads to a critique of the methods, specifically the methods for economic evaluation because these methods are newer and less well established than those for the clinical evaluations. Each critical assessment of the methods leads to research and further confidence in the developing methods.

3 Value Based Pricing

In 2007 the Office of Fair Trade (OFT) recommended that the UK Pharmaceutical Price Regulation Scheme (PPRS) be replaced with value-based pricing. The stated goal of the OFT was to improve value for money for the NHS, improve the incentives for investment and provide a stable and sustainable system[5]. The UK Department of Health (DH) has revived value-based pricing in their recent consultation "A new value-based approach to the pricing of branded medicines"[6]. It is the Government's intention that value-based pricing will apply to new active substances placed on the market from 1 January 2014.

The changes instituted by this new approach will change price setting as well as the benefits of health treatments to be considered in the economic evaluation. Currently evaluations are undertaken from the perspective of the NHS. The focus of both benefits and costs are those associated with health, and by health it is meant survival and quality of life benefits. According to the current methods guide some additional benefits may be considered by the committee such as 'innovation' or 'degree of evidential certainty', but this process is not well specified or transparent. Part of the government's goal is to set the way these additional benefits should be considered and to specify some further non-health benefits or also called wider social benefits. These benefits may include the benefit of productivity to society of renewed health and the benefit of improved health to family members. The DH has also suggested some additional weightings to different types of health deprivations or treatments, such as, more highly weighting diseases that have a lower base line health (burden of illness), or treatments that result in larger changes in health rather than incremental changes. It is suggested that the weighting of each wider social benefit should be determined by societal preferences. Of course society will have to consider what they are giving up to have each of these benefits. In this case, where the health budget is currently paying for length and quality of life, the preferences for wider social benefits will need to be compared to preferences for length and quality of life.

The other part of the government's current proposal is to switch to value-based pricing. As

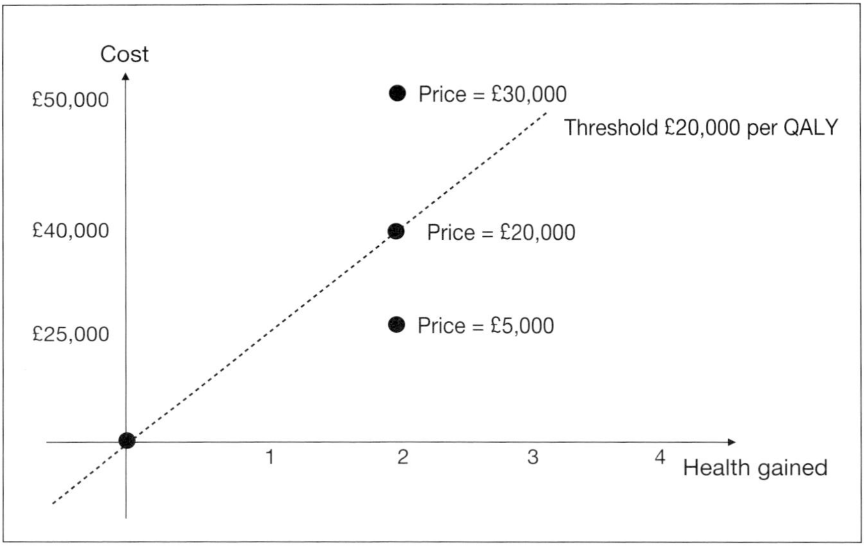

付録

```
Cost
£50,000          ● Price = £30,000
                        ⋯ Threshold £20,000 per QALY

£40,000              ● Price = £20,000

£25,000              ● Price = £5,000

                 1     2     3     4  Health gained
```

Figure 1 Current acceptance of treatments in the NHS is based on the incremental costs and health

described previously, NICE makes decisions at a threshold given the submitted price by the manufacturer. **Figure 1** shows that the incremental costs of a treatment depend on treatment price and in this case the treatment will be accepted at a price of £5,000 or £20,000, but will be rejected a price of £30,000 given the incremental health benefit of 2 QALYs, other costs of £20,000 and a threshold of £20,000 per QALY. In practice the manufacturer has the opportunity to change the price to the NHS and can affect the approval of a treatment by lowering the cost of treatment after being initially rejected due to a high incremental cost-effectiveness ratio. The price adjustment is usually negotiated privately through the Patient Access Scheme. This incentivises manufacturers to submit with a higher price and to negotiate down to the threshold if necessary.

Under value-based pricing the manufacturer's submission is assessed for value and the government offers the price that will bring the treatment to the threshold. Given the current process and incentives it seems unlikely that this will substantially change the price of new treatments. However, this may place the onus on the manufacturer to accept a value-based price, where currently the government is held responsible for the rejection of treatments that are above the threshold. The most difficulty may be for the appraisal committee. Currently committees do not have to have precise opinions on each piece of evidence since some uncertainty will not affect the decision at the threshold. With value-based pricing all variables used to determine the incremental cost-effectiveness will have to be agreed by the committee to be able to set the price. Decisions about the best estimate of each variable will need to be made however uncertain or insignificant.

As the government prepares to implement value-based pricing with its wider social benefits it is still unclear how this will affect patients access to new treatments and the mix of treatments available. The UK Department of Health state, "The effects of the policy depend entirely on the system design, and the mechanism used to calculate value-based prices – neither of which are yet known."

4 Other risk agreements

Value-based pricing is just one mechanism for incentivising manufacturers and efficiently spending the budget. A number of other arrangements have been used by the NHS to improve the value of treatments. These include agreements on quantity control and outcome based agreements that are linked to treatment response or the cost-per-QALY[7]. In a 2008 evaluation of ranibizumab NICE found that treatment for macular degeneration was only cost-effective at a price equivalent to the price of 14 injections per eye. Novartis agreed to bear the costs of treatment beyond this limit. In a similar agreement with Janssen-Cilag, NICE recommended ustekinumab for the severe plaque psoriasis on the condition that the costs of treating patients weighing >100 kg would be no more expensive than treating patients <100 kg. Outcome based agreements have also been undertaken. In 2003 Parke-Davis provided an 'outcome guarantee' for atorvastatin that provided reimbursement if treatment did not reduce LDL levels to a target. Similarly, a retrospective reimbursement was agreed for non-responders to bortezomib for multiple myeloma.

In 2002 NICE considered the clinical and cost-effectiveness of disease-modifying therapies for MS – beta interferons and glatiramer acetate – in technology appraisal 32 and concluded that there was insufficient evidence to show cost effectiveness over the expected lifetime of a patient with MS[8] Access to the drugs was set up through the MS Risk Sharing Scheme in which the manufacturers agreed to provide the drugs on the basis that they would meet certain clinical outcomes. The scheme was strongly debated at its inception[9]. The scheme is a long-term observational study and collects data from more than 5,000 patients to measure effectiveness of the treatments. The cohort was recruited by April 2005[10].

The first report on the outcome was due after two years but was not published until seven years later. It showed that the drugs failed to delay the onset of disability in patients – defined as walking with a stick or using a wheelchair – and may even have hastened it[11]. On that basis, the drug companies would have had to pay the NHS to make them cost effective.

This dramatic finding did not, however, trigger any price reduction. Instead, "the scientific advisory group considered that it was premature at this stage to reach any decision about re-pricing the drugs without further follow-up and analyses." Various reasons were given, including possible underestimation in the model, that use of historical controls may miss changes in the disease, and the effects of a "no improvement" assumption. Each of these arguments has been strongly contested by McCabe and colleagues[12].

The consequences of this risk sharing have been many and costly. The scheme is reported to cost £50 million per year and has been ongoing since 2002. The results of the study underlining the agreement have been determined by the scientific advisory group to be flawed. Others argue that it is the committee itself which is biased[13]. Either way after 10 years and £500 million it is still unclear if the health system is better off. A further consequence has been the approval of an additional treatment, fingolimod, for multiple sclerosis which has been shown not to be cost-effective compared to the old standard care[14]. However, since the UK currently uses beta interferons and glatiramer acetate as part of the risk sharing scheme fingolimod was compared to a blended comparator that included the higher cost of these treatments. If it turns out that these treatments are not cost-effective than the NHS has made two mistakes by also approving fingolimod at its current price.

A number of important lessons have been learned for future risk sharing agreements.
(1) The need for a measure with face validity and formal validation is essential.
(2) Randomisation, parallel control groups and blinding of patients and examiners would provide more convincing evidence.
(3) There is a need for appropriate governance (balanced, unbiased).
(4) There is a need for transparency, annual reports and publication rights.
(5) There is a need for an upfront agreement that is adhered to.

NICE does not negotiate prices or risk sharing agreements. However, the cost-effectiveness analyses and decisions made by NICE are influential in determining the need for such agreements and often provide the information used to set the parameters of the agreement. In each of the cases above a risk agreement was considered after NICE rejected reimbursement of the treatment because the committee concluded that it was not cost-effective. In each of the agreements, the parameter to be measured became evident in the NICE analysis. The analyses of cost-effectiveness and the decisions of NICE will continue to be necessary to set agreements that will improve the value of treatments and apply the desired incentives for manufacturers to continue producing innovative and effective treatments.

5 The effect of NICE on national and international pricing

As previously mentioned NICE currently has no remit for setting prices, but accepts or rejects new treatments given the price. However, in some cases treatments that have been rejected at the initial committee appraisal are accepted after the manufacturers lower the price. Although NICE does not directly negotiate the price the assessment and particularly the rejection of a treatment by NICE can indirectly affect the price.

The price set in the NHS impacts the prices that can be set in other countries due to external reference pricing. External reference pricing is "The practice of using the price(s) of a pharmaceutical product in one or several countries in order to derive a benchmark or reference price for the purposes of setting or negotiating the price of the product in a given country"[15]. In a recent World Health Organization (WHO) and Health Action International (HAI) report the authors found that treatment prices from the United Kingdom (UK) are commonly used as reference prices. Even when the UK system and setting differ considerably, prices from the UK are used due to their "low prices, transparency and accessibility of price information"[16]. Countries that reference the UK include, Japan, Jordan, Austria, Belgium, Greece, Finland, France, Ireland, Malta, Netherlands Norway, Poland and Slovakia[17]. The UK's Office of Fair Trading estimates that 25% of the world pharmaceutical market includes the UK as a reference[18]. Directly NICE makes decisions for a small part of the world market. Indirectly the decisions by NICE affect prices which are then used in many countries.

6 NICE international

NICE focuses on the UK, but recognizing the benefits of NICE in the UK and the potential to support other countries, NICE International was instituted. Over the years NICE's guidance and methods have generated substantial interest from researchers, non-governmental organisations, health insurance funds and ministries of health and finance across the globe. NICE International was set up to respond to requests from around the world for help to improve evidence-based decisions about resource allocation in healthcare by improving systems, capacity and information-gathering. The aim of NICE International is not to replicate the UK model of healthcare or to transplant NICE into other countries' healthcare systems. Instead, they offer advice and support on a not-for-profit basis to help countries deliver clinical and cost effective healthcare to the people who live there. They aim to achieve this respecting each country's values and taking into account its disease burden, structure and resource constraints. NICE's guidance and its methods and processes are all public goods. NICE International stays true to the principles of sharing, openness and transparency[19].

付録

NICE International helps governments develop their own products and ways of working, adapted to their own healthcare systems, values, needs and priorities. They offer, i) strategic advice on evidence-based policy making, ii) technical support on critical appraisal and health technology assessment to inform decisions, iii) input on strengthening existing or designing new decision-making frameworks, with a focus on transparency, stakeholder involvement, public engagement and consultation and iv) support with evaluating the effectiveness of health system innovation[20].

Since 2008, NICE International has delivered hands-on technical projects in 14 countries, helping build capacity, adapt guidelines, develop clinical pathways and performance standards, carry out cost-benefit evaluations of interventions and technologies, and boost governance and transparency in decision making. In another 36 countries, NICE International has engaged policy makers or formed partnerships[21].

7 Next steps for NICE

The future of HTA is uncertain. In the US budget increases have been linked to provisions that restrict the use of NICE type assessments. The US objection to HTA seems to stem from the objection of having the government make treatment decisions that 'should' be made between a patient and their physician. The term 'government death panels' is often used to incite fear of the government deciding who will live and who will die. However, barring unlimited resources, decisions will have to be made about which treatments will be funded and possibly who receives treatments. HTA provides an explicit framework for making these types of decisions.

Different countries implement HTA in a variety of ways, each focusing on those aspects which are most important to their societal values. Despite these differences and sometimes methodological controversies there is a need for health systems to meet budgets in the most appropriate way. This need is increased by more costly treatments, ageing populations and tightening budgets.

The UK's HTA agency NICE strives to meet these challenges in an explicit and transparent way, while taking into account the view points of all stakeholders and using the most up to date methods and evidence. In this last section I will mention three possible changes for NICE.

Value-based pricing is meant to be introduced by the government in 2014. It is still unclear how this will be implemented or if this will be implemented, but its introduction has the potential to change NICE's role significantly[22]. No longer will NICE accept or reject new treatments based on the price set by the manufacturer. Instead NICE will have to determine their best estimate of the value of the treatment and the corresponding value-based price. Although many aspects of an assessment are uncertain, under the current appraisal system some of these uncertainties do not have to be resolved directly since across the span of plausible values the decision to accept or reject is unchanged. This is not the case using value-based pricing, since to determine the value-based price a central best estimate must be chosen, which means that a central best estimate must be chosen for each model input. No longer will the committee be able to say that an input is very uncertain, but does do not seem to affect the decision, so no judgement of the value of that input need be made. Under value-based pricing a judgement of the value of each input into the decision must be made. It may be difficult for a committee of 30 people with varying expertise, perspectives and opinions to come to an agreement on the value of each decision input. It is also difficult to say what type of process will be used to make so many judgements.

As part of value-based pricing the government has proposed to include wider social benefits. This would shift the current perspective from the health system to a more social perspective. A wider social perspective would recognize that health treatments have benefits that include more than just health, but also improved societal contributions through increased productivity in the work place or community involvement. In theory implementing this perspective is possible, but also comes with many challenges[23]. If we include the wider social benefits, which may be relatively easy to measure, we must also include the societal costs. This includes the opportunity costs of health spending on all other types of consumption. The UK Department of Health is currently working on how this might be implemented using NICE. However, these changes still require ministerial approval which at this point is not sure.

A recent report has suggested how NICE might include the need for further evidence in its approval or reject decisions[24]. Currently NICE can recommend further research in the decision making process by recommending an 'only in research' decision. This means that the treatment under appraisal should only be reimbursed for those patients within a research collecting program, possibly an RCT. To date 'only in research' decisions have been made rarely, and the criteria for making this type of decision has not until recently been well established. Many have viewed an 'only in research' decision as a polite no for treatments that are not cost-effective. This new research establishes the key principals and what assessments are needed, as well as outlining how these assessments should be made. This framework will enable NICE to make 'only in research' recommendations in an explicit and transparent manner. The report also emphasizes the link between collecting further evidence and approval decisions. NICE is increasingly making 'fast-track' recommendations to the NHS on the use of new drugs or devices soon after these products are first licensed. Often these decisions are being made when the evidence base to support these technologies is limited. There may be substantial uncertainty surrounding overall effectiveness, the patients most likely to benefit, the potential for harms and whether they actually represent best use of resources for the NHS. As NICE currently has little remit to fund evidence collection, this report draws attention to the need for NICE and funding agencies to work together. How this framework might be implemented is still not clear, but the future may see NICE making more than just approval and reject decisions.

1) http://www.nice.org.uk/media/B52/A7/TAMethodsGuideUpdatedJune2008.pdf
2) http://www.nicedsu.org.uk/
3) Claxton K, et al: Methods for the estimation of the NICE cost effectiveness threshold. CHE research paper 81. http://www.york.ac.uk/che/publications/in-house/#tab-1
4) http://www.york.ac.uk/media/che/documents/papers/researchpapers/CHERP75_Using_economic_evaluations_for_reimbursement_decisions.pdf
5) The pharmaceutical price regulation scheme. An OFT market study, Office of Fair Trading, London, 2007. www.oft.gov.uk/shared_oft/reports/comp_policy/oft885.pdf
6) http://www.dh.gov.uk/en/Consultations/Liveconsultations/DH_122760
http://www.dh.gov.uk/prod_consum_dh/groups/dh_digitalassets/@dh/@en/documents/digitalasset/dh_122823.pdf
7) Towse A, et al: Can't get no satisfaction? Will pay for performance help?: toward an economic framework for understanding performance-based risk-sharing agreements for innovative medical products. Pharmacoeconomics, 28(2): 93-102, 2010
8) http://guidance.nice.org.uk/TA32
9) Sudlow CL, et al: Problems with UK government's risk sharing scheme for assessing drugs for multiple sclerosis. BMJ, 326(7385): 388-392, 2003
10) Pickin M, et al: The Multiple Sclerosis Risk Sharing Scheme Monitoring Study—early results and lessons for the future. BMC Neurol. 9: 1, 2009
11) Boggild M, et al: Multiple sclerosis risk sharing scheme: two year results of clinical cohort study with historical comparator. BMJ. 339: b4677, 2009
12) McCabe C, et al: Continuing the multiple sclerosis risk sharing scheme is unjustified. BMJ.; 340: c1786, 2010
13) McCabe C, et al: Continuing the multiple sclerosis risk sharing scheme is unjustified. BMJ.; 340: c1786, 2010
14) http://guidance.nice.org.uk/TA/Wave20/71/ACD1/EvaluationReport/EvidenceReviewGroupReport/pdf/English
15) Espin J, et al: External Reference Pricing .Review Series on Pharmaceutical Pricing Policies and Interventions Working Paper 1, 2011
16) Espin J, et al: External Reference Pricing .Review Series on Pharmaceutical Pricing Policies and Interventions Working Paper 1, 2011
17) Leopold C, et al: Differences in external price referencing in Europe: a descriptive over-

view. Health Policy. 104(1): 50-60, 2011
18) http://www.oft.gov.uk/shared_oft/reports/comp_policy/oft885.pdf
19) http://www.nice.org.uk/media/5F8/F8/NICEInternationalReview2011.pdf
20) http://www.nice.org.uk/aboutnice/niceinternational/AboutNICEInternational.jsp
21) http://www.nice.org.uk/media/5F8/F8/NICEInternationalReview2011.pdf
22) http://www.york.ac.uk/media/che/documents/papers/researchpapers/CHERP60_value_based_pricing_for_pharmaceuticals.pdf
23) http://www.york.ac.uk/media/che/documents/papers/researchpapers/rp54_appropriate_perspectives_for_health_care_decisions.pdf
24) hhttp://www.nice.org.uk/media/5F8/F8/NICEInternationalReview2011.pdf

索 引

A

Academy of Managed Care Pharmacy
···284
ACP ··· 24, 27
AFSSAPS ································· 218, 220
AHRQ ··· 291
AMCP ··· 284
AMNOG ····························· 192, 193, 198
ANAES ·· 208
ANDEM ·· 208
ANSM ························· 210, 218, 219, 220
ANVISA ··· 300
ARTG ·· 257
ASMR ····································· 215, 222

B

BI ·· 369
Budget Impact ································· 369

C

CADTH ······················· 131, 269, 270, 274
Canadian Agency for Drugs and
　Technologies in Health ···················· 269
CBA ·· 249, 253, 274
CCOHTA ··································· 269, 274
CDR ····························· 269, 270, 271, 272
CEA ······················· 85, 235, 249, 259, 274
CEAC ··································· 17, 122, 126
CEDAC ·· 270
CEDIT ·· 207
CEESP ···································· 209, 217
CEG ··· 239
Centers for Medicare and Medicaid
　Services ·································· 19, 53
CEPS ······································· 212, 215
CER ························· 15, 24, 25, 27, 131, 290
CFH ······························ 228, 230, 236, 237
chance node ···································· 104
Clinical and Translational Science
　Awards ·· 131
CMA ···································· 249, 259, 260
CMS ·· 19, 53
CNAMTS ··· 206
Committee for the Evaluation and
　Diffusion of Medical Technology ······ 207
comparative effectiveness research
··································· 15, 131, 290
cost-benefit analysis ············· 97, 249, 274
cost-effectiveness acceptability curve
···································· 17, 106, 122
cost-effectiveness analysis
························ 85, 97, 235, 249, 259, 274
cost-minimization analysis ········ 249, 259
cost-utility analysis
································· 97, 235, 249, 259, 274
CPAM ·· 206
CRC ··· 131
CSMBS ·· 250
CT ································ 209, 214, 215, 218
CTSA ··· 131
CUA ···· 235, 249, 252, 253, 259, 260, 274

427

CVZ ·········· 228, 229, 230, 231, 232, 234, 235, 236, 237, 240

D

DAHTA ····················· 184, 186, 194
DALY ························ 85, 86, 87, 89, 91
DALYs ································ 85
DAP ································ 264
DBCAC ························· 248, 249
decision node ························ 104
decision tree ························· 16
decision tree model ·················· 104
Diagnosis Related Group ············· 179
DIMDI ···························· 184, 186
disability-adjusted life-years ·········· 85
DoHA ··························· 257, 258
DRG ················· 179, 184, 199, 207, 210
DRG/PPS ················ 345, 346, 347, 349
DSU ···························· 163, 165
DUSC ··························· 258, 259

E

EBM ······ 13, 14, 23, 25, 27, 35, 38, 39, 43
Efficiency Frontier ··················· 190
EFPIA ···················· 23, 197, 328, 329
EFPIA Japan ························· 326
EMA ······················ 23, 53, 198, 210, 237
e-PRO ······························· 16
EQ-5D ······················ 89, 102, 163, 253
ESC ···················· 248, 249, 258, 259, 264
EUnetHTA ······················ 23, 198, 204
EUNetPaS ··························· 204

European Federation of Pharmaceutical
  Industries and Associations ······ 23, 197
European Medicines Agency
  ····························· 23, 53, 198, 210
European Network for Health
  Technology Assessment ··········· 23, 204
European Union Network for Patient
  Safety ······························ 204
EuroQoL ······························ 89
evidence-based medicine ········· 13, 35, 38
experience-based medicine ·············· 13

F

fair innings ageism ···················· 89
FDA ································· 46
FIA ································· 89

G

G-BA ····················· 184, 185, 186, 194, 197
GBD ································· 86
GCRC ······························ 131
G-KV ························· 185, 186, 197
Global Burden of Disease ··············· 86
GVS ··························· 230, 232

H

HAS ········· 209, 210, 211, 212, 214, 215, 217, 218, 220, 221, 222, 313
Haute Autorité de Santé ··············· 209
Health Insurance Review and
  Assessment Service ·············· 20, 248

428

Health Intervention and Technology
   Assessment Program ············ 21, 251
health maximization ageism ············ 89
Health Related Quality of Life ········· 97
Health Technology Assessment
   international ················· 22, 296, 324
Health Utilities Index ····················· 102
Health Years Equivalent ················ 103
HIRA ························ 20, 248, 249, 250, 369
HITAP ····················· 21, 251, 252, 253
HMA ··· 89
HRQOL ································· 97, 101
HTA ······· 18, 22, 24, 26, 27, 357, 362, 363
HTAi ························· 22, 24, 34, 296, 324
HUI ·· 102
HUI Mark III ·· 89
HYE ·· 103

I

ICER ··· 119, 121, 125, 164, 177, 253, 259,
   260, 261, 265, 276, 358, 366, 368, 369
ICH ·· 46, 343
IECS ··························· 297, 302, 304
IFPMA ·· 23
iHEA ·· 324
INAHTA ········ 22, 24, 27, 34, 297, 302, 324
incremental cost-effectiveness ratio
   ·························· 119, 177, 253, 259, 276
INESSS ·· 270
INSERM ······································· 208
Institute for Quality and Efficiency in
   Health Care ···························· 17, 184
Institute of Medicine ························ 24

international Health Economics
   Association ······························· 324
International Network of Agencies for
   Health Technology Assessment
   ··································· 22, 34, 297, 324
International Society for
   Pharmacoeconomics and Outcomes
   Research ········· 14, 116, 131, 296, 317
International Society of Technology
   Assessment in Health Care ······ 34, 208
IOM ·· 24, 27
IQWiG ·········· 17, 184, 185, 186, 188, 190,
   192, 193, 194, 197, 199, 313, 365, 367
ISPOR ············ 14, 24, 131, 296, 316, 317,
   322, 323, 359
ISTAHC ···································· 34, 208

J

JPMA ···································· 326, 328

L

life-years ··· 85
Lys ··· 85

M

Markov model ································ 104
MBS ····················· 256, 262, 263, 264, 265
Medicaid ··· 33
Medicare ································· 33, 256
Medicine and Healthcare products
   Regulatory Agency ························ 51
MHRA ··· 51

429

MSAC ················· 262, 263, 264, 265
MTA ································· 57, 239

N

National Evidence-based Healthcare
　Collaborating Agency ······················ 20
National Health Service ··············· 35, 152
National Institute for Health and Clinical
　Excellence ················· 18, 51, 128, 153
National Institute of Health
　································ 131, 291, 302
NECA ·· 20
NHIC ······························ 246, 247, 248
NHS ······· 35, 49, 152, 156, 157, 162, 163,
　　　　　　　　　　　　166, 167, 170, 363
NICE ····· 18, 23, 43, 49, 51, 128, 130, 131,
　　　　　143, 153~160, 162~166, 168,
　　　　　169~174, 186, 249, 253, 259,
　　　　　　　　260, 297, 313, 358, 363
NICE インターナショナル ············ 171, 172
NIH ································· 131, 291, 302
NLEM ································· 251, 252
Nza ·· 229

O

Office of Fair Trade ···························· 166
Office of Technology Assessment
　·· 33, 143
OFT ·· 166
OTA ····················· 33, 43, 143, 144, 149

P

PA ·· 90
PASC ··· 264
Patient-Centered Outcomes
　Research Institute ····················· 20, 291
patient reported outcome ······· 16, 51, 102
PBAC ··258, 259, 260, 261, 262, 263, 265
PBPA ···································· 258, 259
PBS ····· 256, 258, 259, 260, 261, 262, 265
pCODR ·· 270
PCORI ·································· 20, 291
PEG ············ 127, 128, 129, 130, 131, 135
person trade-off ································ 91
Pharmaceutical Benefits Scheme ······· 256
Pharmaceutical Price Regulation
　Scheme ···································· 166
Pharmacoeconomics Guideline ········ 127
PhRMA ································ 328, 330
PhRMA Japan ······························· 326
PMPRB ·· 269
PPRS ·································· 19, 166
PRO ···································· 16, 51
probabilistic sensitivity analysis ········ 121
productivity ageism ························ 90
PSA ································ 121, 122
PTO ·· 91

Q

QALY ·········· 18, 27, 51, 85, 87, 89, 91, 94,
　　　　　97, 101, 103, 104, 109, 131, 148, 156,
　　　　　160, 163, 167, 177, 188, 189, 200, 222,
　　　　　235, 236, 241, 249, 252, 253, 259, 260,
　　　　　　　　　　　　　　　　　　301, 363

QALYs	85
QOL	85, 87
quality-adjusted life year	18, 51, 97, 109, 156
quality-adjusted life years	85
Quality of Well-being Scale	102
quality weight	87
QWB	102

R

rating scale	87
RIVM	239
RS	87

S

SBA	47
SBU	34, 140, 143, 144, 145, 146, 149
sensitivity analysis	105
SF-36	89
SG	87, 88, 101, 103, 275
SMDM	324
SMR	211, 212, 222
Society for Medical Decision Making	116, 324
SPRI	143, 144
SSS	250
standard gamble	87, 101, 275
Summary Basis of Approval	47

T

TAB	184
TAG	259
TGA	257, 259, 261, 262
the International Federation of Pharmaceutical Manufactures and Associations	23
The Swedish Council on Health Technology Assessment	34, 140
time trade-off	87, 101, 275
TLV	140, 143, 147, 148, 149
TTO	87, 88, 101, 103, 275

U

UCS	250, 253

V

value-based medicine	13, 357
value-based pricing	19, 130, 166, 194, 357
value of statistical life	92
VBM	13, 14, 27, 357
VBP	19, 130, 166, 167, 168, 172, 173, 357, 358
VSL	92, 94

W

willingness to pay	91, 100, 275
WTP	91, 92, 93, 94, 100, 275

Y

years lived with disability	87
years of life lost	87
YLD	87

431

YLL ································· 87

あ行

医学判断学会 ······················· 116
医薬経済学 ·············· 14, 22, 318, 319
医薬品医療製品規制庁 ················ 51
医薬品価格規制制度 ················· 166
医薬品市場新秩序法 ················· 192
医療技術評価機関国際ネットワーク ···· 22
医療技術評価国際学会 ················ 22
医療用医薬品品質情報集 ·············· 61
英国国立医療技術評価機構 ········ 128, 153
欧州医薬品庁 ··················· 23, 210
欧州製薬団体連合会 ········ 23, 197, 326

か行

外国平均価格調整 ···················· 68
外的妥当性 ························· 116
確率の感度分析 ······ 16, 119, 121, 126, 131
確率の生命価値 ······················ 92
確率点 ························ 104, 110
画期性加算 ·························· 68
患者報告アウトカム ·············· 16, 51
患者報告アウトカム研究機関 ········· 291
間接費用 ··························· 99
感度分析 ··············· 105, 119, 120, 275
機会費用 ··························· 99
技術評価局 ························· 33
基準的賭け法 ·············· 87, 101, 275
期待効用理論 ······················· 91
決定樹 ························ 16, 104
決定点 ························ 104, 110
決定論的感度分析 ·············· 119, 126

原価計算方式 ··················· 67, 68
健康関連 QOL ······················· 97
健康最大化年齢主義 ················· 89
健康寿命 ··························· 85
健康当量年 ························ 103
健康保険審査評価院 ············· 20, 247
健康保険法 ························· 56
顕示選好法 ························· 94
効果比較研究 ··················· 15, 24
交差妥当性 ························ 116
高等保健機構 ······················ 209
効率的フロンティア ······ 17, 19, 131, 190,
　　　　　　　　 191, 365, 366, 367, 368, 369
国際医薬経済・アウトカム研究学会
　　　　　　　　　　　　　 ·········· 116, 359
国際製薬団体連合会 ················· 23
国民医療サービス ·············· 152, 162
国民健康保険 ······················· 56
国民健康保険団体連合会 ·········· 58, 59
国民健康保険法 ····················· 58
コクラン共同計画 ··············· 34, 40
根拠に基づく医療 ··········· 12, 13, 35
混合診療 ······················ 63, 313

さ行

財政インパクト ···················· 369
参照価格制 ························ 180
時間得失法 ··············· 87, 101, 275
市場性加算 ························· 68
質調整ウェイト ····················· 87
質調整生存年
　　　　　 ······ 18, 51, 97, 101, 109, 156, 163
シナリオ ·························· 112
支払意思額 ························· 91

支払い意思法·····275
社会保険診療報酬支払基金·····58, 59
自由診療·····63
終端·····110
障害ウェイト·····86
障害調整生存年数·····85
小児加算·····68
診断群別包括支払制度·····345
人的資本法·····100
新薬創出・適応外薬解消等促進加算·····72
診療報酬点数表·····59, 62
生産性年齢主義·····90
世界疾病負担研究·····86
選定療養·····62
増分費用対効果比·····98, 100, 101, 119, 167, 177, 253, 259, 276, 358, 366
損失余命年数·····87

た 行

妥当性·····116
ターミナル・ノード·····110, 112
チャンス・ノード·····110, 111, 112
中医協·····41, 43, 49, 50, 59, 134, 315, 334, 355, 357
中央社会保険医療協議会·····41, 49, 59, 313, 315, 355
ディシジョンツリー·····109, 110, 112
ディシジョン・ノード·····110, 111, 112
トルネードダイアグラム·····120

な 行

内的妥当性·····116
日本型準VBP·····130, 135, 357, 358, 363, 364, 365, 370
日本製薬工業協会·····316, 326
日本版オレンジブック·····61

は 行

ハッチ・ワックスマン法·····75
パテントリンケージ·····75
比較臨床効果研究·····131
人得失法·····91
評価療養·····62, 63, 64
費用効果受容曲線·····17, 106, 122
費用効果分析·····85, 86, 87, 91, 92, 97, 100, 103, 235, 249, 259, 265, 274, 301
費用効用分析·····85, 97, 103, 235, 249, 252, 259, 265, 274, 301
費用最小化分析·····249, 259, 265
被用者保険·····56, 58
評点尺度法·····87
費用便益分析·····92, 93, 97, 100, 249, 274
表明選好法·····93
表面的妥当性·····116
フェアイニングス年齢主義·····89
不確実性·····117, 118, 119, 126, 168, 173, 174, 275, 320, 364
不均質性·····117, 118
ペイオフ値·····112
米国研究製薬工業協会·····326
米国国立アカデミー医学研究所·····24
変動性·····117, 118
保険外併用療養制度·····62

ま 行

マネージドケア薬局協会·····284, 285

マルコフモデル……16, 104, 109, 112, 113, 114, 123, 124
メディケア………………………19, 33, 52
メディケイド……………………19, 33, 52
モンテカルロ・シミュレーション………16

や行

薬剤給付管理組織………279, 280, 281, 282, 283, 284
薬事法………………………………55, 56, 65

薬価基準…………………59, 60, 61, 62, 70
有効性比較試験………………………290
有用性加算…………………………68
予測妥当性…………………………116
余命年数……………………………85

ら行

療養担当規則………………………59, 61
類似薬効比較方式………………67, 68
ロールバック(逆戻り)計算……………112

鎌江 伊三夫（かまえ いさお）
1979年京都大学大学院工学研究科修士課程修了。1985年神戸大学医学部医学科卒業、ハーバード大学公衆衛生学博士。島根医科大学医学部医療情報学講座助教授、京都大学医学部附属病院総合診療部助教授、神戸大学医学部市安全医学研究センター・同大学院医学系研究科教授、慶應義塾大学大学院健康マネジメント研究科教授を経て、2012年から東京大学公共政策大学院特任教授、キヤノングローバル戦略研究所研究主幹および明治大学国際総合研究所客員教授。

林 良造（はやし りょうぞう）
1970年京都大学法学部卒業後、通商産業省入省。生活産業局長、経済産業大臣官房長、経済産業政策局長を歴任。退任後、独立行政法人経済産業研究所コンサルティングフェロー、帝人株式会社独立社外監査役、キヤノングローバル戦略研究所理事、伊藤忠商事独立社外監査役。ハーバード大学Kennedy Schoolフェロー・客員講師、東京大学公共政策大学院教授。2011年から明治大学国際総合研究所所長。

城山 英明（しろやま ひであき）
1989年東京大学法学部卒業後、同助手、東京大学大学院法学政治学研究科講師、助教授を経て、2006年東京大学大学院法学政治学研究科教授。2010年から東京大学公共政策大学院教授、東京大学政策ビジョン研究センター長を兼務、2012年から東京大学公共政策大学院副院長。専門は、行政学、国際行政論、科学技術と公共政策。

医療技術の経済評価と公共政策
海外の事例と日本の針路

定価　本体3,800円（税別）

平成25年4月20日　発行

監　修　　鎌江 伊三夫・林 良造・城山 英明

発行人　　武田 正一郎

発行所　　株式会社　じほう

　　　　　101-8421　東京都千代田区猿楽町1-5-15（猿楽町SSビル）
　　　　　電話　編集　03-3233-6361　販売　03-3233-6333
　　　　　振替　00190-0-900481
　　　　　＜大阪支局＞
　　　　　541-0044　大阪市中央区伏見町2-1-1（三井住友銀行高麗橋ビル）
　　　　　電話　06-6231-7061

©2013　　　　　　　　組版　（株）スペース企画　　印刷　日経印刷(株)
Printed in Japan

本書の複写にかかる複製、上映、譲渡、公衆送信（送信可能化を含む）の各権利は株式会社じほうが管理の委託を受けています。

JCOPY　＜(社)出版者著作権管理機構　委託出版物＞
本書の無断複写は著作権法上での例外を除き禁じられています。
複写される場合は、そのつど事前に、(社)出版者著作権管理機構（電話 03-3513-6969、FAX 03-3513-6979、e-mail：info@jcopy.or.jp）の許諾を得てください。

万一落丁、乱丁の場合は、お取替えいたします。
ISBN 978-4-8407-4373-0

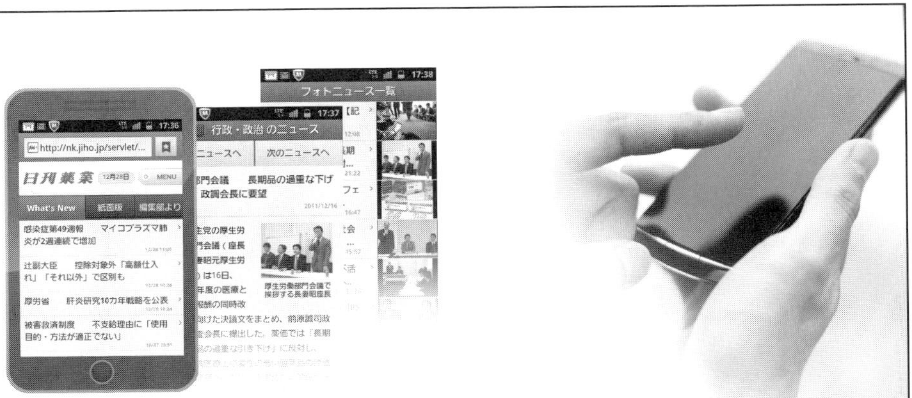

PC&スマートフォンで 医薬品産業の"いま"を届けます

医薬品産業の総合情報サイト

日刊薬業WEB

日刊薬業 検索

http://nk.jiho.jp

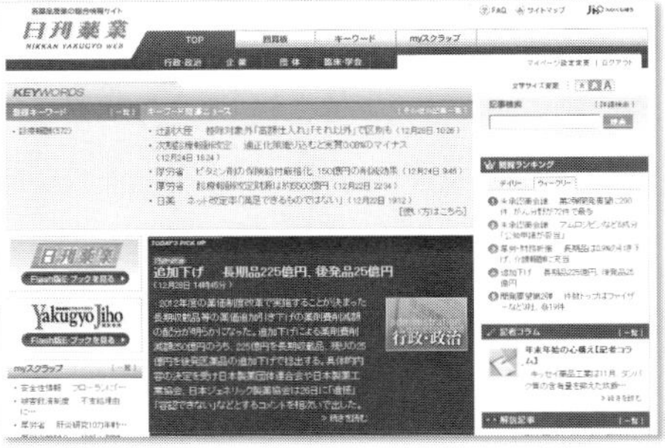

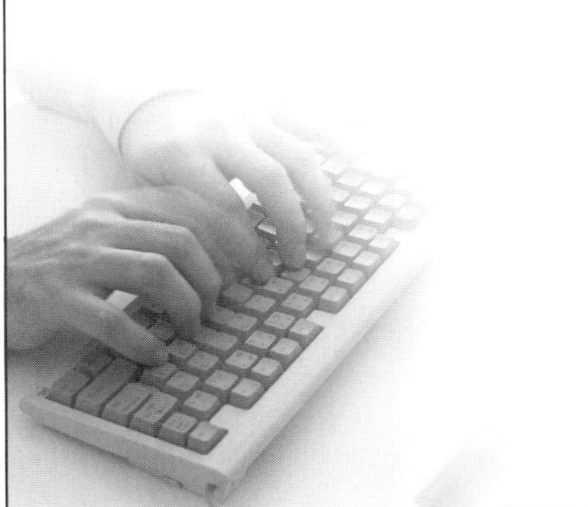

2週間無料お試しサービス お申込み受付中!!

■年間ご契約料 1端末利用：83,160円（税込）

（2013年4月現在）

株式会社**じほう** http://www.jiho.co.jp
〒101-8421 東京都千代田区猿楽町 1-5-15 猿楽町SSビル TEL.03-3233-6333 FAX.0120-657-769
〒541-0044 大阪市中央区伏見町 2-1-1 三井住友銀行高麗橋ビル TEL.06-6231-7061 FAX.0120-189-015

医療の総合情報サイト MEDIFAX web
メディファクスウェブ

MEDIFAX web は、医療・介護を中心に社会保障をめぐる制度・政策情報をインターネット経由で閲覧できる有料サービスです。

5つのポイント
1. 厚生労働省、国会、医師会、病院団体のニュースをリアルタイム更新
2. 重要なニュースは携帯やPCのメールでチェック可能
3. 1990年1月から最新号までの記事検索が可能
4. 読み慣れたFAX版の紙面体裁をPC画面で表示・印刷ができるE-ブック機能を搭載
5. 医療行政の資料などをPDFファイルで掲載

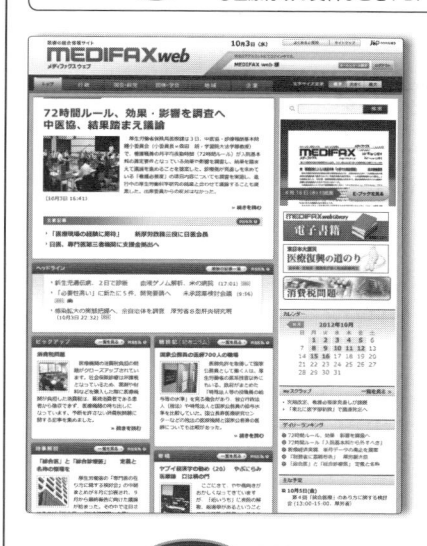

2週間無料トライアル受付中!!

MEDIFAX web が2週間使い放題!!
トライアルのお申込み、詳細はこちらへ!!

メディファクスウェブ　　検索
http://mf.jiho.jp/

- 更新：24時間
- 購読料金：1ID 年間 428,400円（税込）
※ 年間でのご契約とさせていただきます。
※ 2ID以上のご契約については、追加IDにつき年間126,000円（税込）の加算になります。
複数でのID契約をご希望の方は、直接弊社までご連絡ください。

2013年 医療行政を読み解くためのキーワード

1. 社会保障制度改革国民会議
国民会議の議論には、高齢者医療制度をはじめ「療養の範囲の適正化」や終末期医療の在り方も挙がっています。持続可能な国民皆保険制度に向けて、設置期限の8月までにどのような報告書を取りまとめるのか。会議の動向を詳報します。

2. 診療報酬改定へ中医協の議論本格化
これまで看護職員の配置数に応じて評価してきた入院基本料の在り方を見直すべきとの声が医療界で強まっています。2014年度改定では、かかりつけ医療機能に対する評価や大病院の外来の在り方も論点になりそうです。中医協の議論はもちろん、厚生労働省の狙いもしっかりお伝えします。

3. 消費税問題の行方は？
医療機関の経営を圧迫している控除対象外消費税。消費税率8%までは、従来通り診療報酬による補填が続きそうですが、10%時点では、医療界が求めている社会保険診療の「原則課税化」の可能性も出てきています。日本医師会が求めている「ゼロ税率課税」は実現するのでしょうか。自民党内での議論も含めてフォローしていきます。

4. 3連敗できない参院選
日本医師会の政治連盟である日本医師連盟（日医連）は、今夏の参院選の組織内候補として副会長である羽生田聡氏を擁立することを決めました。前回、前々回ともに日医連の組織内候補は落選しました。関係者からは「3連敗はできない」と気勢が上がっています。他団体の推薦候補の動向も含め、与野党が天王山と意気込む参院選に向けた動きを追います。

(2013年4月現在)

株式会社じほう　http://www.jiho.co.jp
〒101-8421 東京都千代田区築地町1-5-15 築地町SSビル　TEL.03-3233-6333　FAX.0120-657-769
〒541-0044 大阪市中央区伏見町2-1-1 三井住友銀行高麗橋ビル　TEL.06-6231-7061　FAX.0120-189-015